当代科普名著系列

An Internet in Your Head

A New Paradigm for How the Brain Works

脑壳里的互联网
关于人脑如何运作的新范式

[美]丹尼尔·格雷厄姆　著

周　东　付思超　何　麒　译

 上海科技教育出版社

Philosopher's Stone Series

哲人石丛书

立足当代科学前沿

彰显当代科技名家

绍介当代科学思潮

激扬科技创新精神

策　划

哲人石科学人文出版中心

对本书的评价

◇

　　格雷厄姆为脑功能提出了一个新鲜、富有洞察力且内容丰富的观点,他认为神经元之间的交流类似于互联网上的信号传递,这可以作为研究脑的一个新隐喻。他通过旁征博引的论证和生动清晰的阐述,提出了令人信服的论点。

——加布里埃尔·克赖曼(Gabriel Kreiman),

哈佛医学院

◇

　　从开始探索脑以来,我们用过了各种各样的隐喻,它们通常是将脑与机器联系起来。冯·诺伊曼提出了计算机隐喻,但二者之间曾被认为存在的那些相似性,却随着时间的推移而越看越不那么相似了。格雷厄姆的书更新了"脑就像是……"的隐喻,将互联网纳入了其中。与计算机不同,互联网不是一个基于蓝图的设计,而是一个不断演变的系统。这一点很像脑。或许,不是整个脑,而是只有新皮层像互联网。后者包含了个人的所有知识,就像是互联网包含了人类的所有事实性知识一样。然而,只有通过有效的搜索才能获取知识。幸运的是,我们有海马,它就是脑的搜索引擎。当然,也可以把隐喻的主宾调换一下。互联网是否可以做计划,是否有感情和动机呢? 那就买这本书来看看吧。

——吉尔吉·布扎基(György Buzsáki),

《脑的韵律》(*Rhythms of the Brain*)及

《由内而外的脑》(*The Brain from Inside Out*)的作者

◇

　　在这本出版得恰逢其时的书中,神经科学家格雷厄姆用雄辩的论述,批驳了"脑即计算机"的陈旧观念,并倡导以"脑即互联网"的概念取而代之。本书是每一位对脑感兴趣的读者的必读之作,无论是新手,还是久经考验的专业人士。本书勇敢地挑战了旧有教条,重新塑造了我们对脑运作方式的思考。

——迈克尔·加扎尼加(Michael S. Gazzaniga),

加州大学圣芭芭拉分校赛智(SAGE)心智研究中心主任,

《意识本能:揭开脑如何创造心智的谜团》(*The Consciousness Instinct: Unraveling the Mystery of How the Brain Makes the Mind*)的作者

◇

如果不考虑神经元和脑区之间是如何连接和沟通的,就无法完全理解脑的功能。丰富且动态的网络通信模式是如何组织并支持心智和认知功能的? 其背后有哪些基本原理? 本书对这一重要课题进行了令人愉快且深入浅出的说明,同时提出了一个连接脑科学与现代通信技术的发人深省的全新观点。

——奥拉夫·斯波恩斯(Olaf Sporns),

印第安纳大学心理学及脑科学特聘教授

◇

脑和互联网都需要具备灵活性,以便在不断增长和适应的网络中可靠地路由信息。格雷厄姆的这本通俗易懂的著作将邮件和电话网络纳入了考虑范畴,为脑和互联网在如何解决路由问题的相似性上提出了一个合理的论述。

——克里斯·麦克马纳斯(Chris McManus),

伦敦大学学院心理学教授,

《左手右手:脑、躯体、原子和文化不对称性的起源》(*Right Hand, Left Hand: The Origins of Asymmetry in Brains, Bodies, Atoms, and Cultures*)的作者

内容提要

无论是否意识到这一点，我们都把自己的脑视为计算机。在相当长的一段时间里，"脑即计算机"这一隐喻几乎定义了现代神经科学领域。但随着越来越多的神经科学家开始重新审视关于脑是如何工作的这一问题，我们也需要有一个新隐喻来帮助我们提出更好的假设。

计算神经科学家丹尼尔·格雷厄姆为理解脑提供了一个新范式。他认为，脑并不像是一台计算机，而更像是一个通信系统，类似互联网。脑和互联网都是以灵活性和可靠性见长的网络，二者都必须在整个系统范围内传递信号，需要有种种协议将信息从任何一个节点引导到任何其他节点。然而，我们暂时还不了解脑是如何管理整个网络的动态信息流的。互联网隐喻可以将我们的注意力聚焦在平行挑战中所涌现的网络通用设计原则和通信策略上，从而帮助神经科学解析脑的信息路由机制。强调脑连接关系与互联网架构之间的相似性，将开辟全新的研究方向，并有助于破解埋藏在脑最深处的秘密。

《脑壳里的互联网》为我们开启了一段清晰明了而又引人入胜的旅程，置身其中的我们会对脑科学的现状，以及脑科学在新模式下的未来发展方向有全新的了解。该书为每一位对脑感兴趣的读者提供了一个全新的视角，让我们得以重新理解脑中所发生的那些事儿。

作者简介

丹尼尔·格雷厄姆（Daniel Graham）于美国明德学院获得物理学本科学位，并于康奈尔大学获得心理学博士学位，现任霍巴特和威廉史密斯学院心理学副教授。他采用计算科学、行为学及理论性的研究方法，从多个角度对人脑和哺乳动物脑进行研究。

CONTENTS 目录

目 录

◇ 引 言

我们认为人类的脑是一台计算机。无论我们是否意识到这一点,每当我们谈论"读取一段记忆""开启自动模式""天生有怎样的脑回路"或"重启我们的心灵"时,我们其实都在使用这种隐喻。神经科学家们也受困于这种计算机隐喻。几乎从神经科学成为一门公认的学科时起,把脑想象成一台计算设备就成了默认思路。

当然,大多数神经科学家并不认为脑就是一台字面意义上的数字计算机。但整个脑科学领域的教科书总是把从思维到行为的神经生物学过程直接类比为计算机的进程,例如程序、记忆电路、图像处理、输出设备等。甚至意识也被描述为外部世界的一种内在计算模型。尽管将脑与计算设备进行比较,通常来说还算合适,但这种类比实在是多到无处不在。你很难从这种隐喻中抽脱出来,甚至很难注意到它。因为它已经根深蒂固地烙刻在我们看待脑的方式中了。

这种情况部分是因为神经科学家在对公众描述脑的时候使用了计算机隐喻。神经科学家博南诺(Dean Buonomano)在他2011年出版的《脑虫》(Brain Bugs)一书中,将脑创伤和疾病称为"系统崩溃",同时他也在书中写到了我们记忆系统的"磁盘空间"和"升级"。[1]认知科学家霍夫曼(Donald Hoffman)将我们对世界的视觉感知与计算机的桌面界面进行了类比:"一个苹果的图标引导我选择是否进食,以及进食时的抓握和咬合动作。"[2]其他人,如脑科学家马库斯(Gary Marcus),则更是不留余地。马库斯在《纽约时报》(*New York Times*)上写道:"面对现实吧,你的脑就是一台计算机。"[3]

神经科学家通常会把脑的某个部分——单个神经元、神经回路或是脑区——的功能视为某种计算。在上述每个层级中,电信号或化学信号在各个组成部分之间传递,而各个组成部分则通过某种计算对信号进行操作。在这里,计算的意思是指接收到信号,将信号放大或缩小,抑或是加快或减慢,然后再将信号传递下去,做进一步的数学调整。其中,输入信号幅度和输出信号幅度之间的计算关系是最重要的。

神经元的任务通常是在接收到某种刺激时计算出一种反应,其中所谓的刺激可能是某种发光模式、声音或社交状况。通过大量的神经元进行特定的计算,我们周遭环境的特性就可以被感觉、分析、储存,并与行为联系起来。当代神经科学家们大多认同,尽管脑和计算机的差异不胜枚举,但它们有一套共通的"工具集"。换句话说,脑和计算机在许多基本的设计原理上存在共同点。

毫无疑问,计算机隐喻是有帮助的,而且脑确实也在执行计算。但纯粹基于计算机隐喻的神经科学是不完整的,因为它没有考虑网络通信的原理。神经科学家们开始意识到,除了执行计算之外,脑也必须进行自身的内部信息交流。关键的一点是,尽管信息交流包含了计算,但信息交流系统所依赖的基本设计原则是不同于计算系统的。

尽管目前关于这方面的研究有限,但全脑信息交流正在引起人们更大的兴趣。我们越来越了解到,脑的物理结构其实是一个高度互联的网络。新兴的连接组学(connectomics)就旨在描绘这个网络及其动态活动。通过对神经元网络结构越来越大规模的研究,关于复杂动物脑功能的新图景正在涌现。我们开始明白,连接组(connectome)的主要任务之一,就是支持脑中的相互沟通。

然而,目前关于这些相互连接的网络如何向脑的特定部分传入或从中传出信息的指导性原则尚未阐明。我们还没有弄清脑网络的交通规则,也不知道这些规则与我们的思维和行为能力有什么关系。我们甚至不知道如何去研究这个问题。我们所欠缺的,至少在一定程度上,是一种恰当的隐喻,以帮助我们思考脑如何在自身内部进行交流。我认为,互联网就是我们所需要的那个隐喻。计算机隐喻和互联网隐喻是可以共存并相互启发的。譬如说,互联网显然是由一台台计算机组成的,但它又涌现出了不同于单一计算机的新属性和新规则。

要明白计算隐喻和通信隐喻的共存,以及为了理解通信策略而必须做出的视角调整,可以假设一个来自过去的时间旅行者遇到今日之互联网的情境。想象一下,一位20世纪50年代的电子工程师被带到了今天。这位工程师不知道互联网是什么,但却得到了一个标准的Wi-Fi路由器,她非常好奇地将它拆开,并记录起电路板上的电流来。通过仔细测量电路板上不同位置的电压变化,这位工程师可能学会了如何识别不同种类的元件,如二极管和晶体管。这样一来,她就可以推断出每个元件负责执行什么样的计算任务。但进出路由器的那一串串电压变化将非常难以解释。仅仅是测量信号的数量根本提供不了太多信息。[4]

关于脑,类似的情况也同样存在。我们可以测量脑中单个细胞的活动,并推断出导致其电学发生变化的原因。通过一种极其有限的方式,我们还可以测量大规模的脑活动。但我们无法观察到信息是如何在脑中进行跨越几个突触的传输,也无法观察到这些信息可能途经的分支或是动态的路径。

简单来说,我们并不知道脑是如何进行全脑的信息传递的。事实上,连假设存在所谓的"信息"也有些异端。但回到我们那位时间旅行的工程师身上,如果她知道计算机网络上信息传递的一般规则,她也许就能够确定路由器中某个二极管或晶体管所扮演的角色。脑中的情况应当也如是：如果能够探明信息传递的基本原则，我们应该就能够理解每个神经计算的作用了。

几十年来，神经科学家们一直在测量二极管和晶体管，而忽略了更大的信息传递系统。在科学领域，甚至整个社会上，我们都应当更多地将脑视为一个统一的信息交流系统。进一步说，我们在研究脑的时候，可以多参照那些令互联网成为宇宙中最强大、最灵活并且最活跃的信息交流系统的一般性原则。这种视角的切换，也可以帮助我们更有效地理解和运用我们自己的脑。

我们知道，脑必须在各个层面上相互沟通，从突触间的生物化学，到全脑级别的电学活动的振荡。最重要的是，它必须能够在不改变神经元网络结构的情况下，有选择性地在脑中发送信息。任何种类的任务，都会需要在某些时候向一个地方发送信息，而在其他时候向另一个地方发送信息。这一点被明确提出来的时候似乎显而易见，但它却很少被人们认识到。

这就像我们在冰激凌店里要决定是巧克力还是香草口味时所发生的事情一样。我们脑中的某个决策神经元必须要能够将信号指向说"巧克力"的神经输出机制，或者是指向说"香草"的神经输出机制。我们甚至可能会说："巧克力——哦不，等等！还是香草！"因为我们想起来商店里的香草口味特别好吃，继而调用存储在这一网络中其他地方的记忆来实时改变信息的输出路线。整个网络的通信链路几乎可以瞬间切换。但我们的脑做到这一点的时候，是不需要改变神经元网络的连接关系的。

神经科学家已经对神经元中发生的决策计算进行了广泛研究。[5]这些神经元似乎通过一段时间内所积累的输入信号证据来"决定"放电或不放电。但我们并不知道计算出的决定是如何被输送到选定的输出神经元的。这个问题甚至没有被真正地提出来过。

身体的其他部分也是相互沟通的,那些其他生物学系统所采用的交流解决方案适不适合拿来比较也是一件值得考虑的事。例如,免疫系统发挥作用的前提是有能力将有关病原体存在的信息传递给相应的内部安全部队。每一滴血液中都有庞大的抗体大军进行巡逻,将微小的标签贴到任何值得怀疑的对象上。这些被贴上标签的微生物在体内循环的过程中,它们的标签终将被注意到,而这些入侵者也将被阻截和消灭。这么一来,这个信息就算是被接收到了。

如果说抗体是免疫系统的信息,通过物理运动的方式在长达数千米的血管中传递着,那么脑的信息可就是完全不一样的东西了。在脑中,信息是由电信号和它们的化学介质组成的。信息在一个高度互联但又固定的"线缆"网络中传播。脑中没有任何单独的组成部分可以进行远距离移动,至少在短时间内是做不到的。正是这种网络化的信息传递定义了神经通信。就像免疫系统一样,脑必须有一套高效的全局规则和信息通信策略。只不过这套规则是专门用于由神经元所构成的系统,并与思考和行为功能之间有着密切关联。

近年来,有一个规模尚小但不断增长的研究者社群,对脑网络上运行着的信息传递规则进行了研究。其中一些研究人员提出了类似于互联网的解决方案,以一种灵活的方式回答了在脑中传递信号的难题。尽管这些理论只是偶尔被提及,并被统称为**路由**理论(routing theories)。这里所谓的**路由**,是指根据一套全局规则将信号从网络的一个部分引导到另一个部分。通过将神经计算的概念改造为神经路由,我们可以开始从一个全新的角度审视问题,并且看看互联网之喻到底能如何帮助我们。

在字面意义上,脑与互联网不一样,正如它在字面意义上与数字计算机不一样类似。但相关类比仍然是有益的,甚至是不可或缺的。计算机隐喻在神经科学领域中有着很好的应用,没有必要将其抛弃。它好歹为我们造就了人工智能(artificial intelligence,简称AI),以及我们将在本书后续进行探讨的众多关于脑的流行概念。但是计算机隐喻中缺失了能够解释灵活交流的工具。接下来我将介绍为什么互联网隐喻可能可以开始为我们提供这样的工具。

在第一章中,我将深入剖析目前占主导地位的计算机隐喻,并对互联网隐喻进行概要性铺陈。正如我们将看到的,将脑视为一个类似互联网的系统其实已经有许多先例,只不过它们暂时还没有被整理到一个统一的框架中。

我们为什么需要隐喻呢? 你将在第二章中看到,隐喻一直以来都是增进我们对脑不断认知的基础。但几乎不可避免的是,它们也可能将我们引向错误的方向。我的结论是,好的隐喻对于神经科学来说总体上是有益的,甚至对于普遍意义上的科学而言也是如此。

第三章介绍了在理解全脑功能方面的研究现状。虽然研究活脑的程序性限制是学科进展的主要障碍,但我们目前的理论工具箱也可能妨碍了其进步。我从已经在神经科学某些领域获得成功的整体性研究方法中得到启示,从而提出了一条前进的道路。

在第四章中,我们将要审视一下能够让我们重新理解脑的基础理论框架,它有赖于我们对连接组越来越多的理解。第五章提供了关于通信系统和互联网架构的入门知识,其中着重关注了那些与脑最相关的特征。第六章将给出对互联网隐喻及其在神经科学领域应用的详细介绍。我认为,该隐喻将为理解脑的全新理论提供一个起点。它为神经系统提出了新的概念,以及将这些概念在脑中实例化的具体机制。

在第七章中,我将对互联网隐喻进行评论,并依循互联网隐喻的框架对一系列可测量的脑过程做出具体预测。第八章将对新的理论和实验进展进行展望,它们可能有助于构建一个基于互联网隐喻的、更加完整全面的脑功能理论。

　　最后,在第九章中,随着我们对互联网隐喻更广泛的含义进行探讨,我们的关注点也将拓展,并涉及人工智能、意识与自我等概念。我们将颠倒互联网隐喻,并提出一个引人深思的问题:如果脑像互联网,那么互联网反过来是不是也像脑呢? 具体来说,互联网有意识吗? 在本书的最后,我们将考虑一下如何运用互联网隐喻来帮助我们在日常生活中更有效地使用我们的脑。

◇ 第一章

互联网脑与计算机脑

在我们这个沉迷于互联网的时代,像互联网一样的脑这个概念可能看起来有些牵强或多余。但追溯到几十年前,在互联网时代之前,一些主流神经科学家已经在使用基于互联网的解释来阐述脑中的各种重大现象了。第一个将脑描绘成一个灵活的、类似于互联网的信息传递系统的说法,来自认知科学家波吉奥(Tomaso Poggio)。1984年,他在一份题为《路由思想》(Routing Thoughts)的技术报告中写道:"规划信息在不同信道中的传播路径……是神经系统日常需要解决的重大问题。"[1]尽管这份报告在现在看来相当晦涩难懂,但波吉奥在其中描述了一系列脑所需要面对的问题,而这些问题似乎需要用路由才能解释。[2]

波吉奥所关注的是视觉脑。他尝试去解决一个长期存在的难题,即脑是如何产生视觉注意力的。很多事物都会把我们的注意力从当前所在之处吸引过去。比如,新的物体突然出现或移动,某人的面孔进入我们的视野。我们也需要有能力在一个场景中的众多物体中选择一个。通常我们通过移动眼睛来转移注意力,但我们也可以在不移动眼睛的情况下转移注意力。调整我们的视空间中的哪一部分应得到额外的关注,这是件再正常不过的事。我们根本无须移动头部的任何器官,当然也不用改变眼睛与脑的连接方式。

计算机隐喻该如何解释视觉注意力呢？如果用计算机类比的话，甲神经元的任务是接收一个信号，譬如说视网膜上的一个光点，对信号进行转换，并将转换后的信号传递给所有听命于甲神经元的神经元。在这种观点中，视觉注意力完全是由增强的神经活动构成，即一种计算。当我们关注某个特定的空间区域时，与之对应的一组神经元将变得更加活跃。换句话说，我们的目标是要找出神经元进行什么计算以实现信号的放大：它们用的是什么算法？但目前还不清楚与注意力相关的神经活动增强到底实现了什么。最重要的是，这些模型无法解释注意力是如何动态地转移并改变信息流的。[3]

基于计算机隐喻所构建的注意力理论有其合理性，因为许多脑系统中的神经元确实是以相当可预测的方式进行信号转换的。在某些具体情况下，我们知道这种转换的目的。但计算方法在很大程度上是由程序上的必要性驱动的。在一个清醒的动物身上，一次从寥寥几个神经元上进行记录绝对是可行的——可我们无从得知我们所记录的那些神经元是如何连接的，或者信号是如何在众多神经元之间传递的。

但理论上这里还有一个被忽视的问题：神经元的经典模型中没有考虑对信号的选择性路径规划。具体来说，它们不允许神经元有时将信息传递给这些邻居，而在其他时候传递给其他邻居。这种事情一定会在脑中发生，就比如我们在巧克力口味或香草口味之间要做一个抉择，或是关注视空间中的一个部分而不是另一个部分时那样。能够实现这种灵活性的方法之一，就是让局部的神经元组充当信号的发送者、路由器和接收器，正如互联网上的情况那样。一个基于互联网隐喻的全新理论工具集，让我们设想脑中存在着像路由器那样的神经元，它们让脑的各个部位都能发送、传输和接收信号。尽管目前它们还相对默默无闻，但近些年神经科学家们已经发现了许多与此类似的潜在机制，我们将在第六章中对此进行讨论。

正如波吉奥最初意识到的那样,注意是一项需要能灵活地、有选择性地进行线路安排的任务。当我们注意某样东西时,我们其实是选定了视空间中的某个部分,并将其信号引导到脑中负责意识认知和强化视觉观察的那些部分;而在其他时候,则是视空间中的其他部分被送去进行这种额外分析。我们尚不清楚这个过程在脑中是如何实现的,但一个合乎逻辑的解释是,个别神经元或神经元集群充当了引导信息流的路由器。它也可能对需要注意的信号进行增强。但神经元网络上的有关信息——注意力焦点区域的颜色、形状和运动等——必须要能够被传递给"正确的"接受者,即脑中的眼动中枢、运动协调网络或记忆系统等。

神经科学中另一个长期存在的问题是视觉系统如何实现物体识别。几乎每个有视力的人,以及几乎所有的哺乳动物(事实上还有大多数脊椎动物和许多无脊椎动物)都具有将一团颜色识别为特定物体的能力。尤其是人类的视觉,似乎是围绕着物体识别而构建的。所有视力正常的人在识别一般物体方面都有着大致相同的能力。换句话说,形形色色的脑都拥有物体识别的能力,但其基本规则并不完全取决于某个特定的脑部结构。因此,脑的解决方案必须由一些通用的网络结构和动态规则来实现。

物体识别是一个棘手的问题。关于我们脑中物体识别的经典理论主要是基于视觉科学家马尔(David Marr)的工作。马尔是计算机隐喻的热情支持者,他认为视觉系统的神经机制就是一种支持感知软件的硬件。马尔并不认为脑是字面意义上的计算机。他的观点是,脑在进行着计算。1982年,他的里程碑式的专著《视觉》(Vision)出版(而他已于两年前35岁时英年早逝),他在该书中写道:

> 举例来说,想象一下用于预订机票的计算机所组成的国际网络。它执行着为世界各地数以百万计的乘客分配航班的任务。要了解这个系统,仅仅知道现代计算机如何工作是不够的。

人们还多少得明白飞机是什么及它们有什么用;还得知道些地理、时区、票价、汇率和转接航班的相关内容,以及一些政治、饮食和恰好与这项特殊任务有关的人性的其他方面。因此,这里的关键点是,理解计算机与理解计算是不同的。[4]

尽管马尔对计算有着精妙的看法,但他在物体识别概念中并没有给信息交流目标或网络架构留有任何空间。他的工作宗旨是推导出每一个细胞的计算目的。

一定程度上,马尔的观点可能是由他所处时代的神经生物学的伟大成就所塑造的。休伯尔(David Hubel)和维泽尔(Torsten Wiesel)因他们在这一领域的开创性研究而获得了诺贝尔奖。在20世纪五六十年代,休伯尔和维泽尔用麻醉后的猫进行研究,他们发现,当让猫的眼睛看着有特定方向、尺寸和位置的发光矩形时,某个视觉神经元就会产生稳定的电反应。休伯尔和维泽尔测量的每个细胞,都会对一个特定形状和位置的矩形产生最强烈的反应。在视觉系统的更大范围内,存在着能够对猫视野中各种方向、尺寸和位置的矩形都很敏感的细胞。还有一些神经元能够对矩形的运动及其他视觉范式产生反应。

休伯尔和维泽尔总结道,单个细胞的功能就像范式检测器,在那里守候着特定的光线图案——或许是一个向右倾斜45度的瘦长方形——穿过细胞正观察着的一小片视空间区域。从这一发现中,包括马尔在内的许多科学家都得出这样一个结论,即视觉系统的主要任务就是用这些由神经元组成的庞大而多样的视觉检测器来分析视空间的每一个部分。

马尔推断,通过使用神经算法和计算操作,就能从这些检测器的活动中提炼出物体识别和其他功能。只要从这世界中获得一个可判读的范式——例如由人们最爱的马克杯所反射的光的范式——这些系统就可以对数以千计甚至百万计的特征检测器中的相关神经元放电模式进行计算并识别物体。积累数十年的证据表明,这种系统确实是视觉系统实现物体识别的主要组成部分。

但这种经典的方法是不完整的。因为我们的视觉世界是千变万化的,视觉系统需要忽略杯子外观的大量变量因素,以便能可靠地把它检测出来。举例来说,无论杯子是在我们的右边还是左边,无论它是在近处还是远处,我们都要能够识别它。在每一种情况下,我们的眼睛接收到的图像可能会有很大出入,但我们所需的视觉系统输出——"我的马克杯"——必须是相同的。

一般来说,有两种方法能解决这个问题,也就是所谓的不变性问题(problem of invariance):[5]

（1）我们可以给整个视空间铺满检测器,让视网膜图像上处处都有准备就绪的马克杯检测器。每当视空间中某一部分的光线范式落到视网膜上并匹配足够多的检测器时,这块区域的马克杯检测器就被激活了,而我们就将其识别为一个马克杯。

（2）在我们的视空间中的任一地方寻找看起来大致像个杯子的东西,接着系统通过神经机制将这个原型杯子的位置转移到视空间的中心部分,然后用一套共用的马克杯检测器对其进行分析。

由于方案（1）将耗费大量的资源来建造可能很少会用到的马克杯专用检测器,因此它被认为是不太可行的;而与之相对的方案（2）,则受到许多科学家的青睐。[6]但这种针对不变性问题的路由式解决方案需要引入一套非经典的机制,即主动控制神经信号。无论这个杯状物出现在视网膜的什么地方,其视觉数据都能与唯一的一套检测器组相匹配。

路由式解决方案绝不是被普遍接受的,在支持它的人中也很少有人意识到它最初是由波吉奥提出的(他用它来解释一个相关的现象)。但是请注意,我们正在把一个计算问题重塑为一个通信问题:这里的挑战不是在每一个地方计算出"马克杯",而是在视网膜上找到近似马克杯的东西,并在适当的时间将与之相关的信号传递到适当的地方。互联网隐喻将脑视为一个通信系统,从这个角度来看,这些正是我们应该去考虑的模型类型。此外,我们也可以从互联网中寻找词汇来描述路由模式的各种挑战。我们还可以从它那里获得实现高效路由的基本策略。

物体识别至少在一定程度上是一个信息交流问题,这不仅仅是因为我们实现它除了需要视觉信号之外,还要结合听觉、触觉和嗅觉的信号。正如波吉奥最初指出的那样,注意力也是一个信息交流问题。我认为,学习和脑的其他核心功能也都是信息交流问题。这些功能挑战或许可以通过采用类似互联网的原则来尝试解决。

虽然有些人可能认为互联网隐喻是对计算机隐喻的悖离,但在回顾了波吉奥的想法之后,我们或许更应该将互联网隐喻视为一种由来已久的理论解读,并且如今已经是时候对其进行更充分的表达和接纳了。事实上,波吉奥甚至提出过这样的想法:脑中的信息路由的基础是数据包,也就是互联网上标准化的信息块。所有的通信和文件都被分割成数据包,其中包含关于它们来自哪里和要去哪里的信息。尽管波吉奥是在1984年撰写这些内容的,而当时互联网还处于刚刚起步阶段,但他认为它的概念和组件均具有高度的创新性,而他也从中获得了灵感。互联网很快就成了改变世界的重要力量。或许,它也将改变我们对脑的理解。

互联网隐喻将脑的互联性视作一种基本特征。基于这种连接性,脑的每个部分都有可能向几乎任意一个其他部分发送信息。这就需要有灵活的路由机制。用我的同事、比较神经学领域的著名研究者芬利(Barbara Finlay)的话来说,这相当于"把整个脑给整合在一块儿了"。[7]

互联网最重要的架构特征之一,就是在网络中存在着将任意一个用户与任意一个其他用户连接在一起的短路径。从技术上讲,互联网就像是一个小世界网络(small-world network),用户之间只有几个路由器的距离。这种连接性与室内游戏"凯文·培根的六度空间"(six degrees of Kevin Bacon)所体现的原理相同。也就是说,"六度分割"可以将任何演员与凯文·培根联系起来,或者将地球上的任意一个人与任意另一个人联系起来。[8]因此,互联网上的信息交流网络也像是一个小世界网络。

脑也有类似的互连性(interconnectivity)。[9]连接组学现在已经揭示,脑任何部位的任意一个神经元与几乎任意一个其他神经元之间只有三四个突触的距离。小世界网络不是通过将每个部分连接到其他每个部分或让每个部分连接到一个中央交换机来实现的。相反,小世界网络有着很高的本地连接性,但同时还有少量但重要的"捷径"。在社交网络中,捷径指的是那些为数不多的朋友遍天下的人。而互联网和脑中的捷径,主要指的是那些在相距较远的分离集群之间传递信息的少量长距离线缆。脑中的大多数连接——就像大多数的朋友关系——都是短距离的,跨度可能只是一个本地群落。只有少量特定个体会与远处集群中的对应个体进行交流,发送或接收信号,并在本地集群内共享。

除了要实现几乎所有部分之间的交流外,大自然还有什么理由把脑设计成在网络上任意两个节点之间拥有如此短的路径的模式呢?随着脊椎动物的脑体积不断增大,建造长线程捷径的成本就越来越高,而捷径是哺乳动物脑的普遍性和决定性的特征。[10]脑的任何一个部分与其他任意部分都如此邻近,那要如何才能防止一个区域的活动溢出到另一个区域呢?我相信,这个答案就是脑中有一个统一的路由协议——在许多方面类似于互联网协议——来协调信号的传输。

我们将互联网的路由协议设计为具有高度的灵活性。同样,灵活性对于脑来说也是非常有益的。例如,脑和神经系统的损伤都能够通过灵活性来解决,更多时候它被称为可塑性(plasticity)。可塑性本意是形状的改变,但事实上,当脑受损时,脑网络主要是利用现有的连接进行信号流的重定向,而不是去改变形状(在这个语境中就是去建立新的连接)。

以猴为对象进行的一项实验说明了这一点。在猴脑中,有一个特定区块的神经元负责分析触觉。猴的每根手指都对应着一个特定区块的神经元,它们监听来自这根手指所发出的信号。如果一根手指的信号被阻断,例如通过使用麻醉剂,动物就不能再感受到该手指的触觉了。但以前接收这些触觉信号的脑区块仍然是可用的。事实上,它会接手分析邻近手指信号的工作。有了原本分配给相邻手指的神经元,再加上那些信号受阻手指不再占用的神经元,这种合并的脑算力会让邻近手指的触觉变得甚至比往常更加敏锐。值得注意的是,这种神经交流范式的变化,在来自受损手指的信号消失后的一小时内就会发生。[11]鉴于一小时的时间太短,脑还来不及新建多少神经线路,所以脑网络必然有能力灵活地适应损伤,并在不重新布线或改变形状的情况下切换信息流。

在高级认知功能方面,人类也是高度灵活的——甚至或许是独一无二的。用认知科学家利伯曼(Philip Lieberman)的话来说,我们可是"不可预测的物种"。[12]我们需要不断面对全新的挑战,包括内部和外部的。一个灵活可控的"心智工作空间"是我们人类每天都要使用的东西。特别是学习,它本质上就是一个灵活的过程。我们的高层心智必须能够在产生诸如习惯、规范和推理的一系列系统中共享信息。所以我们必须要有一个灵活度与之类似的物理上的脑网络来支持这些能力。

脑网络所需要承担的功能需求必然是复杂的。但是,对于如何建立一个能有效应付这类需求的系统,我们也有一个现成的方法,那就是互联网。我们知道信息是如何在互联网上传递的,因为它就是我们设计的。而且它很管用!互联网变得越来越可靠,就像电网一样,甚至在某些地方比电网更可靠。尽管互联网还存在一些缺陷,但它还是行之有效,因为它在基本架构上有着灵活的设计。

是什么特性让互联网的路由协议在灵活性方面如此出色呢?我们不

妨从设计的角度来思考这个问题。假设我们要从零开始设计一个通信系统。我们需要考虑的因素或许包括它有多少个节点和链接,以及它们是如何连接的。但我们也需要考虑用户如何发送消息的现实情况。这些链接每天或每分钟有多少次活动的机会?对于邮政服务来说,通常是每个地址每天一次,就在邮件被取走或送达的时候。对于互联网来说,那就是几毫秒或更短的时间一次。我们还需要问:在给定的时间内,我们可以发送多大或多密集的信息?老式的电话很适合双向对话——特别是细节丰富或带有情感的信息——因为它非常适合捕捉细微的听觉线索,例如说话者的叹息或音调的变化。电话擅长实时传递密集型的信息。用简练的话来说,电话适用于同步式双向通信。

但是,如果我们只是想让另一个人知道我们这个星期五要去的音乐会是在晚上7点钟开场,那就没有必要占用对方的电话线路了,一封简短的电子邮件或一则短信可能更好——收信人完全可以在自己方便的时候再阅读它。也就是说,此时我们希望使用一个异步系统。我们可能还会想使用一个适合于在时间上稀疏分布的简短信息的专用系统:这个系统的信息通道中会有短暂的活动,随后则是长时间的静默。正如我们将要看到的,在很大程度上,脑也是一个异步式通信系统,而且这个系统的活动是不频繁的。

这种低频的异步式通信协议可以让能耗维持在较低水平。这对脑来说是很重要的。脑中无数神经元的能量消耗是巨大的,所以脑必须要控制开支。由于脑的能量限额是如此捉襟见肘,以至于那种关于人脑只利用了十分之一的流行说法在某种意义上来说也没错:因为我们在一定时间内只能允许有大约10%的神经元进行放电。大多数时候这个比例可能更低。也并非总是同一批10%的神经元在活动(但有些神经元很少甚至从不活动)。[13]尽管神经元放电活动已经如此稀少,尽管它们只占体重的2%,但脑要完成这些任务仍然需要消耗大约20%由身体新陈代谢产生的能量(在婴儿期和儿童早期时这个数值还要翻一番)。[14]这种对能量用度的严格限制在所有体型的脊椎动物脑中都基本相同,因此它也应该是对路由协议的一个基本约束 。[15]正如我们将看到的,互联网在能量使用方面也非常高效,这在一定程度上也是因为它的活动是低频的。

设计通信网络的另一个考量是如何处理错误。所有的通信系统都会出错:链接可能被破坏,太多的信息同时到达,交换机会发生故障,信号会丢失或损坏。所有主流通信系统都将纠正这些错误的手段作为它们的一个关键设计特征。对于传统的电话来说,最常见的错误就是在试图联系已经在进行另一个通话的对象时,呼叫者会收到一个忙音信号。至少在呼叫等待和语音信箱之前,忙音信号一直是电话通信中无处不在的特征,因为通信协议的设计排除了在同一时间进行两个对话的可能性。[16]忙音信号通知来电者,被叫方的线路正在使用中,来电者应稍后再试。在电话和面对面的语言沟通中,一旦建立了同步性,错误也就可以得到纠正了。如果我没听清你说了什么,我可以请你重复一遍。错误是日常发生的,也是预期之中的事,而且可以用简单的解决办法迅速纠正。

相比之下,在互联网上,如何在一开始就避免错误则是关键。我们不能让一条关于音乐会的信息的某一部分被送达(例如"星期五"),而其他部分却没有送达(例如"晚上7点")。问题是,这种错误没办法像在传统电话中那样被接收者立即注意到并被发送者马上纠正,因为发送者和接收者是异步的。然而,由于收件人不知道我们是什么时候按下"发送"按钮的,所以网络中继机构就有一段时间来修复任何错误。网络上的路由器会先确保信息的每一部分都出现在我们的收件箱,然后再通知我们信息的存在。

互联网有一个聪明的方法来完成这个任务。这个方法用到了路由器之间的自动信息。一个批次信号的接收方会向发送方转发一条信息,简单来说就是"我收到了"。这些返回的信息被称为"ack",是英文

"acknowledgment"的简称。*这些ack与信息在相同的网络上遵循相同的规则传递,但它们也可能经由不同的路线返回到发送方。如果发送方的路由器没有及时收到ack,它将重新发送缺少的那部分信息。与电话场景中的纠错机制不同的是,电话采用的是同步通信形式,而互联网的确认反馈系统则是异步的。在脑中也有着与此惊人相似的机制。

互联网通信的指向性也是一个关键的设计要素,同时它也与脑有着密切的关联。我所说的"指向性"是指信号在特定的信道中只能向一个方向流动。早在20世纪初现代神经科学诞生之时,神经元提供定向通信的概念就已经形成了。基于对神经元的解剖学研究,西班牙科学家卡哈尔(Santiago Ramón y Cajal)总结道,在一个典型的神经元中信息只会向一个方向流动。[17]正如后来的工作所阐述的那样,神经元的单向性从根本上塑造了脑的设计。但是,我们也必须考虑主要由单向神经元组成的大规模网络架构的性质。我们可以通过观察脑中的丘脑(thalamus)区域,来看到脑使用的那种网络架构的例子。

在哺乳动物中,总是可以看到像芬利所说的那种"核心脑区",也就是连接着脑大部分区域的脑区。[18]丘脑正是这些核心脑区之一。它是"脑即互联网"中主干网络的一部分。丘脑在三个方面占有核心地位。首先,它处于颅内中心位置(图1.1)。其次,它在功能性方面处于中枢地位。丘脑是视觉不可或缺的门户:脑中唯有丘脑这一个区域可接收来自眼睛的视信号,视觉在此基础上才能形成。在除嗅觉之外的所有其他感觉中,丘脑都扮演着类似看门人的角色。不仅是感知觉,丘脑还与其他系统有关。它参与运动协调,并且与姿势调控之类的功能有关。简而言之,丘脑就是功能的中枢。最后,在连接性方面,丘脑拥有能够将信号投送到大量脑区的神经连接。在这些脑区中也有许多都有着反向投射回丘脑的神经连

---

* 如果要找到一个对应的译文的话,我们可以将其称为"确认",但为了与一般语义区分,后续若再出现该技术性词汇时,文中仍保留英文表述。——译者

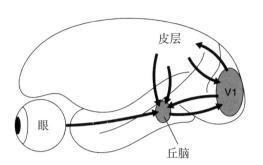

图 1.1 信息从眼传至丘脑再到皮层,然后回到丘脑(并再继续回到皮层)。到达丘脑主要视觉区的传入神经大约有 5% 来自眼,其他的均来自皮层,包括初级视皮层(V1)和无数其他皮层区域,以及脑的其他部位。环形连接是脑视觉通路中网络结构的主要来源,它们能够支持像互联网那样的灵活网络通信机制。图片由格雷厄姆提供

接。事实上,这种反馈系统完全主导了丘脑的数据流。

视觉信息流入丘脑的过程有点像在一台小电视上观看一场棒球比赛,而同时有一屋子的人在一起向我们喊出他们对比赛的看法。在丘脑与视觉相关的区域中,所有来自眼的神经元连接只占该区域输入的 5% 左右;而其余的输入则来自脑的其他地方。具体而言,丘脑中与视觉有关的部分接收了大约 200 万个轴突的传入(每只眼约 100 万个),但该区域同时接收到来自脑其他部位多达 4000 万个轴突传入——它们来自大脑皮层、脑干及其他脑区。来自眼的有限输入对视觉意识的重要性很难低估:我们所看到的一切都只是由我们脑中约 0.002% 的神经元传递到丘脑,而来自脑其他部位的反馈信息却在数量上大大超过了这些视信号。[19]

这种网络结构可能看起来很奇怪,但如果我们从类似互联网的通信角度考虑就能理解它的意义。它使来自眼睛的信号能够很容易到达大脑皮层中许多可能的目标区域。丘脑中的每个部分都有轴突可以到达大脑皮层的不同区域。但从大脑皮层回到丘脑的反馈回路使信息能够触及更多可能的目标。信号可以离开丘脑,进入大脑皮层,在大脑皮层中经过一

两个突触的传递,回到丘脑的不同部分,然后再传递到大脑皮层的其他地方。

这整个过程是非常快的。神经回路能够让信息在短短9毫秒的时间内从丘脑传到大脑皮层并返回(一个眨眼动作则需要100多毫秒)。[20]很有可能这些回路就是一个返回信息ack系统的基础,就像互联网上那样。重要的是,正确的信息能够到达正确的地方,而且是以可靠的方式。长期以来,如经过丘脑的神经回路这样的结构一直困扰着研究人员,他们对此提出了诸多假设性解释。但还没有人真正考虑过通信目标或是类似的确认系统。

传统的看法认为,丘脑的工作是为通往大脑皮层的信号"调节权重",增加一些信号强度,减少其他信号强度,从而实现例如视觉注意力之类的功能。这种解释完全符合计算机隐喻,即神经元的任务是根据输入信号的一些数学函数计算来输出活动。然而,调节权重这种说法不能解释为什么一定需要回路结构。为什么不是在丘脑中有一个局部回路来学习最佳权重,从而直接对来自眼的信号进行操作呢?为什么要大费周章地铺设代价高昂的大量轴突,将信号送至大脑皮层再返回呢?不使用经过大脑皮层的神经回路来学习最佳权重,可以省下神经线路的成本,还能节约宝贵的几毫秒的传输时间。这样一来构建也会没那么复杂。

从另一个角度,按照互联网隐喻的逻辑,回路和小世界网络则是必需的,因为它们能实现通往许多目的地的短路径,并具有用ack系统来进行纠错的可能性。这就是互联网隐喻如何帮助我们解释现有研究结果并通过全新方式来理解脑网络的一个例子。

随机性在计算机和互联网中扮演的角色是完全不同的。这些差异也可以帮助我们理解脑的互联网隐喻背后的逻辑。随机变化,即噪声,是计算机的大忌。从最先进的量子计算机到最简单的数字计算器,噪声是完全无法被接受的。如果能容忍它的存在,那么计算就可以在相同的输入下产生截然不同的结果。噪声会让计算机变得毫无用处。但是互联网，就像事实所证明的那样，是需要有随机性的。

这是互联网历史中的一个早期发现。20世纪70年代，夏威夷建立了一个名为"阿罗哈网"（ALOHANET）的类似互联网的无线电网络，在该网络中我们可以发现随机性的用途。在信息传递过程中注入随机变化解决了一个关键问题：如何处理信号在网络上发生碰撞的情况。当这种情况发生时，网络将需要重新发送这两个信号。但是，如果它们再次碰撞呢？毕竟，它们都想在同一时间到达同一个地方。阿罗哈网的工程师意识到，如果我们为两个信号引入一个微小的随机延迟，那么我们几乎可以确保它们不会再次撞到一起。

注入随机性这一基本解决方案对于互联网的正常运作仍然至关重要。反过来，这一洞见可能也有助于我们理解脑中的"噪声"。没有人确切知道到底什么是脑中有意义的信号，以及什么算是无意义的噪声。但是，如果我们把噪声看成是一个潜在特征而不是一个异常故障，那么我们可能会更好地理解什么才是真正的信号。这只需要转变一下我们的类比框架，以及我们对脑这个复杂系统应该如何运作的假设。

除了强调随机性的好处之外，互联网隐喻还有助于我们发现脑中互操作性（interoperability）的重要性。在互联网上，许多应用程序可以在同一组连接上运行，它们的相关信号在网络上传输时也可能混杂在一起。这一事实让我们想到了互联网的另一个一般性策略：信息在大多数情况下是被同等对待的。它们是基于一套通用的全局规则，在本地信息流中进行路由的。在任何时刻，进入我们Wi-Fi路由器的数据流都将是各种消息类型的混合：电子邮件的一部分可能在视频的一部分之后到达，紧随其后的可能是先前发送的电子邮件的一个ack。

这种系统通过设立一种名为"协议栈"（protocol stack）的东西来处理信息洪流可能带来的问题。协议栈会对各种信息块进行整理，并将它们送到正确的应用程序,例如电子邮件或网页。协议栈是分层级的:基础的电信号位于最底层,它们将被整理成数字化字符,接着是数据包,然后是数据流,最终就是完整的消息或文件。在信息的源头上,某个意图——譬如说写一封电子邮件——会随着它在协议栈中的逐层下降而衍生出越来越复杂和精细的数据表征。然后这些数据将被送入路由器网络。一旦数据包到达了目的地,信号就在接收器的协议栈中逐层上升。此时发生的就是一个逆向过程,将分散的信号重组成越来越有组织的数据表征。

脑也是一个分层级的通信系统,其信息是许多层次的相互作用的总和。在探讨神经信息的传递时,神经科学家贝尔(Tony Bell)使用了"涌现"一词来描述"合多为一"的行为,而用"淹没"一词则描述"化一为多"的行为。[21]这个想法能够很好地映射到协议栈隐喻上。从受体生物化学层面的活动涌现突触层面的树突动态,在此基础上又涌现细胞层面的电学特性变化,继而再涌现出一个从细胞体到轴突的信号,最终产生一个"放电"。贝尔所谓的"淹没",则是一个与上面相反的进程。当一个电信号接近轴突末端的突触时,会逐渐产生越来越复杂和精细的变化动态。涌现和淹没可以扩展应用于所有的神经集合和全脑的各种活动过程。这些过程不断相互作用,共同催生出脑活动,并最终产生各种行为。因此,这些系统的动态就类似于互联网的协议栈动态:每个信号都与一些更大的通信信号集(即"信息")有着复杂但又机械的关系。

和本书引言中提到的那位穿越时空的工程师一样,除非我们能了解系统的路由协议,否则我们很难认知到互联网上的某个数据包是有意义的。脑中的网络活动也反映了在很大程度上构筑信息流的必要。随着对脑路由协议的约束条件有了更深的认识,我们就有可能理解什么是脑中的"信息",以及某个信息到底有什么功能。

此外,我们知道,神经元利用通用的神经结构体系来交换不同类型的信息。当我们在探讨脑如何决策时,我注意到有一些神经元的任务似乎就是对证据进行权衡。一旦收集到足够的证据——例如以过去的一些选择为参考——这些细胞就会基于对该证据的计算结果而做出行为决策。但证据的本质是什么呢？它可能是实时发生的视觉或听觉信号，但它也可能是记忆、情感联想或是其他类型的信号。

脑必须是多模式运作且是可互操作的。来自不同子系统的信息需要能够根据一套通用规则进行相互作用，而且速度要快。负责不同功能的脑区之间的网络距离非常短，这也印证了对互操作性的需求。因此，统一协议栈就是全脑通信的一个完全可信的概念性模型——或许这就是它的机制模式。

一旦我们开始认识到神经元和神经元集群的主要工作是在不同的时间与不同的目标进行交流，并且不是与其近邻的神经元进行交流，重要的特征就开始浮现，有时它们甚至出乎我们意料。路由的一个关键功能就与寻径有关，即找出利用通信网络中的链接的最佳方式。在互联网上，路由器从其他路由器自动发布的列表中学习通往目的地的简短路径。这些列表被称为路由表，它们会根据对网络的通断探测而定期更新。尽管在互联网的小世界网络中可能有许多条路径都运作良好，但打算去往同一目的地的数据包通常会被路由分配到同一路径上。然而，如果一条路径出现故障节点或变得非常繁忙，发送路由器也可以很轻易地找到一条与这条路径差不多好的其他路径。这种路径的冗余实际上是开发分布式计算机网络的动机之一，其初衷就是在中央指挥节点被摧毁时也能稳定地传达信息和投送指令。

当网络找到一条好路径时，它就学到了一些东西：它了解到网络及世界的当前状态。脑中的学习也可以用类似的方式来考虑。

神经层面上的经典学习模型借用了赫布型学习（Hebbian learning），即认为一起活动的神经元会建立更强的联系的观点。[22]这一机制认为，我们学习一项任务就是通过某种方式将相应范式编码到我们的神经元中。

它完全是基于计算机隐喻的。通过反复放电来提高神经元之间的突触强度从而将学习实例化,这就是我们今天所说的赫布型学习的基础。这个概念是由科诺尔斯基(Jerzy Konorski)在1948年提出的。科诺尔斯基提出这个想法,是基于他对已知神经元特性的推断,而不是直接观察。后来,赫布(Donald Hebb)对其进行了详细阐述,这个概念也因此而得名。[23]赫布型学习的思想就是"一起放电的神经元是连接在一起的"。这一关于学习的机制假说影响了之后数十年的神经科学研究。

毫无疑问,在同一时间活跃的神经元往往会建立更强的联系,尤其是在神经发育阶段。但单凭其本身,赫布型学习并不足以解释脑中的知识和学习行为的大多数特性。越来越多的人开始对赫布型学习作为成年动物记忆的基础持怀疑态度。[24]

相反,感觉经验或语义知识可以通过在许多相关神经元之间找到有效路径的方式来学习——例如,在额叶决策脑区、联想区和感觉区之间——并根据需要来增强沿着这些路径的信息流量。学到了新东西,就建立了一个新的稳定路径。这种学习模式可能需要某些神经元能够在超过一次跳转的路径上引导信息。目前,它还不是一个被广泛接受的想法。但脑结构和脑的功能需求则强有力地表明了多跳转通信的可能性,而且它还必须是灵活的。

正如我所强调的,我们的认知能力的各项特性中最突出的可能就是灵活性了。我们基本上可以在任何时间选择我们想要相互交流的脑区,以及应该给予哪些连接更多的流量。[25]我们还可以相当轻松地切换任务。任务切换是复杂脑的一个标志性行为,也是人类特别擅长的行为。但任务切换却是计算机——尤其是人工智能——不太擅长的事情。互联网却有能力将这类问题高效解决,包括将网络流量重新路由到新路径上的能力,以及携带类型多样和内容各异的信息的能力。

即使脑没有在积极思考或学习,它仍然可能需要对任何节点和任何其他节点之间的路径有时新(up to date)的了解。互联网通过在节点之间发布路由表来实现这一目标。这个过程可能对应于默认模式网络(default mode network),它似乎维护和支撑着脑的"后台"功能。*通过互联网隐喻的视角来看,这种活动可以确保脑的任何部分都有可能通达。正如我们将在第六章中看到的,脑中神经振荡的同步性可能就是在需要时调用路径的机制。与下游神经元同步的信号发送神经元群,可以影响那些下游神经元。在错误时间到达目标的信号就会被忽略。[26]

计算机隐喻所忽略的脑的最后一个特征是,脑会成长和进化。在日常生活中,我们永远不会说让我们的笔记本电脑或手机成长,好让它做一些新的事情——我们说的是升级,这意味着用另一个部件取代某个部件。与此相反,我们常常会说让我们的网络成长和发展,无论是物质空间意义上的社交网络还是基于计算机媒介的网络,以使它们更加强大。脑网络在发育过程和达尔文进化过程中也会扩展规模。在这个过程中,它们将获得新的功能和力量。

扩张的主要挑战是,如何在不损害现有网络通信的方式的前提下向系统内追加新的神经元和突触,并为拓展后的网络增加新的通信可能性。在发育过程中,网络的扩张和变化大多是由遗传程序引导的,但它也有很多非计划性增长和变化的余地。例如,脑对新的外部条件的反应,是缓慢地改变其网络结构。在个体的时间尺度上是如此,在进化的时间尺度上也是如此。因此,拥有一个相对普遍适用于脑网络上的交流方的共同协议,就可以有效促进和协调随时随地发生的扩展了。

互联网是为非计划性增长而设计的:任何人都可以加入,只要他们符合直接的、公开的互联标准。这种非计划增长的能力使得互联网的增长

---

* 例如,维持意识的觉醒、对内外环境的监测,以及情景记忆的提取等。——译者

速度超过了人类历史上的任何其他通信系统。而且它还在继续增长，一部分也是因为新型冠状病毒加速了它的发展，它让许多物质空间中的活动转移到了网络世界。今天，互联网主机的数量比许多灵长类动物大脑皮层中的神经元数量（数十亿）还要多。随着核心互联网和物联网的扩展，节点网络的规模可能会接近我们自己的大脑皮层（超过200亿个神经元），也许有一天会接近我们整个脑的大小（860亿个神经元）。因此，互联网在长期和短期范围内支持网络扩展的方式，或许可以为脑如何解决发育和进化中的类似挑战提供一些线索。

脑网络的扩展甚至可以为我们提供一种方法来经验性地评估脑的路由策略。不同的路由策略——例如传统电话与互联网——的规模扩张方式也不同。因此，如果我们把脑当作一个黑盒路由系统，并以正确的方式进行探测，我们或许就能验证脑使用的是类似互联网的路由协议，而不是其他类型的协议。我们将在第六章中详细研究这个提案。

脑在无数方面与互联网不同：脑不是严格意义上数字化的，它没有同步时钟，而是在慢得多的时间尺度上运行，它的传输成本很高，等等。今天，即使是各色教科书和协议规范中提到的"互联网"，在某些方面也与同名的真实计算机网络系统有所差异。以路由器形式存在的超高速计算机，使得互联网路由协议中一些用来确保稳健性（robustness）*的特性几乎成为多余。

但互联网的基本设计选择仍然至关重要，它们为脑提供了最有用的可比之处。没有小世界网络结构就没有互联网，没有分包的、可互操作的信息就没有互联网，没有灵活路由的可能性就没有互联网，没有ack就没有互联网，没有信息传递中的异步假设就没有互联网，没有关于如何将信

---

* 计算机领域中常称为"鲁棒性"。——译者

息送到目的地的信息共享就没有互联网。我相信脑同样使用类似互联网的策略来解决类似的问题，尽管它肯定会将这些策略与许多其他的策略进行权衡，包括计算上的限制。

归根结底，脑可能采用的是一种与互联网在很大程度上不同的路由协议。甚至可能不同的脑会采用若干非常不同的路由协议，尽管我假设在所有的哺乳动物中都有一个独特、统一而又灵活的协议。重点是，脑必然有某种路由协议，神经科学应该尝试找出它是什么；而互联网隐喻则可以在这项工作中给我们提供帮助。

不同的脑可以执行基本相同的功能（图 1.2），因此脑也可以被视为是定量科学的研究对象。这意味着必然存在着一套通用的规则，所有类似的脑都要遵循这些规则来实现它们众多的功能，而无须考虑每个脑的精细细节。这套规则中的某一些横亘了许多进化谱系。我认为，人脑的能

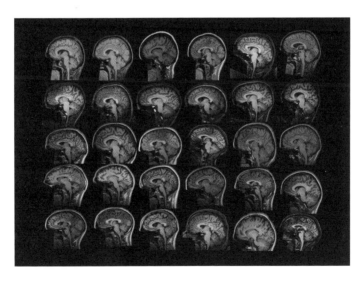

图 1.2　图中显示的是 30 个成年人脑的矢状面结构性磁共振成像。请注意，不同的脑在形状和结构上有很大差异。但尽管有这些差异，所有的人都是健康的个体，他们在意识体验、感觉和知觉、情绪、记忆，以及其他一系列功能方面有着高度相似的能力。图片由格雷厄姆和波梅兰茨（Lauren Pomerantz）使用 openfmri.org 的公共数据制作

力至少部分归功于支持灵活的全脑通信的网络结构和活动原则。我甚至认为,互联网隐喻为研究这些共通原则提供了一个可用的框架,并提供了一般性类比和具体的工程解决方案,它可以促进我们对我们脑中所发生的事情的理解。

◇ 第二章

关于脑的隐喻

为什么我们需要给脑一个新隐喻？甚至我们为什么会需要隐喻呢？像化学这样的学科领域似乎不需要指导性的隐喻。酸碱概念可不是隐喻：它是溶液的物理属性，是可以用pH精确测量的。所谓的"酸"和"碱"只是便于记忆的术语罢了。为什么整个生物学领域，尤其是神经科学，似乎需要隐喻，而且往往是技术性的隐喻呢？ 这是件好事吗？

简短的回答是，在自然科学领域，理论家使用的模型就是非常精确的隐喻。以物理学的基础理论为例，其本质上就是在我们脑中构建的一个玩具宇宙，并用数学来表达。但是这个我们想象出来的玩具在所有可观察的方面都和世界表现得一模一样，而且它能很好地预测现实世界的事件。没有人看见过电子的自旋。然而，把电子当作一个想象中的玩具——一个能旋转的条形小磁铁¹——便让我们构建出了一个模型，它能够成功地预测出电子可被我们测量的一切特性，比如它与其他粒子的相互作用。科学理论与它所描述的世界并不完全相同。如果完全一样，它也就没有用了。它的任务是揭示作用机制及其起源。

科学中的隐喻仅是一个模糊的理论，或一个理论的起点。它越深刻就越有用。隐喻的目标应该要具有很多的层次，这些层次要能够被明确地描述出来，并且可以与所研究的系统进行详细的比较。隐喻越深刻，就越接近于理论。其目标要能够体现出系统的关键方面。

隐喻在自然科学中不常被注意到,是因为占主导地位的隐喻都已经足够精确到可以用数学术语来表述的程度了。但是隐喻——尤其是技术性隐喻——在科学史上一直是很关键的,而且随着我们对脑的了解越来越多,它们的重要性还将继续存在。

始于17世纪的科学思想启蒙运动,在很大程度上依赖于那个时代的创新技术。新工艺和新工业为科学家提供了工具。更好的光学技术使好奇心强的人能够看到非常遥远的地方和非常小的东西。新的液压系统可以创造真空,而后者具有许多有趣的特性。但是,早期工业革命的工程学也给了我们带来了隐喻。最重要的是,它给了我们技术这个概念。

技术这个词的英文"technology"虽然借自古希腊语,但它的现代含义是在17世纪才开始使用的。将世界的运作与技术联系起来,意味着宇宙也可能是一个机械,就像一个壮丽而复杂的机械时钟,它或许便是上帝创造的。机械论和形而上学不同,它可以通过实验来研究,因为它是按照固定的、可观测的规则运作的。我们所要做的就是先想象一个可能的机制,然后寻找它的证据。从那时到现在,还原论科学在很大程度上是以此为前提建立的。[2]

在生物学中,技术隐喻无处不在。时钟是其中最流行的一种。人体中没有任何计时系统,但诸如睡眠、觉醒或月经周期等都与机械钟、沙漏或水钟有着类似的运作方式。我们也没有任何已知的生物钟能够持之以恒地计算出统一的时间间隔。取而代之的则是一些相关的化学过程,它们在特定的化学和热学条件下存在一定的振荡或衰减周期。其间隔不一定是均匀的:生物钟的"嘀"状态和"嗒"状态不一定得像机械钟那样保持相同的长度。但这个隐喻仍然非常有用。在一定程度上来说,这个隐喻的效用来自它与生物学不同系统的广泛相关性。例如,随着我们年龄的增长,我们的脱氧核糖核酸(DNA)会被覆上一层小分子化学物质的镀层,这个过程被称为甲基化（methylation）。这些名为甲基基团的化学物质会沿着DNA双螺旋的轨道结合到DNA分子上。这个过程是以一个可预测的速度发生的：我们最近发现甲基化的程度与年龄密切相关，因此它也被称为表观遗传学时钟（epigenetic clock）。同样，DNA甲基化从任何方面来看都不像一个机械钟，但引用这个隐喻能让我们更好地理解宏大的生物学系统。[3]

技术隐喻在神经生物学中一直特别重要。与其他自然科学一样，在神经科学领域中发挥最重要作用的隐喻，正是那最早期、最基本的技术隐喻，个中缘由也与其他学科一样。

笛卡儿（René Descartes）是第一个明确地在自然现象和他那个时代的高科技工程学之间建立类比联系的人。在17世纪中期，他提出了生命系统就是机械自动装置的观点。笛卡儿认为，每个生物体都按照一套固定的规则运行。这一见解开启了全新的理论方法，尤其是那些不考虑神性或天体力量作用的理论。如果动物是一个独立运行的复杂机械，那么神的重要性就不那么突出了。

众所周知的是，笛卡儿并不能完全摒弃生物学中的神性力量。他认为，人类的神秘心智和物质躯体是两种完全不同的事物。这种观点至今仍以他的名字命名，即笛卡儿身心二元论。笛卡儿可以容忍机械性的兔子和狗，但他认为人类和他们看似特殊的自主意识，仍然需要超自然因素的参与。无论好坏，笛卡儿的身心二元论及其潜在意义直到今天仍一直影响着脑科学。有些人认为，我们今天所说的"认知"与二元论的神秘心智概念庶几无差。[4]但至少在二元论的"身体"部分（包括脑），笛卡儿的基本隐喻在今天仍然是成立的。

在把动物比作机械自动装置的广义隐喻中，笛卡儿为脑如何运作设想了一个更具体的隐喻。它的核心就是管道系统。管道系统如今已是如此的普遍，以至于人们对它都视而不见了。它似乎自古以来就存在着。[5]

但其实即便到了1940年,几乎一半的美国家庭都还没有完整的室内管道系统。[6]在笛卡儿的时代,像凡尔赛宫里的那些宏伟喷泉还是一项重大的工程学进展,只有最富贵的阶层才能享受得到(图2.1)。凡尔赛宫那数平方千米的水景花园主要是在17世纪下半叶为法王路易十四(Louis XIV)建造的。连续不断的水流通过35千米长的管道被输送分配,并以高达数米的优美弧线喷出。所有的水都要被输送到与塞纳河垂直距离超过500米的高处。有250台水泵在塞纳河水流的驱动下从河里抽水,这些泵的供水量超过了当时整个巴黎的供水量。[7]建造凡尔赛喷泉的部分原因似乎是要用法国的工程实力来吓阻敌对国家。

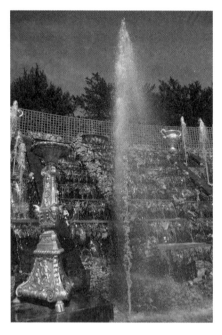

图2.1　法国凡尔赛宫的水景花园。笛卡儿是最早将当代高科技与脑功能机制建立类比联系者之一。他认为,脑可能采用了像凡尔赛宫中的喷泉那样的水利机制。图片来源:"Fountain in the Parc de Versailles" by Edwin.11(CC-BY 2.0)

在《论人》(*Treatise of Man*)一书中,笛卡儿写道,我们的自主意识的作用"就像你在我们国王(路易十四)的石室和喷泉中看到的那样,水流在它离开喷泉时被赋予的简单力量足以让不同的机器动起来,甚至能让它们演奏乐器,或是根据导水管道的不同配置而说出词句"。[8]笛卡儿强调了脑中的某一部分,也就是我们现在所称的松果体,是这个管道系统的总阀门。松果体不是成对的,也就是说它是一个单一的、位于中心的块状结构,而不是位于脑两侧的一对镜像结构。松果体位于脑的一个充满液体的脑室附近。现在我们知道,脑室的功能是用脑脊液滋养和保护脑组织。通过笛卡儿对脑解剖学所掌握的知识,我们很容易看出他是如何将松果体和其邻近脑室的管道联系起来的。但松果体与脑的管道相近只是一个巧合,脑室并不控制思维或行为。

笛卡儿的模型是不正确的,但管道隐喻的元素被保留了下来,并在现代神经科学的基础上被重新使用。因研究反射反应而获得1932年诺贝尔生理学或医学奖的谢灵顿(Charles Sherrington)将神经元描述为"类阀门"[9]的结构。神经元确实能调节液体中分子的流动,包括神经递质分子和离子。现代神经科学的另一位创始人卡哈尔(Santiago Ramón y Cajal)在同样的背景下援引了阀门的概念。[10]在神经元放电的古典模型及当代模型中,神经元电兴奋的最终结果就是一"蓬"[11]神经递质被喷射到突触间隙中,与凡尔赛喷泉的表现并无太大不同。现代神经科学也认识到离子通道的作用,不夸张地说,它像是一个阀门,只不过其气动力学的对象是带电离子和其他分子。离子通道能够调节分子进出细胞的流量,这一流量往往限定于特定类型的分子。

之前说过,隐喻可以让我们看到一个系统背后的"花招儿"或功能。脑可有不少花招儿。部分归功于笛卡儿,我们知道了这些花招儿之一跟管道有关(尽管笛卡儿对管道系统的具体功能理解有误)。

脑的另一个功能是计算。我认为,互联网式通信也是它的功能之一。当然还有很多其他功能。这些功能中的每一个都或多或少地与其对应的工程学类比对象有着相似性。每当我们想象出一个与这些工程系统有关的恰当隐喻时,我们就可以学到很多东西,并通过一个全新的理论透镜进行观察。管道系统与脑之间存在无数不同之处,但管道系统的主要机制确实就是脑传递信息的机制之一。管道系统并不能解释一切。这就是为什么我们还需要其他的隐喻。

对于技术隐喻来说,关联实体之间有着更多对应关系是有帮助的。笛卡儿使用的另一个技术隐喻是将人眼比作成像暗房,这是一种在笛卡儿时代前几十年就开始在欧洲流行的光学设备。[12]成像暗房其实就是一个黑暗的房间,这个房间的一面墙上有一个小孔,它可以在对面的墙壁上形成周围世界的图像。一个暗房实际上就是一个针孔相机,这听上去似乎也没什么高科技,但关键是它的小洞里有一块镜片:它使我们能够向黑暗的房间投射进更多的光,从而得到一个漂亮而明亮的图像,同时保持光束聚焦。在笛卡儿的时代,用于透镜的玻璃已经变得更加纯净,透镜的曲率也更加精确。这使得图像是锐利的、明亮的,具备了被用作高度精确手工图像基础的潜力。[13]艺术家和建筑师——也就是他们那个时代的科技达人——都是它的狂热用户。这个房间甚至可以移动。我们今天所说的相机,不过就是一个小型化的成像暗房,外加一个快门和胶片。

今天,成像暗房与眼睛的对应关系是显而易见的。我们都知道,我们之所以看见东西是因为光进入了我们的眼睛。但这一点并不是一直以来都被理解的。自古以来,西方大部分地区的大多数人都相信外射理论,即眼睛发射出的粒子束击中了物体,所以我们才探测到它们。[14]这种观点在笛卡儿的时代还在流行。摆脱这种错误的信念需要一个技术隐喻。事实上,外射理论并不是基于对任何机械系统的参考,而是基于现象学——我们看东西的那种感觉。我们的天真印象是,我们的眼睛(和其他人的眼睛)有一种光芒四射的穿透力,这种观念便产生了几千年来关于视觉的默认假设。

相机隐喻告诉我们,看是关于接收而不是发射光芒。但除了与眼睛本身更好的对应之外,相机隐喻还让我们能够从相机的相关参数方面来思考眼睛,例如焦距、光圈和镜头曲率等。

通过对比笛卡儿与同时代基于类似经验知识进行工作的思想家们,我们就可以看到隐喻的力量。不妨将笛卡儿对脑功能的描述与霍布斯(Thomas Hobbes)的描述进行比较:

> 所有被称为感觉之品质皆蕴藏于引起它们之物体中,然而物质之运动方式多有不同,故其触动我们器官之方式亦多不同。碰触我们身躯者并非他物,而是各异之运动(盖运动仅成就运动而除外无他)。然而施加于我们而生幻觉,一如觉醒之于梦境。譬如触压、揉搓或击打施加于眼,而后令我们生出光亮之幻觉,又如触压施加于耳而生喧哗之幻觉。我们躯体之所见所闻亦复如是,皆是通过强大却未可观察之运动而生出效果。[15]

霍布斯和笛卡儿都正确地拒绝了外射理论和类似的古典观点。但今天读这两位思想家关于脑的看法,显然笛卡儿的描述更有影响力,因为他采用了一个具体的技术隐喻,而霍布斯只是谈到了物质之间的碰撞。

霍布斯向我们表明,一个基本正确但没有启发性的理论并不那么有用。但理论——尤其是神经生物学中的理论——有时候也会太囿于文字。具体来说,就是我们可能倾向于那些建立在已知生物学特性基础上的脑理论,但它们也相对缺乏想象力。时间回溯200年,想想达尔文(Charles Darwin)。按照科学作家奎曼(David Quammen)的说法,达尔文在进化论方面的巨大突破是,他采用了一个树状隐喻来组织其在"小猎犬号"*南美洲之行所采集到的庞杂的观察成果。这个隐喻汇集在达尔文那幅著名的笔记草图上,后来达尔文称其为"生命之树",那上面有一个耐人寻味的短语——"我认为"(I think,图2.2)。[16]

---

* 这是Beagle的意译,也可音译为贝格尔号。——译者

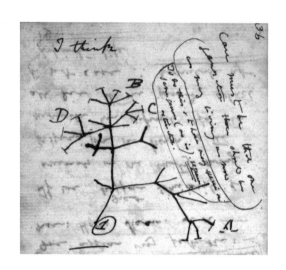

图2.2 达尔文的生命之树草图。树状隐喻帮助达尔文将其对遗传和变异的观察整理成一个条理清晰的框架。图片来源：达尔文笔记本B第36页［Transmutation of species（1837—1838）］. 'commenced ... July 1837'；from Darwin Online，https://commons.wikimedia.org/w/index.php?curid=36638808

　　然而,达尔文在脑如何工作的概念中却不那么富有想象力,部分原因是他缺乏一个好的隐喻。达尔文认为,思想是由脑分泌的,就像消化系统分泌化学物质那样。他在其独具特色的抒情散文中写道:"思想分泌源自脑,重力产生于物质,前者何谈更高级?"[17]鉴于分泌理论在达尔文时代的生物学中有着根本性的地位,这并不算是个不合理的假设。凭什么思维和意志不会以同样的方式运作呢? 自然界的物种内部和物种之间显然有很多反复应用的高效机制策略。尽管在达尔文时代,神经递质的释放还不为人所知,但其也可被理解为一种分泌。达尔文的进化论塑造了今天的整个生物学领域,但他对脑的概念(也许他本来也没打算认真对待)在很大程度上已被世人遗忘了。

　　分泌理论是生物学理论中更偏文字表述形式的一个例子:在一个系统中观察到的行为被挪用去解释另一个系统。相比之下,隐喻可以打开构想系统机制的新模式,进而超越那些已经被理解的模式。技术是脑隐喻的一个特别好的目标。一定程度上,这是因为技术是累积性的,意味着创新是建立在自身基础之上的,就像在生物进化一样。更重要的是,脑和技术一样,是有用途的——或许是有许多用途的。隐喻不仅为我们提供了一个机制,而且还提供了一个目标。

我们可以通过德国哲学家莱布尼兹(Gottfried Leibniz)来追溯脑技术隐喻的演变。莱布尼兹出生于1646年,也就是笛卡儿去世的前4年。笛卡儿时代的水利工程在莱布尼茨的时代已经有了长足的改进。水不仅可以驱动喷泉,还可以驱动复杂的制造业,例如织造工厂。莱布尼茨拒绝了笛卡儿世界观中残留的形而上学部分。心灵并不是如笛卡儿认为的那样处于一个神秘位面,而是脑运作的结果。莱布尼茨想知道这些操作是否能够用机械学来理解,于是他提出了一个磨坊隐喻。磨坊隐喻认为,脑是一组复杂而协调的机械,它们彼此相邻。但磨坊隐喻还提出了一个更微妙的观点。它认为,脑就像磨坊一样,不同的处理过程可能在不同层面上进行,所以微观层面的表现不一定能让我们认识到宏观层面的情况。当代脑科学家巴塞特(Danielle Bassett)和加扎尼加(Michael Gazzaniga)对这一想法进行了如下描述:[18]

> 意识或其他在人脑中的涌现,可以被视为两个广泛层面(心智脑和物理脑)相互作用的特征。为了将这种二分法形象化,请想象你和莱布尼茨一起穿过一个磨坊。假设你可以把磨坊的尺寸放大,使其所有部件都被放大到让你们在其间穿行。你目光所及尽是相互推动的机械部件,在这个层面上,你几乎看不到任何关于磨坊整体功能的痕迹。

换句话说,一旦技术达到一定的复杂程度,其功能就变成了我们将许多更小功能组合在一起的方式。莱布尼茨的磨坊隐喻抓住了这个概念。

多重机制嵌套这一概念是20世纪复杂性研究的前奏。在拥有许多组件的复杂系统中,研究人员经常发现"量变引发质变"的规律:当一个系统要素众多时,新的行为就会涌现,这些行为即使在完全了解每个元素如何工作的情况下也是无法预测的。[19]

在20世纪,脑的磨坊隐喻演变成了计算机隐喻,这在一定程度上是借用了莱布尼茨的另一项创新。莱布尼茨因与牛顿(Isaac Newton)共同发明了微积分而闻名。但莱布尼茨还建造了他那个时代最先进的机械计算机(图2.3)。把脑看成是一台计算机,就是把这些想法结合起来:利用脑的复杂磨坊机构来执行系统性的计算。

计算机隐喻缓缓地渗透进了神经科学领域。正如我们后面将会看到的,它在20世纪40年代随着晶体管的兴起而登上舞台。但从那时起直到今天,它一直是本领域隐喻的独苗。将计算机隐喻阐述透彻是非常有价值的。这正是哲学家丘奇兰德(Patricia Churchland)和神经科学家谢诺夫斯基(Terry Sejnowski)于1992年在他们具有里程碑意义的《计算的脑》(*The Computational Brain*)一书中所做的。他们写道:"神经系统本身及其

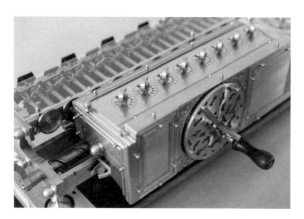

图2.3 莱布尼茨在1700年前后研制的计算设备——阶梯式计算仪——的复制品(来自慕尼黑德意志博物馆)。这台机器是当时最复杂的计算机。莱布尼茨被称为控制论的"守护神",是当代计算神经科学的先驱。图片来源:"Rechenmaschine_von_Leibniz_(Nachbau)"By Eremeev(CC-BY-SA 4.0)

诸多组成部分很可能就是自然进化出的计算机。……它们体现了世界上的特征和关系,并使动物能够去适应它们的环境。"[20]

毫无疑问,计算机隐喻对脑的工作原理提供了重要的洞察力。我们将批判地探讨几个计算机隐喻思维的例子,但我们没有必要对该隐喻的效用产生怀疑。我们应当认可它的重要性和创造它的思想家。这一点非常重要,毕竟计算机隐喻是建立在不完整的基础数据之上,而且在一定程度上也是建立在关于神经生物学的不正确的假设上。

在莱布尼茨和脑的计算机隐喻之间,是可以追溯到直接联系的。这一联系最早是由控制论的奠基人之一、数学家维纳(Norbert Wiener)注意到的,他将莱布尼茨称为该运动的"守护神"。[21]控制论最初旨在理解网络控制和通信,特别是与脑有关的网络控制和通信。但这些想法在实际执行中则大多围绕着计算而展开。今天,有许多人将控制论与计算神经科学画上等号。从最开始,这个领域的一个关键理念就是参照计算电路来研究神经系统的复杂互动。我们将会看到,控制论的衍生理论聚焦的是执行并行计算和序贯并行计算——例如人工神经网络(artificial neural network)——的机器。但值得记住的是,最初的控制论方法的重点在于网络通信和控制。

神经心理学家麦卡洛克(Warren McCulloch)和计算机科学家皮茨(Walter Pitts)在1943年发表了一篇开创性的论文,与维纳一起创立了控制论。[22]麦卡洛克和皮茨当时致力于模拟单个神经元如何工作。他们特别想抓住两个特点:(1)神经元似乎会将某一时刻各个树突接收到的兴奋信号加总在一起,(2)神经元只有在细胞的内部环境达到某一特定兴奋水平时才会产生放电(动作电位)。

为了建立一个模型,麦卡洛克和皮茨把目光投向了那个时代最高级的技术:机电开关及它的表亲——几年后才被实际应用的晶体管。机电开关使计算机成为可能,因为它们可以被串联起来执行逻辑运算(譬如:

如果这个开关打开,就把下一个开关关掉)。换句话说,开关能执行计算。麦卡洛克和皮茨将神经元树突上的输入视为类似开关的元素:它可以是正值或负值,对应于兴奋(增加神经元放电的可能性)和抑制(降低神经元放电的可能性)。在他们的模型中,每个输入值都要乘相应的权重,即开关中的一种数字偏置。将所得数值相加,如果总和大于某个小的正值,神经元就会"放电"或产生一个"1"作为输出。反之,它就保持在"0"的状态,不发生放电。

麦卡洛克和皮茨的神经元是第一个神经元数学模型,它激发了无数的研究和创新,特别是人工神经网络的发明。但是今天,这个模型主要是作为一个例子,说明只使用类似神经元的元素在计算上可以做到些什么。它不是一个关于神经元如何实际放电的有效模型,尽管它启发了后来那些成功的神经元模型,它们确实能相当好地预测放电。

麦卡洛克和皮茨的成果告诉我们,设想单个神经元和开关阵列在信号处理方面存在一种对应关系,可以为我们开启许多考虑整个脑的新方法。他们并没有做其模型与真实神经元的比较实验。而且在他们那个时代,人们都清楚地知道放电现象比他们的模型产生的0或1的二进制信号要复杂得多。此外,该模型所依赖的许多假设现在也被认为是错误的。1943年那篇开创性论文的第一句话是这样介绍他们的模型的:"神经系统是一个由神经元组成的网络,每个神经元都有一个细胞体和一根轴突。它们的连接(即突触)总是在一个神经元的轴突和另一个神经元的躯干之间。"[23]今天,我们知道有好几种神经元是没有轴突的,而且突触可以是轴突连树突、轴突连轴突,或是树突连树突。有些神经元还拥有名为缝隙连接(gap junction,也叫间隙连接)的直接的、非突触的连接,以便交换化学物质。我指出这些缺陷并不是为了抨击麦卡洛克和皮茨的工作,而是为了彰显这个虽不完美却很好用的隐喻的力量,特别是它作为一个具体的技术隐喻,在体现自然机制方面所发挥的力量。麦卡洛克–皮茨模型强调了一个事实,即神经元将一组输入转化为一组输出的方式是值得研究的。而要让这个系统更容易被我们所认识,就需要以一个人类已经设计并熟悉的系统为参照。譬如像计算机这样的东西。

麦卡洛克和皮茨不需要进行神经生物学实验,因为他们所追求的本就更像是个隐喻,或者说原型理论。麦卡洛克后来写下了对计算机隐喻最清晰也是最早的表述之一,即在1949年发表的《脑像一台计算机器》(The Brain as a Computing Machine)一文。[24]有了这个想法,将神经元比作计算机的概念就被扩展应用到了需要调用众多神经元的脑过程,例如认知功能。麦卡洛克-皮茨模型发展成为我们现在所说的人工神经网络,或称神经网。它被用来模拟各种类型的脑功能,成了大多数人工智能的基础。

人工神经网络的基本设计源自罗森布拉特(Frank Rosenblatt)在20世纪50年代末对麦卡洛克-皮茨模型的改进。罗森布拉特(图2.4)在康奈尔大学工作时,对类似脑的设备如何存储信息及如何在不同感官数据块之间建立有意义的联系非常感兴趣。他制造了一台被他称为感知器(perceptron)的设备。[25]它由一个(模拟信号)电子照相机组和一组测量特定方位光强度的检测器(也就是我们今天所说的像素)组成。像素之间以并联方式接向一个求和检测器,后者负责将若干像素的输入强度相加。像素强度的权重值由像素和特定检测器之间连接导线的电阻来控制。权重值最初是随机的。但在每幅图像被提交

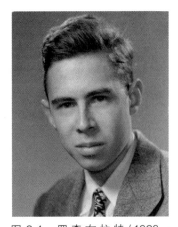

图 2.4 罗森布拉特(1928—1971),早期人工神经网络架构——感知器——的发明者。图片来源:By Anonymous-http://www.peoples.ru/science/psihology/frank_rosenblatt/, CC BY-SA 4.0, https://commons. wikimedia. org/w/index. php?curid=64998425

给感知器后,系统会根据一个固定的规则来对权重集合进行调节。人们设定的规则——例如,当图像中出现字母 E 时调低所有权重,但当出现 X 时则不调低——决定了系统学习的内容。

感知器和麦卡洛克-皮茨神经元的主要区别在于权重的更新。通过这一改进,机器可以学会仅根据像素值来识别简单的图片。在一些最早期的测试中,罗森布拉特的机器可以分辨出在不同方向旋转的字母 E 和 X 的黑白图示,并且成功率接近100%。

罗森布拉特制造的设备使用电动马达来调节电位器(改变电阻),并以这种方式来编码权重值的变化。输入和输出之间的数百个连接都需要独立连线:在这台机器的照片中,那种如鼠窝般杂乱的线缆令人印象深刻(图2.5)。尽管是一台基于模拟信号的机器,但感知器的功能与今天最复杂的人工智能软件基本相同。麦卡洛克、皮茨和罗森布拉特理当成为如今广受尊敬的人物,他们的工作除了开启了机器学习之外,还帮助创立了神经科学领域中的几个学科,包括认知科学和心理语言学。

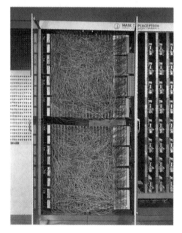

图2.5 罗森布拉特及其同事于20世纪50年代末在康奈尔航空实验室建造的感知器 I 型。图片来源:(WP:NFCC#4),https://en.wikipedia.org/w/index.php?curid=47541432

然而,神经网络这个典型案例说明了计算机隐喻确实为我们带来了帮助,但也限制了我们对脑功能的理解。今天,计算机隐喻的主导地位几乎延伸到了脑科学的所有角落,从精神病学到社会心理学。毫无疑问,这是一个有用的想法,但它并不能涵盖脑的所有功能。

建立神经网络的目的是呈现事物。它们的任务是存储和重新创建信息。其目标是以某种方式去表征所传入的数据,以便于做出一个良好的决定或判断。例如,一个神经网络可以将一组汽车或飞机的图像按类别分开。该网络实现这一目标的方式是通过学习汽车和飞机图片中常见的碎片化视觉范式,如车轮或机翼的特征性弧线。在这个过程中,它对输入的图像进行了表征,即它已经提取了它所采集到的大量像素数据的基本概要。神经网络并不关心数据到底意味着什么,它们只是在寻找输入数据的数字范式。人工神经网络的目的是达到一个能够反映某种规律的最终状态,无论你把什么样的数字流作为训练数据输入给它。

以感知器为发端,一个不断扩大和增强人工神经网络的运动便开始了。在克服了20世纪60年代那段怀疑和重新评估的时期后,神经网络的规模和复杂性不断提升,并随着硬件速度的提高而增长。最终,它们又催生出了今天的深度学习运动。深度网络是人工神经网络的一种形式,它于20世纪90年代和21世纪初在机器学习和计算机视觉领域崭露头角。[26]它们与感知器的区别主要在于其庞大的规模,尤其是那些用于表征输入数据权重的数量。[27]

只有单层神经元的系统,例如最初的感知器,可以对输入数据进行基本的区分并取得一定的成功。但如果我们增加更多的层,它们的效果会更好。具体来说,我们将输出层的每个单元都与附加层的每个单元连接起来。这样我们就在层与层之间建立了全对全的连接:附加层中的每个神经元有一个与前一层中每个神经元相关的权重值。[28]原输出层现在则被称为隐藏层。

但区分汽车和飞机是一项比人们想象中更困难的任务。其主要挑战来自图像中的照明和几何学上的多变性。如第一章所述,要执行类似识别的任务,视觉系统必须要能实现无关刺激的不变性。例如,图像中是否有红色不能是判断该图像是一辆汽车还是一架飞机的决定因素。神经网络也面临着同样的挑战。要完成这一任务,深度学习系统需要对一些可能在其他背景下有相关性的变量类型做出不变性处理。

　　我们将图像逐个像素地送入检测器组(图2.6)。在一个深度网中,每个输入节点(通常被称为"神经元")都会接收到某张特定图像中的某个特定像素邻域(neighborhood of pixel)的像素值。检测器视野中的每个像素都会乘一个存储在输入节点中的权重值,再输出到这一层中的每个节点。这些输出又被用作神经网络中位置"更深"的下一层的输入。

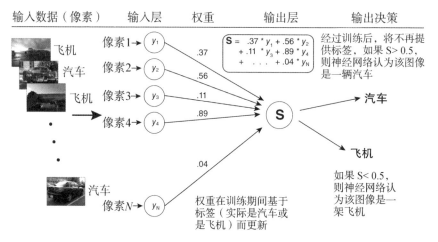

图2.6　人工神经网络的设计示意图。这个示例网络的目标是产生一个数值来表示输入系统的图像是汽车还是飞机。从历史上看,当图像来自"无约束自然场景"(from the wild)并可能缺失某些部分时,或是从非常规视角进行拍摄时,这对物体识别系统来说会是一项具有挑战性的任务。人工神经网络可以在训练后以极高的精确度来解决这类问题。它们通过寻找区分两类图像的统计学规律性来做到这一点。训练图像被逐个像素地送进输入层。输入层中的每个节点或"神经元"都有一个权重值,它与特定训练图像——如一辆汽车——的输入像素值相乘。各个神经元的这个乘积经过加总之后与一个阈值(在本例中为0.5)相比较。如果总和高于这个值,就意味着系统正确地判断出了该图像是一辆汽车,我们就进入下一张图像。如果下一张图像也是汽车,但结果总却小于0.5,则根据这一误差的大小对权重值进行调整。对于飞机图像则采取相反的方法。在经过几十万张图像的训练(即"学习")后,权重被固定下来,这个系统就可以用于分辨新的汽车和飞机图像了。在现实中,通常需要的层数在一个以上,每个层都与连续的输入和输出层之间存在权重。这种多层的系统所执行的就是所谓的"深度学习"。图片由格雷厄姆提供

在这第二层中,节点的视野被扩大,每个输入数据再次与输入节点和输出节点之间相对应的权重值相乘。我们将这个过程重复几次。在后续的(更深的)层中,每个节点的视野包含了前一层的整节点集。这些就被称为"全连接"层,因为每个输入节点都与前序的每个输出节点相连。在整个网络中,每个连接都有一个相对应的权重。

在输入图像中的所有像素后,我们将最后一层的输出相加,从而得出神经网络对该图像是汽车还是飞机的猜测。我们通常还会给神经网络定义一个数字,来表示实际存在的是汽车还是飞机,比如"0"表示汽车,"1"表示飞机。然后我们将猜测结果与我们想要的输出——即每张图像的正确数字——进行比较。如果相加输出和正确结果之间的差异很大,这意味着我们需要对权重进行调整,因为神经网络没有很好地学会如何做出判断。我们通过增加或减少一个小数值来对整个权重集进行调整,这个小数值应与上一次决策的误差程度成正比。如果相加输出和正确结果之间的差异很小,那么神经网络就做出了一个很好的猜测,所以权重就不会有很大的变化。由此可见,每个权重值都是由整个图像集的像素值以及其他节点应答情况所造就的。通过这种方式,我们就可以把一组汽车或飞机的图像中的典型特性用权重的方式表现出来。深度网络通常会用一半的图像进行训练——每张图像都被人类评估者打上了汽车或飞机的标签——并在另一半没有标签的图像上进行测试。虽然权重的集合对人眼来说是无法理解的,但它体现了(至少在神经网络训练集中的)汽车和飞机之间的视觉区隔。

大量权重对于网络来说的好处是,我们可以非常详细地掌握数据的形态。[29]今天,使用最佳架构对现实世界图像——例如手写数字——进行分类时,其准确率能够接近100%。[30]将更多的层连在一起是深度学习的基础,因此系统中的权重数量也在不断加速增长。一般来说,更多的隐藏层意味着更深入、更细微的数据轮廓描摹。拥有了更多层——也就是更多权重——

的深度网络,不仅可以区分手写的数字,还可以分辨图像的情感内涵。[31]

深度网络如今在脑视觉系统的机制建模方面特别流行,我们将重点讨论这个问题。当然许多其他的脑系统也在用深度网络进行研究。在视觉方面,这种方法引用了马尔理论的元素,即视觉是一种在脑硬件上运行的软件。一类被称为卷积神经网络(convolutional neural network, 简称CNN)的深度网模型在与人类视觉相关领域被研究得越来越多。我们将在下一章中探讨卷积神经网络是如何工作的,但现在重要的是,深度卷积神经网络已经好到可以预测真实视觉神经元的行为方式了。卷积神经网络模型在视觉以外的许多领域也提供了成功的预测。我们总是期待着科学理论能对事物进行预测,因此深度学习模型在这方面似乎很有前途。如果我们能够可靠地预测活体动物中的真实神经元如何对图片做出反应,那么我们的模型的工作机制或许也和脑的机制差不多了。

如今的深度网络已经好到可以完全根据猴所见的图片或听到的声音来预测猴视觉相关脑区的神经群的反应。经过训练后,它们就能独立基于图像和声音来做这件事。也就是说,清醒动物神经元集群的电活动变化,是能够利用深度学习机制,通过像素值或声音频率来进行预测的。但在我们仓促地将深度学习用作神经科学的指导理论之前,我们需要问一下这些预测到底有多好。

对那些神经科学领域之外的人来说,这种在猴身上进行的实验可能看起来非常复杂,以至于接近传说中的火箭科学的复杂性——它涉及脑外科和人工智能。但其实它的基本逻辑并不复杂。我们想猜测一群对图像不同区域敏感的神经元是如何针对特定图像做出反应的,而我们的线索只有图像。研究是这么做的:科学家收集了几千张自然界的数码照片(也许是从谷歌搜图的结果里找来的)。猴看着这些图像在眼前几秒钟一张地闪过,它们的头被固定在一个金属框架内,而计算机则记录下数量不等的一组神经元的放电模式。有些研究中的神经元数量屈指可数,但在最雄心勃勃的研究中,可能会高达几百个甚至数千个之多。这类研究大多需要通过手术来安装电极端口,将它们永久性地固定在头部。这样一来,一只猴就可以被多次测试了。

我们此时所谈及的这些神经元,就位于我们耳后部位的脑外层上,我们通常称这个外层为皮层。具体来说,它们所在的这一脑区是负责分析落在我们视网膜上的光影模式的。这些神经元对光刺激在位置和大小上的一些变化是具有不变性的,倒是有许多神经元似乎更喜欢某些物体,例如人脸。科学家们建立了一个深度网络,大致上接近视觉系统的顺序架构,由各个网络单元来代表视网膜和丘脑神经元,以及它们的连接。随着进一步的深入,各单元慢慢学习到了低层局部单元集群是如何做出反应的。这里就是"魔法"产生的地方,在网络深处,也就是被大家认为主要涉及高层次视觉的那部分皮层的建模。

该网络的训练数据是向猴展示的图像集的其中一半,这样网络最终的输出——对于放电数量的预测——就会与动物看到图像时的放电数量一致。此时,该网络就可以被认为是充分训练过的了。然后,它被用于对另一半图像的预测,以观察这个网络对其未接触过的图像的放电预测与实际放电情况的匹配程度。

这里有一个坏消息。即使是这些深度网络系统中的佼佼者,也只能预测实际神经元活动随时间变化中的一半。[32]不仅如此,由于该系统预测的是平均放电率,而不是更少见的高活动度爆发,它或许错过了最重要的信号。尤其是这种爆发式神经行为是一种在脑中几乎无处不见的神经活动形式,它并没有被深度网络很好地预测出来。[33]

必须先声明的是,预测清醒猴的这一部分皮层的神经元反应是出了名的困难,所以在这方面的任何改进都应该受到欢迎和赞扬。同样,我们也不清楚一个神经元反应的变异性在多大程度上是可以被预测的,毕竟一个人脑中的特定神经元与另一个人脑中对应的神经元的反应方式也不会完全一模一样(如果"对应的神经元"这个概念确实有任何意义的话)。

预测一般会产生四种可能的结果:命中、失误、假阳性或正确拒绝。相比之下,典型的深度网络方法所测量的是可解释方差(variance accounted for),也就是数据变异性与预测结果变异性的匹配程度。[34]猴看到的图像也不是对它们很有意义:它们显示的是计算机生成的物体,例如一副无贴图的人体模特样面孔、一块冲浪板,或是一头面朝随机方向的牛漂浮在一片随机而无关的自然背景前(图2.7)。

虽然许多人将深度学习视作将彻底改变神经科学的工具,但有些人对其持怀疑态度也有一定的理由。神经科学可能对用深度学习解决脑问题寄予了过多的信任。[35]深度学习的局限性很重要,因为它们会影响我们对神经科学下一步发展方向的理解,特别是如何去研究脑的网络化结构。深度学习完全以计算机隐喻为前提。从一定程度上来说,深度学习的局限性也就是计算机隐喻的局限性。正如我们将会看到的,与人工神经网络和深度学习系统相比,互联网隐喻对脑的网络结构做出了非常不同但也更合理的假设。

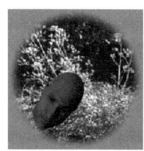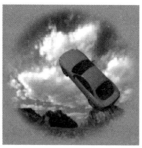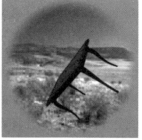

图2.7 某个训练深度学习系统去预测猴观察自然图像时的神经活动的研究中的刺激实例。深度学习模型的目的是学习一个特定的神经元如何对诸如此类图像做出反应。图片来源:Daniel L. K. Yamins et al., "Performance - Optimized Hierarchical Models Predict Neural Responses in Higher Visual Cortex," *Proceedings of the National Academy of Sciences* 111, no. 23 (2014): 8619 — 8624。图片下载自 https://github.com/dicarlolab/nrb

首先,深度学习模型并不一定比视皮层相同部位的神经放电的其他非深度模型更好。其他模型更有原则性,因为它们针对进入系统的特定信息种类提出了相关的组织规则。例如,它们可以为检测脸部外观和结构的变化设定规则。[36]与之相对,深度学习则是一幅统计图景。构建一个深度学习模型就像为一件石雕做个黏土模型:我们可能会创造出一个相当吻合雕塑形式的副本,但我们对原作是如何制作的还知之甚少。尽管大多数脑的研究者否认深度网络是机械模型,但这一研究路线将不可避免地得出这样的结论,即脑确实使用了类似深度网络的机制,因为这类研究中并没有关于其他机制的假设。

深度网络在其名称中用到了网络这一概念。但深度网络中的网络概念与网络科学家的网络概念是不一样的。事实上,网络科学家根本就不认为人工神经网络算是网络。[37]相反,深度网络之所以强大,是源于其在严格排序的"网络"中连接许多并行计算从而实现适应性计算的那种蛮力。与社交网络或脑网络不同,深度网络的网络连接是相当无趣的。请比较一下图2.8中的脑网络结构(左)和互联网(中间)以及深度网络(右)

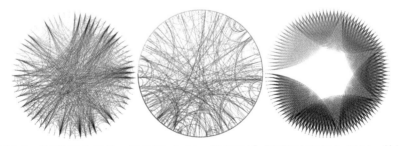

图2.8 脑[猕猴皮层的一部分(CoCoMac数据集)]、互联网(CAIDA-Skitter数据集的一部分)和一个小型六层深度学习系统的网络结构比较。脑是高度互联的,有许多局部连接,但也有大量通往网络中更远位置的捷径。任何一个节点与其他节点几乎都只有一两次跳转的距离。互联网也有类似的模式,尽管与脑相比,节点之间互连密度较低。另外,深层网络的顺序是僵化的,需要在许多层之间进行全连接。一个给定的节点很可能要跨越数次跳转才能到达另一个节点。图片由格雷厄姆提供

的网络结构。更关键的一点是,深层网络的网络结构对于执行类脑功能来说是有问题的。

深层网络几乎总是需要相邻层之间形成全对全连接。每当我们增加一个全连接层时就会出现这样的连接范式。在猴视觉系统的模型中,全连接层代表了脑颞叶中的高级处理机制,在那里可以计算出物体的类别。问题是,人脑中不可能存在这种形式的全互连性。据估计,如果我们要求所有的神经元都完全互连,那么我们就需要一颗直径为20千米的脑袋才能容纳所有的线路。[38]即使仅在相邻区域之间实现全连接,尽管已不那么异想天开,但也是不可行的。一个皮层区域和另一个皮层区域之间的连接通常是成区块的或成簇的,而非均匀地分布在邻近脑区的所有可能的输入上。[39]发育中的脑虽然比成年脑有更密集的相互联系,但远没有达到全连接的程度。

深度网络在网络结构上的另一个问题是,在处理过程的起止点,即从输入层到输出层,中间有许多次跳转。由于神经网络中的单元被认为是神经元,所以跳转所对应的就是突触,或神经元之间的间隙,也就是神经递质需要跨越空间。但脑是不可能等待信号跨越几十个突触才执行基本生理功能的。例如,识别一个物体可能最多需要150毫秒,[40]这个时间只够让一个信号跨越大约5个突触。[41]假设经过了几十层或几十次操作去完成这一项任务,这样的深度网络模型是不可信的。遗憾的是,尽管越来越多的机器学习研究者承认目前深度学习系统存在性能的局限性,但他们的解决方案往往是增加更多的层。

人工神经网络不是一个可信的交流模型,因为它不是为通信而设计的,它是为表征而设计的。从一定程度上来说,症结在于我们是在用计算而非通信的方式思考问题。

实际上,深度网络只是把简单计算进行多次重复:它是为反复组合数字矩阵而起的华丽的名字。究其本质而言,神经网络的数学机制是矩阵乘法。它只是意味着将一个数组中的元素与另一个数组中的相应元素相乘。除此之外,神经网络就只是对矩阵中被乘的数字进行更新而已。

只要数字足够多,我们就可以很好地描述一个输入空间,我们就可以对图像、语音、金融市场变化及许多其他现象进行分类。国际象棋可以被认为是一个具有64个维度的输入空间,棋盘上的每个方块都是一个维度。每个方块上都可能占着32个棋子中的一个。每个方格的状态随时间的变化遵循固定的规则。任何一次对局都可以被认为是这个空间的一个范式。有了足够的算力来估计棋局的走向,深度网络可以学会碾压任何人类对手。当规则固定而维度又较少时,深度网络在这类型应用中无疑是有用的。但在描述拥有数十亿相互连接的神经元的生物脑如何灵活运作时,它们就不那么有用了。神经网络是一种原型计算机。正由于它们在计算方面如此出众,我们不能指望它们帮助我们理解真正的脑是如何实现灵活通信的。

与脑相比,人工神经网络的学习方式也非常不同。深度学习对训练集的特异性是出了名的敏感。[42]脑则完全不是这样的。所有可比较的脑之所以如此相似,其中主要的原因之一是它们的学习方式都具有高度灵活性。我们的脑不需要一个特定的训练集。例如,我们每个人都从变化极大的训练集中学习语言:从一开始,我们听到的词句以及听到它们的顺序就绝不相同,而且在语言表达方面也存在着地域差异。然而,所有讲同一种语言的人从相遇的那一刻起就可以互相交流。

这种类型的语言训练大多数时候也是无标签的。我们学习大多数单词的方式不是指着一个苹果说"苹果",然后等着我们说出"苹果"。相反,我们是通过自发模仿和反复关联来学习的。其他物种的学习方式也大致如此。譬如鸟类,就是通过无监督的观察来学习鸣叫的(当然还要与特定鸣叫元素的遗传倾向相结合)。另外,人工神经网络最开始是随机的,通常需要以有标签训练的形式进行监督学习(例如,这是一辆汽车,这是一架飞机）。[43] 当学习完训练集之后,深度网络的泛化能力也很有限。例如,深度学习要解决不变性问题的可能性——即在目标特性发生变化的情况下仍能正确识别的能力——到目前为止依然是空中楼阁。[44]

脑的主流隐喻是一个强大的思考和语言系统,它让我们能够以一种前后一致的方式分析我们的测量结果,即使我们要处理的是高度格式化的实验流程和精细化的数据。但这也是有代价的。它为我们对脑的理解加上了一个认知桎梏,从科学性上是如此,而我稍后将会说明,从社会性上也是如此。我们可以像许多神经科学家那样,一次又一次地否定计算机隐喻。但除非我们用其他东西来增强它,否则我们终将绕回到它的逻辑中,甚至我们还对此毫无知觉。深度网络运动很成功,却也象征着我们对计算机隐喻有着难以言说的依赖。

尽管一个新的隐喻很重要,但我们仍要谨慎对待它的应用方式。由于我们的认知偏见,用当代高科技进行类比有其特殊的风险。人类对互联网、人工智能和自动驾驶汽车等高科技事物感到异常兴奋,似乎未来是无极限的、超级高效的、必然发生的。高科技隐喻同样可能倾向于做出过度美好的预测。我们需要警惕虚假的或不切实际的希望。我们需要利用任何隐喻的可用部分并抛弃无用的部分。

此外,并非所有的技术进步都能贡献有用的隐喻。在工业革命的鼎盛时期,通灵学家迈尔斯(Frederic Myers)写道,脑是"一个巨大工厂,成千上万个结构复杂、模式各异的织布机在其中习惯性地工作着"。[45] 这个建立在莱布尼茨磨坊基础上的比喻被谢灵顿采纳,并继而将脑写成一个"魔法织布机,数以百万计的闪烁梭子编织着不断消散的图案"。[46] 编织思想的魔法织布机这一形象经久不衰。但即使在谢灵顿的时代,这个比喻也是模糊的,并主要用于诗歌当中(谢灵顿还提出了其他更好的隐喻,例如阀门和电信交换机,我们将在本章后面讨论)。在某种意义上,脑中有许多同时运作的部件在织造一幅美丽的图案,而织布机呼应了脑发育过程中轴突和树突的生长模式。但脑并不是主要为了制造大量相同的东西而设计的。织布机隐喻,无论在诗歌中多么令人回味,都没有像计算机隐喻那样最终能很好地为脑功能理论带来提示。[47]

此时此刻,你可能会说,我们不需要再来一个糟糕的类比,我们只需要看一下生物学。离子通道不仅是一个阀门,它也是一个动态的生化系统,其热力学和遗传学基础可以被研究。毫无疑问,基础生物学过程可以而且也应该在没有隐喻指引的情况下进行研究。然而,对脑这个宏大系统的复杂性和互联性的理解,却能从类比思维中得益。正如笛卡儿、莱布尼兹以及麦卡洛克和皮茨的事迹所表明的那样,与只基于特定现象集合进行假设的方法相比,一个有缺陷的类比——即使是基于不正确的假设——也可以激发出新的问题并最终导致更深入的科学理解。

在脑隐喻的历史中,除了计算机之外,还有一个平行但不那么突出的类比思维流派。它正是基于脑作为一个网络化通信系统这一概念之上。一些人将这一想法追溯到19世纪下半叶的多面手思想家斯宾塞(Herbert Spencer),他曾写道:“许多交汇和分流的地方;而每个地方都[能够]将扰乱它们的波以更大的数量传递下去。”[48]斯宾塞被一些人嘲笑为“书读得不多话说得不少的维多利亚时代杰出人物”,[49]他关于神经网络通信的著作也确实语焉不详。但斯宾塞对神经连接网络的描述还附上了他绘制的神经连接示意图。这些图像证实了斯宾塞在将神经系统设想为一个复杂网络方面的创新性(图2.9)。

斯宾塞强烈影响了谢灵顿以及另一位神经心理学领域的伟大创新者——巴甫洛夫(Ivan Pavlov)。20世纪初,两人都因由斯宾塞所启发的神经系统研究而获得诺贝尔奖。有趣的是,巴甫洛夫和谢灵顿也把神经系统比作是电信接线总机(telecommunications switchboard),而后者正是在那一时期逐渐变得家喻户晓的。

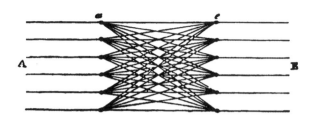

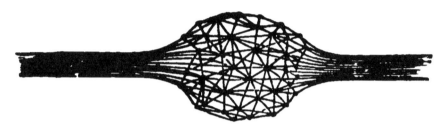

图2.9　斯宾塞的假设性脑网络结构图,绘制于1896年。图片来源:https://babel.
hathitrust.org/cgi/pt?id=mdp.39Qi5Q58687925&view=iup&seq=553&size=i75

　　巴甫洛夫只简短地写下了关于脑是一个接线总机的说法,[50]而谢灵顿的名字如今则与中枢神经系统就像一个电话系统这一概念密切联系在一起(尽管还有织布机隐喻)。他将脑描述为:

> 　　一个巨大的网络,其传导线路遵循一定的范式,但在这一范式内,每个通用路径入口处的连接细节都是可变的。灰质[即神经元细胞体]可类比为电话交换机。在不同的时刻,虽然系统的终端是固定不变的,但起点和终点之间的连接是可以配合传输要求而发生改变的,就像一个庞大铁路枢纽处的轨道切换一样。为了实现工作中的切换,我们必须在其纯粹的空间布局中加入时间基准,即线路连接在一定限度内会随着时间而来回切换。[51]

　　他想表达的意思是,脑必须以某种方式允许信息的灵活交换,它可以是通过类似于电话或铁路枢纽的方式做到这一点。总机隐喻曾经流行过,并一度被大众媒体所接纳(图2.10),但很快就被计算机隐喻的光芒所掩盖了。

谢灵顿的构想中似乎是存在着机械的开关，它们能随着时间不同而改变网络的连接或拓扑结构。为了将接线总机上的一条进线与另一条连接起来，二者必须首先与其他线路断开。一旦双方连接起来，其他线路都不能进入这两方的连接线路。也就是说，网络的物理布局或拓扑结构发生了改变。在铁路交界处，只要轨道被切换并一直保持在那种状态，铁路网络的拓扑结构也就发生了改变。

谢灵顿参考这类高科技系统来解决灵活路由问题是可以理解的。除了电源之外，电话和铁路系统的关键技术就是系统化的路由（路径规划）方案。其全部的目的，就是要让每个节点——无论电话或车站——都能从网络上的任何其他节点到达，并可以规划和处理网络

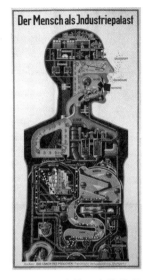

图2.10　脑是一个接线总机。图片来源：卡恩（Fritz Kahn）1926年出版的科普作品。https://www.nlm.nih.gov/exhibition/drea-manatomy/da_g_IV-A-0i.html

上的流量。但是，当网络拓扑结构发生变化时，节点之间的可用路径也就会改变。短路径可能不再那么短，而有些路径甚至根本就不通了。

我们知道，谢灵顿提出的机制是不正确的：脑网络的拓扑结构在短时间内（如权衡证据和做出决定所需的时间尺度）的变化是可以忽略不计的。相反，我们已经发现有许多潜在的机制能够允许在不改变网络拓扑结构的情况下快速和灵活地路由信号。但接线总机隐喻确实让这个问题变得明显了，并提示了解决这个问题的窍门所在。

这些想法是20世纪40年代和50年代早期控制论的组成部分。但在实践中，控制论研究者和后来的研究者几乎总是在关注网络中节点的计算。他们重视的是网络的输出结果，而不是由谢灵顿、巴甫洛夫，甚至斯

宾塞所设想的那种全网络灵活通信的实现方式。但由于他们缺乏一个用于灵活全局通信的复杂系统的案例——20世纪40年代,电话网络路由协议与一个世纪前的电报网络基本相同——早期的控制论者选择计算作为他们的隐喻也是情有可原的。

　　从历史上看,研究通信的科学家们也大多将通信视为一种计算,而不是一种在复杂网络中灵活地交换信息的方式。数学家香农(Claude Shannon)是信息论的创立者,他在贝尔电话实验室工作时,通信当然是他所关心的问题。作为帮助定义早期人工智能范畴的先驱研究小组的一员,香农对脑和认知也有着浓厚的兴趣。1956年,香农和他的同事们设想了一个计算机能够理解语言、学习抽象概念,甚至能够进行创作的世界。但是,他和几乎所有后来者的关注点,都是类似人工神经网络的计算,而不是灵活的全网通信。

　　香农的信息论在神经科学中经常被引用,但对理解脑网络的作用有限。事实上,香农本人对于将他的信息论应用到电子信号领域之外也是持怀疑态度的。[52]信息论框架中对通信的测量几乎只涉及单一链路,例如发送方和接收方之间的缆线。单就这方面而言,它是一个很好的理论。譬如,它可以告诉我们,我们需要多粗的缆线才能在电话交谈中达到一个像样的音频质量。

　　信息论在特定缆线通信的高效化方面也很有用。假设我们有一条信息想通过这条线路发送给我们的朋友。再假设我们的朋友正在等待我们的信息,期望我们告诉他那天晚上什么时候见面去听音乐会。我们真正想做的,就是减少朋友对何时见面的不确定性。我们也许可以简单地说"7点"(7),因为大多数音乐会都在晚上举行。但为了确定性,我们可以改写为"晚7点"(7p.)。如果这就是我们想要传达的信息,那么就没有理由加入任何额外的字符,如"晚上"(p.m.)。添加"上"(m.)将是多余的,通过缆线发送这个字符也是浪费的。理想的情况是,所有在缆线上传输的通信,应该只包含那些让接收者能知道我们想说什么的必要内容。从某种意义上说,我们希望我们的信息尽可能地接近胡言乱语,同时仍然能够传递所有预期的信息。在数学上,所谓胡言乱语,也就意味着我们希望在传递许多信息的过程中对字母表中所有字符的使用频次相同。当一些符号,如字母,比其他符号使用得更多,或者只在某些其他字母相邻处出现,如英文缩写"p.m.",这就出现了冗余。冗余对通信来说是一种浪费,因为它包含了可以被接收者推断出来的信息。如果我们去除这些种类的冗余,我们就可以建立出质量相同但更加经济的链接。

信息论的数学机制能够非常精确地告诉我们,我们的代码——无论是字母表、字典、一组电子信号,还是任何其他代码系统——与一个理想系统相比效率如何。互联网的基础设施每天在节点与节点之间传递信息时,都会用到香农的信息论。但是,香农的理论并没有提及如何在网络中进行跨越一次跳转以上的信息传递、如何控制信号的实时流动、如何纠正错误,以及如何实现全局灵活性等问题。

这也是因为它的设计初衷在很大程度上是一种计算理论,并如此这般地在之后被应用于脑。将香农定律应用于复杂网络通信上,目前已经取得了一定的进展。[53]但与已在神经编码研究领域被广泛应用的香农理论不同的是,新的复杂网络信息论框架尚不完整,也未被广泛地应用于脑。有了隐喻转变之后,我们或许会有动力去更多地思考这个问题。

将香农的信息论应用于脑的一个关键问题在于,该理论只涉及符号使用的概率,而不是符号的含义。这又是该理论在脑中效用有限的另一个原因,即使我们只考虑单个神经元的信号。正如我们将在下一章中看到的,我们不知道构成脑内部编码簿中的"符号"是什么。但利用信息论中的一些原理,我们仍然可以窥见脑是如何管理信息的,特别是脑作为一个整体是如何在其天然环境中运作的。现在我们所欠缺的,一定程度上是可以用来讨论大量神经组件之间高效而可靠通信的一个框架和一种语言。

从某些角度来说，人们花了这么长时间才意识到互联网和脑所做的正是灵活、高效、可靠的通信，这真的有点奇怪。关键性的创新——例如将信息切分成大小固定的数据块的系统——已经有半个多世纪的历史了。我们不应该期望脑的工作方式与互联网一模一样。但是，互联网所使用的类似机制，在脑中也是必要的。

归根结底，我们仍然需要给脑以隐喻，因为我们距离真正了解脑还很遥远。我们仍然需要隐喻，还因为脑有着许多不同的事情要做。即使我们想要摒弃隐喻，我们也做不到，因为脑就是我们每个人。我们非常强烈地将它与我们等同起来，我们需要一种理解它的方式。在目前的日常生活中，科学家和非科学家一样，都把自己的脑想象成类似计算机的实体。我们能够从这个基本隐喻出发，较容易地对我们的个人特征和经验进行推断和解释。但我们真的是"生而具备"母性或数学的能力吗？我们真的是在"自动驾驶"，或者说真的有在一天漫长的工作后进行"碎片整理"吗？做出这些类比感觉很自然，因为我们都被桎梏在计算机隐喻之中。脑科学也同样受到桎梏。但是要想从中脱身，我们首先需要大概地了解关于脑我们知道些什么、不知道些什么，以及它是如何处理信息的。

◇ 第三章

脑还有哪些未解之谜

　　我们很容易产生这样的误解,科学界已经对脑的工作原理有了完美的解读。各种旨在解释人脑工作原理的文章和畅销书籍,以及在经济学、市场营销、艺术史等其他领域以**神经**作为前缀的各类术语的大量涌现,共同造就了一种印象,即神经科学是一个已被解决的问题,神经科学家所发现的机制已被用于指引其他领域的发展。这甚至导致了一种期望,即我们目前对脑工作原理的研究基础,将在未来数年为我们的脑带来基于计算机的强化。如果这一切是事实,那么建立新的理论框架就再没有必要了,目前的理论已获得全面的成功。

　　本章内容虽然围绕未解之谜展开,但我并非想贬低当今或过往任何一位杰出神经科学家在计算机隐喻(或任何其他隐喻)理论指导下获得的工作成就。他们在理解脑工作原理方面着实取得了重大进展,尤其是最近数年,大部分成果都是基于计算机隐喻理论所取得的。

　　这些进展取得的部分原因,是因为我们能够相对容易地研究单个神经元内发生的无数生物化学和生物物理过程:单个细胞现在可以被独立获取并在活体动物体外生长。同时,对小鼠和大鼠的基因编辑也可以制造出缺乏特定神经元类型的个体,或在其生理功能上产生其他的根本性改变,抑或创造具有特殊特征的细胞系。这些技术都帮助我们进一步了解了单一特定的神经元的功能以及它是如何进行计算的。

但是,我们对全脑的理解尚未达到可与上述进展相提并论的程度,尤其是对人脑而言,其基本描述性定量表述在目前尚不精准。我们明确知道人脑中的神经元总数为860亿左右,但这一数字只在2009年前后才得以准确测量。[1] 一只小鼠的大脑皮层组件清单,包括了140种细胞类型,这在2018年才被确定。[2] 但是这份清单,对于一种在进化上与我们分道扬镳超过8000万年的动物而言,可能仍然是不完整的,况且它还遗漏了许多其他的神经系统。

一些基本问题的研究仍未达成一致。一个特定的神经元与多少个神经元相连? 典型地估计这个数字大约是10 000个。[3] 但没有人真的知道。整个脑中有多少个突触? 人们猜测这个数字为数百万亿,但同样没有人对它们的数量进行过计数或系统性的估算。[4]

我们的未知延伸到全脑网络的基本神经活动。[5] 在一个特定的区域或整个脑中,有多少神经元同时处于活跃状态? 回顾一下,我们的脑只有10%的区域可以在特定时间内非常活跃,因为就身体的新陈代谢而言,神经元放电的代价太高了。并且单个神经元最多只能在其一生中10%的生命周期内活跃。但是这个10%的数字是一个非常粗略的估计。[6] 没有人知道神经元的集体活跃有多大的可变性。每次处于集体活跃神经元的数量本身也是一个我们无法统计,甚至无法测量的数字,无论是针对某一个脑区还是对整个脑而言。

另外一个我们特别希望能够精确了解的数据是,一个典型的神经元与脑中任何其他神经元之间有多少个跳转或突触。这个数值很小,对于大多数神经元来说可能在3个或4个,这个估算是我们应用互联网隐喻的一个关键考虑因素。尽管大量研究人员正在不断提供数据使其达到一个精确的数值,但这仍然是一个粗略的估算。

有很多原因导致我们对脑的理解如此有限,其中许多限制是程序性的:它归结为这样一个事实,即活体脑,特别是人脑,是很难研究的,但是单一神经元的研究则是可控的。另一个因素则可能是神经科学的理论本身就偏重于单一神经元,因而与计算机隐喻纠缠不清。

在理解脑的复杂性方面有一些替代方案,特别是那些强调整体性的方法。尽管我们目前对脑的整体活动了解不多,但如果我们把脑看成是一个处于演化中的、类似互联网的网络体系,我们就有可能从整体角度来理解它。

我们知道脑是由神经元和称为神经胶质细胞(glia)的辅助细胞组成的。神经元只是一种细胞,一种与肌肉细胞、肾脏细胞或血细胞一样执行相同基本功能的细胞。像其他种类的细胞一样,神经元能够产生能量,读取基因,修复细胞和清除废物等。事实上,大多数细胞的专属功能——例如肌肉细胞的运动功能——远比不上那许多共通的代谢过程,正是后者让所有细胞保持活力和健康。因此,在生物学的其他领域获得的与基本细胞代谢有关的发现,已经增进了我们对神经元的理解。但我们真正想知道的是神经元在信息处理和信号传递方面的专属功能。

如果只考虑培养皿中的单一神经元,我们现今从微小的生化成分到整个细胞的行为反应已经获得了大量的信息。这归功于21世纪初该领域的密集研究,我们对于许多不同类型的神经元的基本遗传和发育过程有非常详细的理解,也包括神经元特有的细胞过程,如神经递质的打包及向突触部位运输的过程。

神经元发送信号,但其方式远远超出其他种类细胞中发生的信号传递。身体里的所有细胞都互相发送信号,许多细胞还接收来自环境的信号。这些信号还可能从一个分泌腺向具有某些激素受体的细胞传递信息,告诉这些细胞产生一些特定的生化物质。

但除神经系统外,没有任何生物系统是被设计为纯粹处理信息的。在其他细胞信号传递过程中,信息载体在每次传输后都会彻底改变,从一种化学物质转变为另一种化学物质,且单一的化学物质接收后可以引发其他化学物质的雪崩式释放。但在脑中,一条消息似乎可以经历多次跳转而不改变其基本"通货":电兴奋的迸发。

神经元被设计为用于相互通信,这是与其他种类细胞的主要区别。通信是神经元的设计目的,就像做机械运动的能力是肌肉细胞的设计目的一样。[7]神经元信息交换的主要方式是通过突触——即神经元之间非常小的空隙——来完成。神经元的周围,以及在它们之间被称为突触的空隙中,是一个含有各种可溶性化学物质的液体环境(图3.1)。突触既不是空的也不是完全隔离的,因此,神经元之间通信的可靠性就成为一个问题。让电信号穿过潮湿的突触间隙并不那么容易,因为电信号在液体中的传输并不像在金属导线中那样的顺畅。

神经元将放电转化为突触处一波又一波的神经递质释放。用脉冲传递信号是神经系统所共有的一种策略,用于确保突触另一侧的听众——神经元——能得到信息。自然界所采取的特定解决方案就是神经元放电,一个神经元放电意味着它在一段时间内产生快速且模式固定的电压变化。每次该神经元放电时,其电压变化的模式几乎是完全相同的。放电在轴突的末端节点(称为轴突末梢)启动神经递质的释放。至关重要的是,放电的间隙中神经元会保持静默,以确保在突触另一侧聆听的神经元能听到响亮而清晰的信息。

神经元划分为输入区和输出区。输入信号(如神经递质)到达树突和细胞体(细胞核所在的膨大实体),再通过轴突终端输出(释放更多的神经递质)。就像麦卡洛克和皮茨描述的一样,神经放电基本上就是将输入到神经元的信号进行加总,并将加总的结果传递给通过轴突末梢聆听着的所有细胞的过程。如果传入的信号能产生足够的兴奋,则在一个很短的时间窗口,通常几毫秒之内,神经元就有机会发生一次放电。通过突触的神经递质分子既可以产生兴奋,同时又能通过抑制作用来减弱突触区域的整体兴奋程度。如果一个特定的神经元在某一瞬间的输入兴奋减去输入抑制的总水平足够高,该神经元将自发放电。放电产生的信号通过轴突从输入区(树突和细胞体)到输出区(轴突末端)。当信号到达输出区时,它就会触发神经递质的释放。这些神经递质已在轴突终端内预先包装好,随时准备释放。一旦进入突触,神经递质就会漂移到下一个神经元的树突,再次开始这个过程(动作电位通过神经递质传递到肌肉细胞以产生动作)。

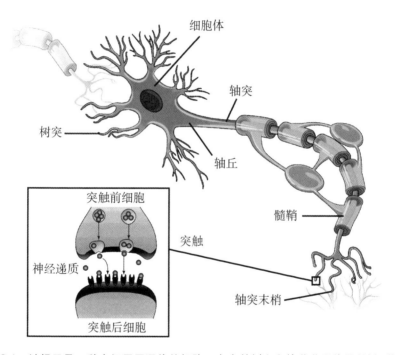

图3.1 神经元是一种专门用于通信的细胞。它在其树突上接收化学信号(神经递质),这些信号被加在一起。如果在短时间内有足够的刺激到达,神经元就会产生电兴奋,并沿着轴突向下传播。髓鞘有助于绝缘轴突,使电信号更有效地传播。当电信号到达轴突终端时,会触发神经递质的释放,这些递质穿过突触到达网络中的下一个神经元。图片来源:修改自"Neurons and Glial Cells: Figure2"and"Synapse," by Open Stax College,Biology(CC BY 3.0)。https://www.khanacademy.org/science/biology/human-biology/neuron-nervous-system/a/overview-of-ne-uron-structure-and-function

既然人脑中有大约860亿个神经元(以及数千亿个神经胶质细胞),那为什么我们对脑的研究仅是不懈地关注于单个神经元维度,以及单个神经元的功能执行机制呢?问题的一部分原因在于,一次同时对多个神经元进行记录本身就是非常困难的。因此,我们的注意力自然而然地固定在了我们可以一次性开展研究的那几个细胞上,甚至是那一个细胞上。今天,即使是最为雄心勃勃和资金充足的研究,我们也只能一次对几百个神经元的活动或对不到整个人脑的千万分之一的部分进行准确测量。这是一个重大的技术挑战。当然,如脑磁共振成像等成熟的技术,以及如钙成像这样的较新的技术,都在试图实现对脑大规模活动进行测量,这些方法有一定的效果,但也被部分神经科学家称为"幻想"。[8]尽管这些成像技术非常有吸引力,但遗憾的是,它们在空间和时间上缺乏足够的解析度,无法对单个神经元之间的真实互动进行准确测量。因此,由于对脑的网络活动尚没有良好的测量手段,研究人员只得专注于了解单个神经元的电反应,而且他们在很大程度上取得了成功。

但这些成功并不意味着我们理解了脑。除了程序性限制外,脑科学的主流理论方案也存在偏倚,它将我们的关注点锁定在对单一神经元及其计算功能研究上。

这种对于单个神经元的研究方法,其理论起源于现代神经科学的创始争论。19世纪末,高尔基(Camillo Golgi)发明了一种能够高亮标记单个细胞并揭示其复杂结构的技术。这一基于可溶性银溶剂的细胞染色技术,被应用于脑组织细胞的研究中。在没有细胞染色技术之前,脑的大体解剖和精细结构并没有对脑的信号交互提供多少指引——它看起来只是像一个颜色上有微弱差异的橡胶球。真正的脑结构是在微观层面上通过染色展示出来的。当高尔基和其他人对脑组织切片进行染色时,他们在显微镜下看到的是一张错综复杂的细丝网,这些细丝以优美的弧线和分叉扩展延伸。

20世纪初,解剖学家和生理学家在脑结构的研究上无法达成一致,争论焦点即脑是一个像渔网一样的统一缠结体,还是一个个独立单元组成的集合体。包括高尔基在内的阵营,被称为网状理论学派(reticular theorists,reticulum 在拉丁语中是"小网"的意思),他们指出网状缠结物彼此之间明显缺乏间隙。

与此相反,那些赞同后来被称为神经元学说的人,如谢灵顿和卡哈尔,则认为缠结体是有明确亚单元的——即我们今天所说的神经元。他们指出,切断网的一部分会导致局部萎缩,但这似乎只限于受损的亚单元。神经元学说的支持者还指出,单个脑单元似乎是从不同的前体单元发展而来的。[9]更为普遍的是,科学家们判断,将脑如何工作的问题在所谓的"连接处"劈开,可以说是唯一的出路。因此,他们把注意力集中在单个神经元上。随着时间的推移,网状理论变得难以为继,部分原因是它会导致对脑组织的研究难以开展。如果所有的东西都是一个巨大和惊人的复杂事物的一部分,那么我们该如何开始研究它呢?

在神经元学说的指导下,20世纪初的研究人员开始试图了解神经元如何将信号从一个细胞传递到下一个细胞。由于他们无法看到微小的突触,他们不得不间接地处理这个问题(直到20世纪50年代,通过使用电子显微镜,人们才可以直接观察突触)。

关于信号如何在细胞之间传递,出现了两种理论:化学传递和电传递。化学传递意味着使用化学浓度的变化来传递信号:在特定的时空范围内存在多少特定的分子。电传播意味着神经元之间的电子交换(电子与原子核结合,共同构成带电离子)。虽然缺乏支持一种或另一种传输理论的有力证据,但大多数人都认为存在某种跨越间隙的传输,尽管仍有些人保留了对网状理论的信心,或者说至少对神经元的自主性持不可知论态度。

但洛维(Otto Loewi)在1921年进行一项伟大的实验后,很少有人能够坚持网状理论了。洛维在维也纳的研究发现,足够浓度的化学物质确实能够在细胞之间传递神经信息。洛维通过一个实验证明了这一点,直至今日,该实验仍是所有生物学乃至所有科学中最优雅的实验之一。它涉及控制心率的神经系统。从青蛙身上取出一颗跳动的心脏,然后将其隔离在营养液中。洛维用电刺激支配心脏的迷走神经,而当时已知刺激迷走神经会导致心脏跳动变慢。然后他将心脏周围的液体转移到一个装有第二颗跳动的青蛙心脏的容器中。值得注意的是,仅这种液体就会使第二颗心脏的心率变得缓慢。当刺激第一颗心脏的促进神经,增加其心率,并将周围的液体再次转移到第二颗心脏时,也观察到同样的效果,在这种情况下,第二个心脏的心率增加了(图3.2)。

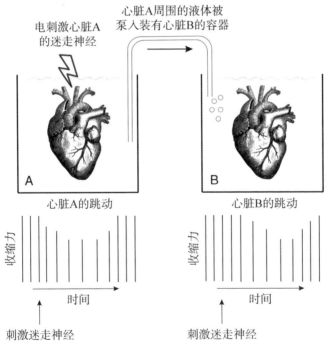

图3.2 洛维表明,神经活动会导致化学物质的释放,从而引起心脏肌肉的动作。他刺激了一个孤立的青蛙心脏的迷走神经,使心脏的节律变慢、变弱,之后他立即从这个容器中收集液体。当他把液体转移到装有第二个(未受刺激的)心脏的容器中时,收集的液体也导致第二个心脏的节奏变慢、变弱。这些化学物质后来被定义为神经递质,它们不仅辅助从神经元到肌肉的沟通,也承载神经元之间的沟通。图片由格雷厄姆提供

洛维的实验表明,通过刺激神经中的神经元来增加或减少心跳时,神经元会释放出一些化学物质。这种化学物质负责将神经信息传递给肌肉细胞。电流并没有直接从神经传递到心肌细胞,因为来自第一颗心脏的电流会很快在液体中消散,并不会转移到放有第二颗心脏的容器中。相反,刺激迷走神经中的神经元导致一些物质从它们中释出,大概位置是在它们与其他细胞相接的地方。这些液体中最终作用于心肌细胞的化学物质后来被定义为神经递质。正如洛维实验中所展示的,它们既能够将信号从神经元传递到肌肉细胞,也能够将信号从神经元传递到其他神经元,而这是我们最感兴趣的地方。

洛维的实验并没有平息神经元是否通过电或化学手段相互交流的争论,今天我们知道神经元可以使用两种机制。但从这一实验开始,神经元学说占据了主导地位。洛维果断地表明,神经元并不是直接相连的,因为人们可以收集从神经元中渗出的产生作用的化学物质。神经元学说赢得了胜利。很快,它将与计算机隐喻无缝结合。

在20世纪30年代和40年代,科学家们将越来越多的注意力集中在放电的兴奋模式上。通过记录单个神经元产生的电流(这在非常大的神经元中是最容易的,如乌贼的神经元),他们收集了大量新的电生理数据。在此基础之上,生物物理学家霍奇金(Alan Hodgkin)和赫胥黎(Andrew Huxley)于1952年用数学方法描述了这个过程。他们的目标是试图近似模拟出那些让典型的神经元具有生命活力的物理量——例如,电磁量和机械量。他们的模型使用微分方程的语言来改进麦卡洛克-皮茨模型。因此,它含蓄地采用了计算机隐喻,目标是描述一个特定输入的计算输出。

霍奇金-赫胥黎模型将神经元视为溶解有离子的一管溶液。离子以设定的速度从神经元渗出到细胞周围的液体中,降低神经元相对于其环境的电位。同时,升高细胞电位的兴奋性刺激以频繁的时间间隔进入树突。通过用代数符号来表示这些变化率,并将它们代入固定规则的微积分公式中,霍奇金-赫胥黎模型可以预测在给定的时间内,需要对树突施加多少刺激才能产生一次放电。

基于这个模型,我们可以预测一个孤立的神经元如何对传入的任意兴奋模式做出反应。换句话说,我们可以模拟神经元对其输入进行的计算。对于一个处于静止状态的神经元,一个给定的输入总是导致相同的输出。通过只改变几个参数,如轴突的大小和离子泄漏的速度,像霍奇金-赫胥黎模型这样的描述可以用几个自由参数相当好地预测脑中大多数神经元的基本放电行为。霍奇金-赫胥黎图对不同类别的神经元(那些在形状和其他特征上相异的神经元)、位于不同脑系统(从嗅觉系统到脑干)的神经元,以及基本上所有动物物种(甚至相关植物细胞)的神经元都是适用的。基于该模型衍生的相对简单的神经元放电模型,现在可以成功地预测培养皿中的神经元对任意模式电刺激的放电反应,且准确率超过90%。[10]

但霍奇金-赫胥黎模型并不完美。它无法捕捉到细节的神经元活动,如放电间隙的电流变化。此外,当我们用存在许多分支的液体管去类比多分枝的树突时,事情就变得复杂了。[11] 同时,轴突也比人们原先认为的要复杂得多;它们也并不只是均匀的长管。我们今天知道,轴突是可以与其他轴突相互作用的,这主要是通过直接交换离子来实现。有时,一片轴突可以独立产生一个动作电位,而不需要该神经元的树突或细胞体的参与,这同样会导致神经元轴突终端的神经递质释放。相反,有时一个动作电位到达轴突末梢,但并不能触发神经递质释放。动作电位的行进方向甚至可以是逆向向细胞体进行。所有这些相互作用都会在随后几分钟内影响树突发起的典型放电。最近来自活体哺乳动物的证据表明,相当大比例的放电——在一个被称为海马的记忆功能脑区中可以占到30%——是由轴突-轴突相互作用产生的,而不是像神经元学说所认为的那样由轴突–树突的相互作用激发的。[12]这些效应都不是霍奇金–赫胥黎模型或建立在该模型基础上的其他模型所能预测的。

但作为一种理论工具,霍奇金–赫胥黎模型捕捉到了触发神经元放电的基本逻辑,确实是一项了不起的成就(它为霍奇金和赫胥黎赢得了1963年诺贝尔生理学或医学奖)。现今,霍奇金–赫胥黎模型及其衍生理论的成功不可否认,这是一个多世纪以来在脑研究中强调对单一神经元研究的直接结果,在这段时间里,大部分理论都是以计算机隐喻为指导的。

专注于孤立神经元的计算功能,甚至使我们能够研究放电的表面含义。一旦破解了传输机制,任务就变成了解读一个神经元在试图用放电的语言告诉另一个神经元什么信息。这仍然是今天神经科学的巨大挑战:破译神经密码。就像考古学家根据现存的文本片段找出未知文字的含义一样,神经科学家试图根据脑编码单元的活动样本来理解神经元的语言。

在破译脑视觉中心的神经代码方面我们率先取得了重大成功,这些区域的神经元产生的计算揭示了视觉在测量世界中所采取的巧妙策略,但这种方法掩盖了视觉系统的网络性质,实际上也掩盖了整个脑的网络结构。

我们在第一章中提到的诺贝尔奖获得者休伯尔和维泽尔发现了一种特殊类型的视觉神经元。[13]当时,休伯尔和维泽尔希望了解光使脑后部的神经元产生大量放电的机制。他们的假设是,眼捕捉到的视觉信息需要在脑中由负责具体分析的结构来拆解处理局部分析。当时人们已知,视觉系统网络的前几层结构——在视网膜、眼球后和丘脑中——构成一个"前馈"系统:神经元按顺序对越来越复杂的视觉特征做出反应。

在针对青蛙眼的研究中我们得知,该系统从测量最小点的光开始,然后将点的集合与视网膜上的周围圆形区域进行比较。此外,50年前人们已经知道,脑的一个特定后部区域——一个被称为V1或初级视皮层的区域——存在一个视觉世界的映射。对视皮层受损的枪击受害者(日俄战争和第一次世界大战的伤亡者)的研究表明,视网膜的每个部分都与初级视皮层中的一个特定区域相对应。就神经编码而言,尽管初级视皮层中的单个神经元对均匀的光场几乎没有反应,但较大的神经元群体的反应与光照射到的视网膜光感受器阵列上的面积大致成比例,[14]因此,人们初步估计V1的活动包括一幅图像中最亮和最暗部分的映射。[15]

但休伯尔和维泽尔在20世纪50年代末的初步观察表明,单个神经元对各种光照模式的反应比"光照越多放电越多"更为复杂。他们认为这些神经元就像视网膜中的神经元一样,对特定的形状或光的模式做出反应。但是,在视网膜中检测到的点和圈是否只是变得更大?它们是否形成了一种六边形的网格?它们关心运动或颜色吗?休伯尔和维泽尔对这些细胞的模式偏好完全没有概念。

他们发现,当他们在一只猫的初级视皮层中测量电脉冲时,有许多细胞对矩形光条反应最好。但这些细胞的反应方式很有趣。这里发生的情况是,在视觉系统中较早起作用的细胞将它们的反应集中在一起:一些细胞的反应被加在一起,形成更多的脉冲,而其他的则被抵消。其净效果是后来的细胞可以编码更复杂的空间模式。当视网膜上出现特定图案时,该系统就会发射信号,从而可对视觉世界进行加密或编码。视觉世界需要加密,因为物体的身份和其他特征,如颜色或运动,并不是物理世界的固有特征。相反,它们是因为对我们有这样或那样的用处,所以才基于视觉世界中反射光做出解读。

猫缺乏我们所拥有的三种视锥细胞中的一种,但除此之外,它的初级视觉系统的组织结构是与人类相似的。休伯尔和维泽尔将实验猫麻醉后,撑开猫眼并使其看向黑暗房间中的投影幕,然后用投影机向屏幕上投射光点等各种明亮的图案,他们通过刺入脑部的电极来测量猫视皮层的电压变化,将得到的反应记录下来,并同时转化为声音。

开始的时候,当他们在屏幕上扫过这些光点时,会时不时听到短暂的、爆米花式的快速放电声。只有当光点投射在屏幕上的某个正确位置时,特定的神经元才会发生放电,这将告诉他们特定的感光细胞对视觉空间的哪一部分敏感。因为每个神经元的位置都是固定的,所以它总是对视网膜空间的相同部分做出反应(如果头和眼固定不动,如这个实验中那样,同个视网膜部位只对世界空间的同一个部分做出反应;而在自然视觉中,随着眼的移动,新的光影会不断被传送给同一个细胞)。

在确定了某个感光细胞对应视觉空间的哪一部分会至少有一点反应后,休伯尔和维泽尔就不得不找到使该细胞产生大量放电的最佳光影图案。偶然间,他们发现了最有效的图案——发光的矩形。休伯尔和维泽尔最初并没有制作矩形图案的幻灯片,而是尝试将其他图案,如黑色背景上不同大小的白色圆圈印在玻璃幻灯片上并在投影仪屏幕上移动,以希望找到特定细胞的敏感区域。然而,这些图案并没有产生什么反馈。但他们注意到,当从投影仪中取出幻灯片时,感光细胞有时会剧烈地发射信号,往往这时恰好幻灯片的直线暗边穿过一个神经元的视野。于是他们很快发现,每个细胞都喜欢来自特定方向和位置的光条。

在一组感光细胞中,整个180度方向的光及宽度的变化信号都将被其中某个细胞所捕获。具有这种特性的细胞被称为简单细胞。简单细胞进行的计算是将矩形区域明亮部分的刺激相加,并减去相邻的矩形区域中黑暗部分的刺激。当这种情况发生时,细胞以相应的模式对周围环境进行编码。

初级视皮层中的其他细胞则会对某一个特定方向和位置的光条有反应,同时它们也会对与该方向平行并在附近不同位置照射的光条有反应(只要它们被黑暗所包围)。这些细胞被称为复杂细胞。它们的计算方式是将一个特定方向的矩形中的光叠加在一起,而与其所处的位置无关。

从视觉世界的几何学角度,发现和解释发生在简单细胞和复杂细胞

（以及猫初级视皮层中的其他类型神经元）中的计算法则，并对其进行详细描述，或许已经足以支持休伯尔和维泽尔获得诺贝尔奖。但他们还进一步提出了一个巧妙且合理的假说，阐述了初级视皮层细胞是如何连接成一个网络的。

　　休伯尔和维泽尔提出，复杂细胞会听令于某组精心选择的简单细胞。在这种假说中，复杂细胞成了一种或门计算单元，即其任何高活性的输入都足以使复杂细胞放电。[16] 见图3.3。这一假说认为，视觉空间中的每个

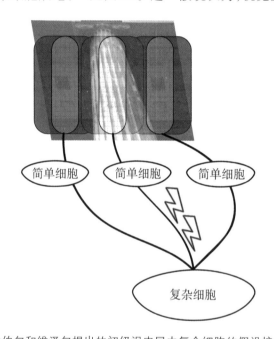

图3.3　由休伯尔和维泽尔提出的初级视皮层中复合细胞的假设接线图。接线方式是这样的：三个简单细胞中的任何一个细胞的活动水平高都会导致复杂细胞起作用。在这里，当眼睛看到一个由黑暗区域接壤的明亮的垂直斑块时，简单细胞是活跃的。柱状图像与这一模式非常吻合，会使该细胞剧烈放电（尽管实际上简单细胞对更小的空间区域有反应）。复杂细胞的布线模式使它能在广阔的视觉空间内对垂直图案做出反应，从而实现对移动的不变性。然而，这种网络结构还没有被直接观察到。参见 David H. Hubel and Torsten N. Wiesel. "Receptive Fields, Binocular Interaction and Functional Architecture in the Cat's Visual Cortex." *Journal of Physiology* 160,no.1（1962）：106—154。图片由格雷厄姆提供

局部邻域空间可能由一组具有相同方向偏好的众多简单细胞提供服务，以接收来自该邻域不同点的光线。如果某一个复杂细胞只听令于这组具有特定方向偏好，且"注视着"视觉空间中相邻的不同区域的简单细胞，那么当这组简单细胞中的任何一个开始放电时，复杂细胞都会随之放电。因此，不管一个特定矩形图案的位置如何变化，总是会被视皮层检测到。休伯尔和维泽尔进一步提出，视觉系统使用复杂细胞来实现位置的不变性，同时保留对特定方向光接收与否的选择性。

不变性对视觉功能至关重要。脑经常面临的问题是如何挑选出一个特定的图案，但忽视该图案某些变化因素，如所处位置等。我们需要能识别出自己最喜欢的咖啡杯，而无关乎它的影像出现在我们视网膜上的什么位置。基于此前的发现，杯子的影像其实不过是一个发光矩形的集合。简单细胞会将任何场景分拆成碎片，并将其编码，每一个单元就是一个矩形。为了帮助我们将视野中类似于杯子的东西与记忆中存储的表征物"我的杯子"相匹配，我们就需要不变性。复杂细胞对于一个光条的位置变化（在有限的窗口内）是不敏感的。只有当一组复杂细胞调谐接收到那一组被定义为杯子的特定方向光集合时，一组相互连接的更高级的检测器将使用这组复杂细胞的反应去寻找对应的图案，而无论它处在我们视野中的什么位置。

休伯尔和维泽尔的网络模型是不变性的一个潜在机制。它很好地解释了数据，同时似乎也解决了视觉认知中的一个重要问题。对计算机隐喻而言，这是神经元学说的一次重大胜利：休伯尔和维泽尔不仅让我们了解了一种特定的神经元如何发挥其作用，还理解了它为什么会这样发挥功能。这是破译神经科学密码的一个重大进展。

今天，人们并不总能意识到休伯尔和维泽尔里程碑式工作的意义（表现在许多其他人的阐述中），即它向我们提供了一个关于脑中哪些部分是相互连接的解释。这是一个关于脑网络结构的说明：简单细胞群是如何与复杂细胞群连接的。然而,现有的问题是,休伯尔和维泽尔并没有观测到任何提示简单和复杂细胞连接模式的规律,此后也没有人观测到。[17]

没有人能证实这种连接模式主要还是因为程序上的限制。为了确定一个细胞是简单细胞还是复杂细胞(或其他种类),以及它对什么样的模式做出反应,我们需要一个活体动物的活体神经元。[18]一个像复杂细胞一样反应的细胞不能在实验室里培养出来。复杂细胞之所以能成为复杂细胞,完全是由从眼到大脑皮层(以及大脑皮层内)的连接模式所决定的。但要知道一个特定的细胞与哪些其他细胞相连,我们需要将一个死亡动物的脑切成薄片。在同一个实验中,如何去确定一个细胞的作用和它的连接方式,这仍然是一个尚待解决的问题。[19]

因此,在研究脑中的网络通信方面存在着重大的程序性障碍。例如,我们想知道,当一个给定的神经元出现放电时,这个动作在网络的其他地方引起的所有活动会留下什么样的痕迹。目前,我们还没有办法对此进行测量。但至少其中有一部分问题归因于我们的计算机隐喻理论框架。

尽管我们很清楚单个神经元是如何工作的,但我们不能只把脑当作一个由依序运作的孤立神经元组成的集合体。在神经科学中,我们面对的是多种多样的异质因素。这与物理学完全不同,在物理学中,如果把每个电子或每个碳原子都看成是相同的,就可以实现极大的简化处理。对于脑,我们是不能这么做的。特定种类的神经元是不一样的,它们会在生命的不同阶段,根据自己在脑中的位置,以不同的方式做出反应。每一次放电也不尽相同,正如我们将看到的,许多神经元几乎不放电。我们现在还知道,放电神经元在没有放电的时候也向其他神经元传递有意义且可靠的信号。

但是今天的脑计算机模型假定神经元就像典型的电子或碳原子一样,并把整个脑理解为放电神经元的集合。在这种观点中,脑可以被理解为"点神经元"的集合,它们的行为基本上与霍奇金和赫胥黎所预测的一样,而且运行计算的结果与休伯尔和维泽尔描述的相同。通过将点神经元排列成层次,注意利用兴奋和抑制之间的相互作用,以及信号的速度和强度的变化,模型神经系统似乎能够产生复杂的活动模式,就像在真实的脑中发生的一样,并且似乎能够计算关于外部世界的基本事实。

这种基于计算机隐喻指导的方法已被扩展到整个脑区。在视觉系统中,一个特定的区域被认为是根据层次结构中较早的反应来计算一个特定的质量。例如,许多神经元对视觉运动做出反应的区域被认为是根据从初级视皮层传来的放电来计算这一特性。有些人甚至试图将意识视为一种由多层级结构的放电神经元所执行的计算来建模。[20]

毫无疑问,脑对信号进行转换以进行计算,而且类似的计算也倾向于聚集在同一个脑区内。这种转换对脑功能至关重要。相应地,从20世纪50年代到今天,几乎所有的人工智能都是通过采用这一基本框架而成功的。但脑不仅仅是计算,它还能灵活地交流。这一事实已经被对单一神经元及其计算法则的关注所掩盖,进而导致了我们对整个脑的理解受限。

因为我们在多神经元组合模型中,更倾向于将脑看作由神经元节点构建的理想化系统,所以神经元组合模型的强度要比单一神经元模型逊色得多。大多数时候,理论模型会局限于单一领域,如视觉或记忆,而且通常只有一个子系统,如颜色、运动或位置记忆。但当单个神经元在网络中连接在一起时,即使对每个组成部分有充分了解,系统作为一个整体所采取的行为也是无法被预测的。相反,脑活动涌现的方式取决于系统如何被整合,以及其整体目标。

我们不能仅因为不熟悉脑的群体行为模式,就随意地幻想其理论。明智的做法是从我们熟悉的较小的单元,例如单个神经元,开始建立简化的脑模型。此外,我们还应该将我们的理解与解剖学和生理学的测量结果结合起来。当然,并不是解剖学和生理学的每个方面都一定有帮助。

对于解剖学家和生理学家来说,他们根本弄不清什么才是正确的测量对象。这就是理论的目的：为实验学者界定正确的测量对象。理论学家检查现有的知识基础并将它们重新混合成一种新的形式。他们将决定哪些事情重要，哪些不重要。然后由实验学者来找出如何进行适当测量的方法。在神经科学中，我们需要一个新的理论来应对脑的复杂性，并帮助实验学者弄清楚测量的对象是什么。

建立一个新的脑理论需要很长的时间，但其过程有迹可循。不少理论方法与基于计算还原论的标准方法有根本性的差别。其中一种替代方案就是基于全局视角，并考虑整个脑必须在其中运作的约束。这种方法在神经科学中有着悠久的历史，但在还原论的方法面前大多处于次要地位。

脑必须在一个特定的生态环境或栖息地中工作。相比深究神经元如何组合成脑，我们应当关注脑在神经元层面对环境有什么要求。这里我们引用了进化论，生物学领域的一切或多或少都由它所造就。假设进化已经找到了有效和稳健的解决方案，使动物能够生存和繁殖，我们大可以探究解决一个特定问题的好方法是什么。然后我们可以测试真实的脑是否做了类似的事情。

这种方法在感官系统研究中特别有用。感官系统的工作是评估自然环境的物理数量和质量，而脑必须有效地做到这一点。像视觉这样的感官系统与其他脑系统相比，其消耗的能量不成比例，而且如果脑受伤，比如缺氧，它们也是最先损坏的。因此，我们可以推测进化已经找到了运行感知世界的神经系统的最精简方法。提升效率的关键是要知道预期会发生什么。事实证明，其中最重要的问题是：我们从这个世界中接收到最典型的光的范式是什么？

将感觉系统与它们可能接收到的光子的模式相匹配，这一想法至少可以追溯到1961年巴洛（Horace Barlow）的一篇论文，他是一位神经科学家，也是达尔文的曾孙。[21]巴洛于2020年去世，他在撰写其开创性论文时，正值休伯尔和维泽尔的里程碑式工作实践之际。他的工作专注于视觉系统中一个更早、更易理解的处理阶段：视网膜。与休伯尔和维泽尔一样，他认为脊椎动物视网膜中感知光和处理光的基本方案在不同物种中基本相同。我们现在知道，视网膜的各种神经元在所有哺乳动物和大多数脊椎动物中以相同的方式生长和发育。[22]这包括感知光的光感受器，以及巴洛关注的一类被称为神经节细胞（ganglion cells）的神经元。所有脊椎动物的视网膜都拥有类似类型的神经节细胞，它们将眼接收到的视觉信息传递给丘脑（然后传递给视皮层）。任何没有通过神经节细胞轴突传递的信息都不会导致视觉意识的产生。

神经节细胞的任务是对一小块视网膜图像进行采样和评估。这与休伯尔和维泽尔提出的应用于初级视皮层中简单和复杂细胞的感受野概念相同，只不过它发生在视觉流早期。神经节细胞所寻找的光的模式也比初级视皮层细胞的要简单；它们测量的是圆环形的光，或者说是甜甜圈形的，而不是长方形的（图3.4）。

想象一下，在一张黑暗的桌子上俯视一个涂有糖衣的迷你甜甜圈。一个明亮的白色甜甜圈在一个黑暗的背景上的对比，正是神经节细胞所要寻找的模式。在视网膜上的每个点，都有许多不同大小的甜甜圈检测器，这些检测器像一堆甜甜圈一样重叠在一起。

除了甜甜圈之外，与甜甜圈有些相似的图案——一对白色条纹被一条黑色缝隙隔开，周围是黑色背景——也能激发神经节细胞，但程度较低。场景中的亮部和暗部只需与细胞所需的刺激模式相匹配。光的模式与甜甜圈的相似度，决定了神经节细胞将产生多少放电；而其他神经节细胞寻找的是甜甜圈孔，即在黑暗背景上的白圈。在现实中，这些细胞寻找的甜甜圈和甜甜圈孔通常比实际的甜甜圈和甜甜圈孔小得多，特别是在我们视野的中央部分。但值得注意的是，这里神经节细胞传递给脑的信息是视网膜图像中的一部分有多像甜甜圈，而不是光感受器对光子水平

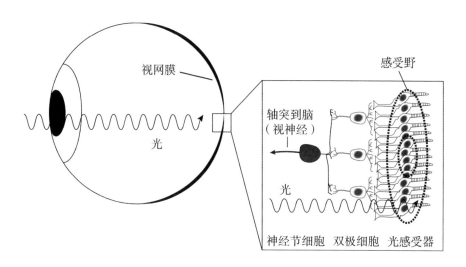

图3.4 视网膜的神经节细胞有一个同心圆形状的感受器,这里用虚线表示。这种感受野组织被称为中心-周围感受野,其中心圆和周围圆具有相反的极性(兴奋性或抑制性)。这些神经元从光感受器(通过另一类被称为双极细胞的神经元)接收信号。当一个光子激发了一个光感受器时,就会产生一个电信号,该信号可促进神经节细胞的活动。神经节细胞总结了众多光感受器的活动。神经节细胞的首选刺激模式(使其产生最多放电的光照模式)由感受野描述。神经节细胞的轴线构成了视神经,并将视觉信息传递给脑。视觉信息传递给脑的丘脑。图片由格雷厄姆提供

的直接记录。

　　这种编码策略的一个结果是,脑接收到了关于整个视觉场景的相对光强度的信息,而不是每个点的绝对强度。甜甜圈检测器实际上是在问:一个处于中心区域的光斑与其周围的光斑有多大程度的不同？这意味着抛弃了大量的光子信息。

　　乍一看,丢弃来自光感受器的大量详细信息,而采用光照度的对比测量,似乎是一个坏主意,尤其是在视觉系统的早期部分。在视觉中心区域(称为眼球中央凹)之外,每个神经节细胞都可以用这种集合的方式,将上百个光感受器的反应归入其中。神经节细胞无法区分光点击中的是它听命于的哪一个光感受器,它所知道的仅是它被世界上的某些东西所激发。

但巴洛认为,这是一个非常好的策略——如果我们考虑到世界通常是什么样子的。

我们倾向于认为,视觉世界的多样化是不可穷举的,因其有无数的生态和地理环境变化。我们所看到的每一处环境都是不同的,而且不可预测。这里有一些树,那里有一条河,而在其他地方则有一大片沙漠。有时看到的是人脸或大象,有时则是鲜花或毒蛇。然而事实上,地球表面上的任何视觉环境都有共同的基本属性。

巴洛猜测这些特性之一是相邻的点彼此相似,而事实证明他是正确的。我们可以通过在我们的环境中用手指指向一个准随机的方向,评估被指向的位置及紧挨着它的右边(或左边,或上面,或下面)的光强度,来为自己测试这一点。通常以这种方式选择的点在光照强度方面会看起来很相似。换句话说,它是一个很好的赌注,而不是保证,相邻的点看起来很相似。

这正是神经节细胞所做的赌注。由于相似性——相关性——是常态,神经节细胞所寻找的是存在差异的地方,即明亮的区域紧挨着更黑暗的斑块。当这些区域遇到与之匹配的神经节细胞时,这些细胞就会以很快的速度启动(大约每秒放电100次)。这些斑块在视觉场景中特别重要,因为它们往往发生在物体的边缘。

因此,正如巴洛所言,只测量相邻点之间的特定关系,并丢弃眼睛接收到的大部分光子信息,用这种方式对视觉世界进行编码,是用视觉图像开始做一些有用的事情的好方法,比如找到其中类似物体的东西。它之所以好,是因为它建立了关于世界的知识。神经节细胞的解决方案如此之好,以至于任何脊椎动物都不能偏离它而期望看得见。换句话说,进化要求所有先进的视觉系统使用神经节细胞及其甜甜圈形状的分析器来处理我们环境中的特殊视觉结构。

香农的信息论预言,一个有效的编码将消除传入信号中的可预测结构。既然视觉世界有相关的邻接点,那么根据信息论,一个有效的策略就是在我们对这个信号进行编码时减少相关的因素。这样,我们可以用更少的符号来编码相同数量的信息。初步估计,这就是早期视觉系统所做的。巴洛表明,信息论有助于解释为什么脊椎动物的视觉系统有去相关作用的神经节细胞。也就是说,神经节细胞对世界进行编码时,相邻细胞之间的相关性要比输入时的相关性小。[23]

值得注意的是,巴洛的观点并不要求在神经元中寻找新的属性,也不要求与真实的细胞互动。他的理论认识甚至不需要任何新的数据,只需要将现有的逻辑联系起来。尽管如此,它还是引发了理解活体动物中神经元行为方面的关键进展。

巴洛发起的研究方向从未获得一个响亮的名字。它被称为高效编码理论。[24]但巴洛的想法给了我们一个整体理论的有力例子。在感觉环境中与规律性有关的进化要求是如何影响神经编码的研究最终为我们提供了许多见解。现在,在某种意义上,高效编码理论是福音,它构成了当代几个关于脑如何运作的理论的基本要素。[25]我们将看到,高效编码理论还提出了一个关键的调整,改进了人工神经网络,并将其推向了神经科学研究和人工智能的前沿。巴洛的整体方法可以成为下一阶段神经科学对脑网络研究的模式。

直到20世纪90年代,巴洛的想法仍然在神经科学的主流之外,而且他本人对这些想法也是模棱两可的。他在哺乳动物身上进行了电生理学实验,以及关于人类感知的行为实验,但在其他科学家将他的观点进一步推进之前,他并没有直接应用他关于脑与世界相匹配的见解。

当英国神经科学家劳林(Simon Laughlin)将其应用于苍蝇的光强度编码时,巴洛的想法首次得到了检验。劳林问道,苍蝇眼里的光强度的神经计算是否与苍蝇环境中的强度分布有关。他在1981年证明了这一情况。根据香农的信息论,苍蝇眼中的细胞对不同强度的光的反应与苍蝇自然栖息地的光强度分布是最匹配的。[26]换句话说,这些细胞似乎对它们在每时每刻可能遇到的光子数量方面有所预期。

在某种程度上,这仍然是神经元学说和计算机隐喻思维。劳林通过研究6个细胞的平均属性,试图推导出它们的计算策略。但是将操作环境的全局分析作为理论工具依然是一个重要的发展。这是众多基于经验的研究中第一个采取这种方法的研究。

到了20世纪80年代末,又有一些科学家开始完善巴洛的观点。1987年,美国科学家菲尔德(David Field)和英国科学家伯顿(Geoffrey Burton)及穆尔黑德(Ian Moorhead)各自独立地提出,我们所在的视觉环境中的相邻点确实有可能是相似的,就像巴洛假设的那样。[27]此外,这些研究人员还发现,这一特性并不取决于视觉环境的规模:一个小后院和一片宽阔的视野,其相邻点相似的可能性完全相同。

到了20世纪90年代初,巴洛的假说得到了越来越多领域的认可。它的重要性随着对所谓的稀疏性的发现而增长。事实证明,除了邻接点的相似性,世界上还有其他可预测的结构,整个视觉世界也都具有稀疏性。在这种情况下,稀疏性有特殊的数学含义。其基本问题是,如何利用一组视觉特征来描述我们居住的视觉世界,包括我们能看到的所有面孔、大象、山脉、沙漠和森林。这又是一个整体性的方法,而且是一个将单个部件的活动纳入全局和全系统目标的方法。

我们可以通过类比人类如何书面化一种口语的过程来理解稀疏性。想象一下英语和汉语的书面记录方式。英语是使用少许编码单位——26个字母——来表示的,通过组合所有或几乎所有的编码单位来表达所要表达的任何想法。汉语则是用数以千计的不同的编码单位来表示的,这些编码单位被称为汉字。每个汉字的使用量相对较少,但却承载着更多的具体信息。相比之下,英语字母本身携带的信息要少得多,知道一个单词中的一些字母并不一定能缩小这个单词的范围。英语单词 car 和 far 共享三个编码单元中的两个,很容易被混淆。但与之相对应的汉字(车和远)绝不会被误认为是彼此。

英语字母(源自拉丁字母)的优势在于能够编码大多数的语音系统,这是因为其编码单位与单个语音相对应;而汉语的音译则比较麻烦,其单个字符往往编码多个语音(比如远,读作yuǎn,由三个语音组合而成)。但是,这种便利性是以在写出英语的任何概念时至少需要使用一次大部分或全部的编码单元为代价的。[28]

与书面英语相比,书面汉语具有**稀疏性**。在表达一个特定的概念时,它需要一套高度具体的字符。在许多概念中——例如,一整本书——汉语文本可能至少会使用一次海量"汉字表"或编码簿中的大多数字符。但每次调用只需要少数几个字符。[29]像汉语这样的稀疏编码和像英语这样的密集编码各有利弊,而且各自作为一种编码方法,二者都没有内在的优势。那么一个有趣的问题产生了:在视觉语言中,以及在更普遍的脑中,使用的是什么样的字母表或编码簿?它是更像英语还是更像汉语?

事实是,视觉世界也有稀疏性。因此,脑对视觉信息的编码策略——特别是在大脑皮层——也显得很稀疏。因此,视觉的神经编码更像是书面汉语。

在稀疏代码中,每个描述符——就像视皮层中的简单细胞所捕捉的在特定位置倾斜的矩形光一样——被使用的次数相对较少,但当它被调用时,其表达的意义是被重点凸显的。就真实的神经元活动而言,我们认为大多数神经元在多数时候都是安静的——就像绝大多数的汉字一样——只有在需要的时候才会被使用或充分激活。在任何一个特定的时间点,我们只会看到少数神经元高度活跃,而不是大量神经元都稍许活跃。[30]

这正是神经生理学家们所发现的稀疏性,它不仅仅存在于视觉系统中,在听觉世界也有类似的特性,特别是在语音方面,其与听觉在脑中的稀疏编码系统相匹配。事实上,哺乳动物大脑皮层的几乎任何系统,从空间记忆到触觉感知到运动体系——似乎都以相当稀疏的方式发射电信号。[31]

基于一个存储着具体编码单元的大型编码库，稀疏地发射电信号这一方式被证明在能源使用方面也是非常有效的。人脑中只有10%或更少的神经元可以同时保持活跃，这是因为就新陈代谢而言，制造一次放电的代价是高昂的。若神经编码采用英语一样的模式，我们则需要在每个短语中至少调用一次全部单元，而类似于"元音"的单元几乎会被持续调用。如果神经元采用这种方式编码传递信息，那么将有大量的神经元需要持续进行多次放电，而身体本身根本无法维持这种水平的能量消耗。

但是，仅仅因为脑有稀疏性，就认定稀疏性是由环境塑造而成的，显然是不正确的。通过一个巧妙的实验，利用世界的稀疏视觉特性，可以清晰地展现脑确实利用了世界的稀疏性来建立其内部代码。

1996年，菲尔德和奥尔斯豪森（Bruno Olshausen）尝试让一个人工神经网络"发育"出一个类似于视觉系统中检测器编码簿的功能模块。实验开始的时候，每个检测器都设置为一个由几十个灰度像素组成的、分布完全随机的正方形区域。奥尔斯豪森和菲尔德将不完整的自然场景图像送入一个学习方式与感知器基本相同的人工智能神经网络，并让其尝试只用少量检测器来重建场景内容。其中，重建是指通过叠加编码本中的检测器来组合它们，扩大检测器对重建的贡献，并将它们逐像素相乘。这就产生了一个新的图像补丁，它应该接近于所要匹配（重建）自然场景的某一部分。

如果需要过多的检测器补丁来重建一个给定的场景图像，神经网络就会通过调整检测器中的像素值的方式对神经网络进行惩罚。通过这种方式，神经网络调整了每个检测器所寻找的光模式。随着时间的推移，检测器在以合作和稀疏的方式重建图像补丁方面变得更好。检测器也呈现出明显的形状偏好。它们并不是像预期的那样是甜甜圈检测器，而是像休伯尔和维泽尔发现的简单细胞一样,是条形检测器。事实上,它们更接近于经由现代高精度测量获知的简单细胞中真实检测器的设计(更像是拉长的椭圆形,而不是休伯尔和维泽尔提出的矩形)。[32]见图3.5。

奥尔斯豪森和菲尔德的实验表明,两个基本的设计目标,即保真度和稀疏度,足以让计算机神经网络产生一个与我们脑视觉系统中真实神经元的关键属性相匹配的视觉代码。很明显,神经元需要保真度——它们将根据环境中实际的光刺激模式做出反应。但在奥尔斯豪森和菲尔德的实验之前,人们还没有认识到稀疏性的重要性。[33]

他们的发现产生了广泛影响。几年后,神经生理学家文杰(William Vinje)和格兰特(Jack Gallant)提供的证据表明,当灵长类动物体验自然视觉世界时,其脑中的视觉神经元会出现稀疏的活跃。[34]在此之前,神经生

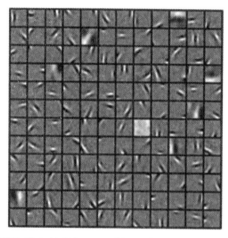

图3.5 奥尔斯豪森和菲尔德使用人工神经网络结构"培养"出来的感受野阵列。这些单元,或称滤波器,产生了自然场景的稀疏编码:要重建自然图像的任何给定斑块,只需要结合这些滤波器中的几个。与这些滤波器相比,初级视皮层中的真实视觉神经元对空间模式有类似的偏好;它们的组合活动也表明,脑使用的编码方案的活动是有稀疏性的。数据来自:Bruno A. Olshausen and David J. Field, "Emergence of Simple-CellReceptive Field Properties by Learning a Sparse Code for Natural Images," *Nature* 381, no.6583 (1996): 607—609。图片由菲尔德提供

理学家几乎从未向视觉神经元展示过自然图像,而是倾向于有序的矩形和具有便利数学特性的重复性图形,即光栅(重复的明暗条,其亮度以正弦波方式变化)。

发现真实的神经元对真实世界的反应是稀疏的,这表明脑从根本上说是稀疏的,也表明稀疏性是受视觉环境的稀疏结构影响的。这是一个关于脑组件功能研究的发现,它来自对系统的整体研究,而不是从还原主义的角度出发。

脑具有稀疏性的一个后果是,许多神经元似乎很少,或者说从来没有产生过任何放电。这对于在计算机隐喻框架内工作,并试图了解某个神经元正在进行什么计算的实验学家来说,是一个麻烦。如果视皮层中的一个神经元很少产生放电,那么我们可能就无法找到它所等待看到的准确的视觉模式,因此我们就不知道它的计算工作是什么。在活体动物的神经记录实验中,一个不可告人的秘密是,研究人员用电极倾听的细胞,即使不是大多数细胞——也有很多细胞——不会对任何外部刺激(如眼看到的光、耳听到的声音、身体产生的运动等)做出可靠的反应。直到最近,出版物中已不再出现有关这些神经元的测量或甚至其存在的描述了。但就任何人而言,在脑中处理视觉、听觉、触觉、运动和认知功能的部分,其活跃具有稀疏性是正常的。

事实上,脑中还有很多没有计算功能的神经元,这些神经元经常被排除在研究结果之外,这一现象导致了"神经暗物质"的概念。[35] 暗神经元(dark neuron),就像它们在天体物理中的对应物一样,是我们知道存在的物体,但我们只能以间接方式研究其身份和目的。脑中活跃稀疏则引发了更深层次的理论问题:如果许多神经元极少产生放电,那为什么还要有这些神经元?神经科学家对这个问题还没有一个很好的答案,但整个学科都在努力理解神经系统中的稀疏性。[36]

人工智能也曾利用过稀疏性。事实证明,深度学习从根本上说也是稀疏的,尤其是学习输入内容时,深度学习是使用稀疏编码簿进行的。深度学习方法——特别是卷积神经网络——主要关注的是学习生成一组适合给定任务的检测器集合,这样的集合极具稀疏性。这与奥尔斯豪森和菲尔德的稀疏编码目标基本相同。但是,奥尔斯豪森和菲尔德的稀疏编码适用于不受限制的自然图像,而深度学习则将这一方法应用于特定的输入集。

网络并不试图编码任何可能的图像,或者猜测一个拥有视力的生物可能遇到的视觉环境,而只是试图编码那些与它们被赋予的任务有关的视觉特征,例如区分汽车和飞机。而且它们被迫不明就里地执行这些任务。这意味着,一个为区分汽车和飞机而训练的深度网络将学习一组检测器,而这些检测器在汽车图像和飞机图像中以不同的方式被激活。每个检测器将很少被使用,但当它被使用时,它将组合呈现图像集的一个诊断特征。例如,一个检测器可能看起来像一块被打乱的车牌碎片(这种东西不会出现在飞机的图像中)。各个检测器的反应将是稀疏的,就像书面汉语。检测器对其他类别图像——例如一棵树——的反应将是模糊的,因为网络中的检测器没有被训练区分树和其他物体。

这一策略使卷积神经网络在计算机视觉方面的表现远远超过了早期的研究方法。从传统角度上说,视觉人工智能中使用的编码系统会有一个预定义的代码或字母表。计算机视觉系统中的字母表是一组光影的空间模式。有些算法,如尺度不变特征转换算法(即 SIFT)则像神经节细胞一样,使用不同大小的甜甜圈和甜甜圈孔作为其检测器集。还有些其他方法则是寻找在空间上从暗到亮突然变化的像素线,就像简单细胞和复杂细胞一样。尽管这些早期的方法与人类视觉系统相似——事实上,它们通常是以人类视觉系统为模型的——但没有一种方法是围绕检测器反应集的稀疏性需求而设计的。

卷积神经网络在这方面是不同的:它们根据任务“生长发育”自己的

稀疏活动检测器。像"在野外"寻找人脸这样的基准任务,现在可以由卷积神经网络以几乎100%的准确率完成。[37]同样的方法能够以类似的准确度应用于分析声音,如人类的语音(用时间/频域代替图像的二维视觉空间)。[38]

除了稀疏性之外,卷积神经网络在计算机视觉和相关领域的成功也取决于很多其他洞见[包括麦卡洛克、皮茨和罗森布拉特的理论,当然,也包括像福岛邦彦(Kunihiko Fukushima)这样的研究人员的贡献,他提出需要构建多层级的检测器,让每个检测器都针对日益复杂的图像特征进行调整。这就是深度网络之"深度"的来源]。但是稀疏性是核心秘诀所在。相应地,卷积神经网络模型在预测视神经元反应方面的成功——尽管是有条件的——在很大程度上也是由于它们假设了一个稀疏的编码框架。

值得注意的是,我们可以将所有这些见解直接追溯到巴洛的理论,追溯到对系统整体规律性的测量及对这些测量结果的不断证明。单个神经元活动的精细细节——霍奇金-赫胥黎模型所展现的领域——在这种方法中大多被忽略。相反,神经活动的稀疏性法则——由真实世界自身结构和自身对高效率的需求所决定的——在整个脑中都被观察到。在奥尔斯豪森和菲尔德的实验中,没有动物的脑受到伤害。[39]然而,我们却因此而对活体脑有了更多的了解。

尽管如此,关于脑我们仍有许多未知之处。神经元学说和它的伙伴计算机隐喻,无疑推动了研究的发展。我们不应该丢弃这个理论框架。相反,我们需要在其上增加整体性思维。我们已经看到了一个整体性思维在高效编码方面的成功案例。我们也可以将这种思维运用到与脑神经网络的灵活通信有关的系统研究中去。

接下来,我们将研究连接组学的发展是如何开始为增进对脑的整体理解提供底层基础设施的。正如我们所看到的,从根本上说,脑是一个大规模的互联网络,而且根据互联网隐喻,对脑的调查研究时机已经成熟。

◇ 第四章

从连接组学到动态组学

幸运的是，神经科学领域目前正在进行一场对脑整体性认识的革命。这就是连接组学革命。关于脑的大规模网络结构的知识基础正在迅速积累，从中可以构建各种新的理论，尤其是那些与交流有关的理论。

连接组学的一个关键洞见即连接组这个概念本身。神经科学家斯波恩斯（Olaf Sporns）在2005年创造了这个术语。在描述这个想法的来源时，斯波恩斯表示，这是在他准备一篇关于脑网络的综述文章时想到的。[1]

> 人脑是一个复杂的网络，其运作取决于神经元之间的连接方式。当试图去理解一个复杂网络如何工作时，你必须得知道它的各个元素之间是如何连接的，以及这些元素和连接又是如何协同产生出网络功能的。人类连接组描述了人脑的所有神经连接的完整集合。因此，它所构成的网络图谱对于研究脑的动态和功能而言是至关重要的。

除了强调脑在全局上的互连性之外，连接组学还推动了神经科学的向前发展，而这很大程度上要归因于以三个相互关联的主题为核心的见解：小世界、枢纽和连接强度。这些概念又继而构成了将脑比喻为互联网的关键联系。

近年来，人们在绘制不同脑区的神经元之间的连接上倾注了大量心力。具体来说就是通过向前和向后追踪一个特定区域的神经元，来弄清到底存在哪些神经连接。

要追踪一个神经元的连接，我们首先需要让它变得显眼一些。示踪剂就是一种仅能高亮标记出少数细胞而非整片细胞森林的分子。我们需要在不损伤细胞的情况下，将一种可追踪的化学物质偷偷送入神经元内。这通常是通过将基本蛋白质中的一个分子替换为它的放射性版本来实现的。在向活体动物注射这类示踪剂并让它们在神经元中"晃荡"一番后，我们再取出想要研究的那部分脑。然后，我们通过添加一种遇到放射性分子便会发光的荧光染料来进行示踪。在连续的脑组织薄切片中，发光轴突的图像被拍摄下来。最终这些图像被组合成神经元及其周围环境的三维地图。

近年来，科学家们在示踪技术方面取得了长足的进步，其中包括了使用单个分子及病毒的示踪。对狂犬病毒的基因工程，使得从树突追溯到传入轴突的示踪得到了极大的改善。狂犬病毒是一种特别讨厌的病毒，因为它只感染神经元，而且感染得异常凶猛。但这些特性使它成了一种卓越的示踪剂。同样的进展发生在从轴突向树突"逆向"传播的示踪剂方面，以及在为了寻找含有示踪剂的神经元而将脑切成薄片的切片机械方面。[2]

从示踪数据中得出的最显而易见却未受到重视的发现之一，就是在哺乳动物的脑网络中，我们可以轻易地从任何地方到达任何地方。这一点在大尺度和小尺度上似乎都成立：大多数脑区与大多数其他脑区之间的联系仅仅只需要一两次跳转；而一个脑局部区块中的某个神经元与同区块中的其他大多数神经元之间也只是几次跳转的距离。[3]这意味着脑中的任何神经元之间都只是几步之遥：尽管尚缺乏全面的研究，但任意两个神经元之间的最常见的跳转（突触）次数很可能是3次或4次。

正如我们在第一章中所看到的,在哺乳动物的脑中,任意两个神经元之间创建的这种短路径连接的结构模体(motif,也译作"基序")被称为"小世界"。它的特点是拥有相对密集的局部连接,其中大量本地组形成各个集群,以及相对少量的长距离连接将每个集群的成员联系起来。科学家之间还在就"小世界"一词的确切定义进行着激烈讨论,他们对脑是否符合这些定义也存有争议。但所有的证据都支持这样的结论:几乎任何神经元和脑区之间的跨度都是仅由几个突触组成的短路径,这在很大程度上都因为上述这种局部和长距离连接的模式。至少从20世纪90年代中期[4]开始,人们就在怀疑每个神经元与其他神经元之间的这种紧密性,但现在这一点通过示踪剂的使用已经得到了证实。

同样清晰的是,没有所谓的中控台:一个能够对整体系统进行控制的开关面板是不存在的。在像人类所拥有的这种较大的脑中,网络反而依赖于枢纽。在一个小世界里,松散的局部集群通过少数较长的连接相互联系。但在这个结构上,有着相对少量的节点,它们又与许多其他节点相互连接。这些枢纽往往也是相互连接的。换句话说,枢纽负责连接枢纽。

这种组织方式被戏称为"富人俱乐部":就像寡头政治一样,那些拥有最丰富关系网络的人在彼此之间乐于分享这些关系,以此巩固他们的权力。[5]由于缺乏充分的数据,同时其数学定义还存在分歧,所以很难估计到底人脑在多大程度上形成了"富人俱乐部"。在较小的脑,如小鼠的脑中,枢纽几乎可以完全相互连接。它们颅内的神经元较少,因此脑区也较少,将所有枢纽区域相互连接是比较可行的。[6]但在大得多的人脑中,枢纽的完全互联就不那么可行了。但无论如何,枢纽的相互连接(或多或少)有助于让每个神经元只需跨越几个突触即可连接到其他神经元。

连接组学现在正处于一个新的研究阶段,即以非常高的精度绘制脑区之间的更多连接。在这方面的领军人物便是圣路易斯市华盛顿大学的神经生物学家范埃森(David Van Essen)。[7]在20世纪90年代早期,范埃森和他的博士后费勒曼（Daniel Felleman）基于过去的解剖学文献报告构建出了猕猴视觉系统的连接图谱。[8]它们在涉及视觉的32个皮层区域中发现了305个可靠的连接。体现这些连接的标志性图示后来便被称为范埃森图（图4.1）。多年来，这张图中如意大利面般错综复杂的连接让许许多多本科生看得眼花缭乱。但在连接组学时代，该图中所蕴含的知识又有了新的紧迫性。以前没有连接组的概念，也不太清楚视觉网络是如何与广泛的脑网络相结合的，自然就很难看清这张图到底有什么意义。

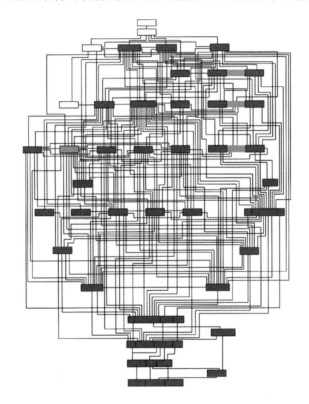

图4.1 显示构成灵长类视觉系统的脑各亚脑区之间连接性的"范埃森图"。图中显示的所有连接均为单向（本图中为向上），尽管返回连接（向下）也是存在不少的。信号可在各脑区间传递，但具体方式尚不完全清楚。图片来源：改编自 Daniel J. Felleman and David C. Van Essen, "Distributed Hierarchical Processing in the Primate Cerebral Cortex," Cerebral Cortex 1, no. 1 (1991): 30

在范埃森图的底部(我为了传达它的结构感而刻意没有进行标记),显示的是视网膜神经节细胞经由丘脑向视觉系统的输入。最上面的区域是海马,费勒曼和范埃森并没有研究其视觉系统的连接。图示的"上方"并不意味着脑的"上方"或是任何意义上的终点。事实上,神经科学家们长期以来一直在争论图中各区域的垂直排列是否有意义。而且,尽管费勒曼和范埃森的数据包括了连接的方向性,但他们的标志性图示中省略了那些"逆向"的连接(在图中的方向对应的是向下,而图中的所有连接都是向上传递信息的)。费勒曼和范埃森整理的基础解剖学研究的方法学也不够统一,这又带来了更多的混淆,而在当时迫切需要的是一项全面的研究。

在21世纪10年代初,范埃森与法国的肯尼迪(Henry Kennedy)领导了一个国际合作团队,他们投入巨大心力去对自己同名图示中描述的连接进行系统性绘制,目的就是在方法学统一的单个研究中构建出完整的连接关系。在一系列雄心勃勃的小鼠和猴的轴突示踪研究中,这个由肯尼迪、范埃森及世界各地众多同事所组成的团队大大扩展了我们对哺乳动物连接组的理解。

这项工作的一个主要发现是,脑的核心脑区的确几乎完全互连。这一发现建立在对于网络枢纽和富人俱乐部的大体印象之上,而这些印象主要是在人类身上通过使用不怎么精确的脑成像方法所检测到的。在示踪剂研究中,可实现更高的精度。肯尼迪及其同事在小鼠上进行的研究表明,枢纽区域包括了处理触摸、听觉和运动系统的关键脑区。这些脑区中的每一个,都能仅够通过一次跳转就连到其他任意脑区。肯尼迪及其同事所研究的12个核心脑区与所有其他11个脑区都有联系(除了有一个缺失的连接)。[9]

这种组织形式似乎是让信息从任意区域通过最少跳转到达其他任意区域的一个好办法。因此,每一个神经元群组(触觉、运动、嗅觉等)都可以与其他群组直接对话。这意味着小鼠脑中的其他200多个脑区就不需要像这12个核心脑区一样密集地连接了。

在小鼠身上,枢纽脑区与动物的生活方式有关。小鼠利用其胡须的触觉来探索世界,并且对听觉和嗅觉信息高度敏感;因为它们是生活在黑暗地方的夜行动物,所以其视觉系统相对较弱。然而,如果小鼠被饥饿所迫,也会在大白天依赖视觉活动。感官的相对效用似乎在哪些区域被作为枢纽方面也有所反映。在小鼠中,只有一个视觉的主要感觉区是与其他核心脑区完全连接的,而触觉、听觉和运动系统则包含有一个以上的完全连接的枢纽。[10]在像我们和其他灵长类动物这样大的脑中,将每个核心脑区与其他核心脑区连接起来的做法就变得不太可行了。当脑变得越大,神经元的数量当然会增加,但独特脑区的数量也会增加,因此需要更多的连接来实现所有区域的互连。只有当核心脑区的数量在12个左右时,核心脑区的完全互连似乎才有可能。在猴脑中,有17个脑区被定义为枢纽,但肯尼迪及其同事发现有15个缺失的联系,这打破了核心脑区的完全互连性。然而,尽管核心区缺乏完全的互连性,但猴和其他灵长类动物在任何一对节点之间仍然存有非常短的路径。除了枢纽之外,肯尼迪及其同事还证实,各脑区非常可能与它们的邻接脑区相连,而且还有数量不多但也不可忽视的长轴突将局部集群连接了起来。[11]

因此,肯尼迪及其同事的工作消除了对这种论点的质疑,即包括灵长类动物在内的哺乳动物脑,从根本上而言是围绕着这样一个目标而设计的:将信息从任意部位非常容易地传递到其他部位。它不是通过将每个神经元连接到其他神经元(如深度网络中的连续两层之间那样)来实现的,而是通过将枢纽与其他大多数枢纽相连接,将局部区域群组相互连接,以及建立捷径来实现的。此外,同样确定的是,许多不同类型的信息会直接发生相互作用,因此必须具有互操作性。

肯尼迪和同事们,以及其他的研究团队,也开始测量一个脑区与另一个脑区之间的连接强度。现在的问题远不是哪里与哪里相连,而是就两个节点之间的连接数而言,是什么构成了解剖学上的"权重"或连接强度?对于存在多少连接的研究既有小尺度的(以两个神经元之间的突触数量来衡量)也有大尺度的(以两个区域之间的轴突纤维数量来衡量)。测量权重之所以能实现,是因为在啮齿类动物和猴中开展了大规模的示踪剂研究。[12]

权重数据促使人们提出了一系列关于不同脑区之间如何交换信息的新问题。事实证明,脑在权重方面有一种强调邻域连接的特殊连接形式。当两个神经元群落在空间上很接近时,它们不仅更有可能相互连接,而且它们的连接强度(权重)也可能更高。

在小范围内,如视觉系统的局部网络,大多数连接是由相对少数的单突触连接(低至数百个)构成的。只有少数神经元之间的联系涉及大量突触(成千上万)。研究人员还测绘了不同皮层和不同类型的神经元之间错综复杂的联系,其结果也与之类似。尽管这些研究意义重大,但都是基于不到40个用示踪剂标记的神经元,它们以此对未观测到的连接模式进行了大胆的假设。[13]不过事实似乎确实如此,邻近的神经元之间通常有少量的强连接,而较远的神经元之间则有许多相对较弱的连接。

我们在更大尺度上知道的更多。我们的目标是追踪长度达到几厘米甚至更长的长轴突,以查看更大区域之间是如何相互连接的。理想情况下,我们会在某个特定区域内找到几个突触,追踪其对应的轴突,并回溯出它们位于脑中其他部位的发源地。如果我们能向每个区域撒上等量的示踪剂,并观察它能标记出多少轴突,我们就能得到一个相对无偏的测量结果,即每个区块与其他区块之间有多少个轴突相连。问题是,示踪剂的化学分子不会准确地停留在我们投放的位置。即使撒上一小点,它们也会扩散到结构边界外。因此,目前我们只能对相对连接性有个基本概念,除非我们对脑的结构进行很多假设(就像在估计局部神经元之间的权重时那样)。但是测量相对权重,即实验中实际连接特定区域的神经元占所有被标记神经元的比例,也揭示了关于连接组的重要洞见。这是人们在数十年研究工作中取得的一大重要进展。

基于从数十只猴和小鼠的脑中数千个神经元中收集到的大量解剖学数据,肯尼迪、范埃森及其同事得以构建出一个简单却又相当准确的模型,用来描述任意两个脑区间的距离及其连接密度之间的关系。在统计学上,他们发现连接权重的分布会随着距离的增加而急剧下降,但其有着相当宽的"肩部"。[14]

以将信息输入猴位于后脑的初级视皮层(V1)的神经连接模式为例。我们的问题是有多少轴突从其他皮层区域进入V1(根据它们在三维空间中与V1的距离来排序)。暂且不考虑在以计算机隐喻为基础的经典V1概念中很大程度上忽略了那些返回连接的事实。计算图谱(以及标志性的范埃森图)认为V1的功能主要是发送信息而不是接收信息。

肯尼迪及其同事的数据显示,与V1直接相邻的区域——次级视皮层(V2)——在所有投射入V1的轴突中占了很高的比例(图4.2)。[15]稍微远一点的区域,如内侧颞上区(MST),通常被认为是视觉运动的计算机,向V1发送的轴突数量不到前者的1%(图4.2中的Y轴是对数的:每个主刻度标记都比下面的一个大10倍)。换句话说,只要稍稍超出V1的局部邻域,轴突连接的数量就会急剧减少。

但这个分布图有一个很宽的"肩部"。在图4.2中,我们可以看到,在最初的下降之后和最后的下降之前的很长一段时间里,曲线从左到右保持在一个相当平坦的水平。即在局部邻域之外,许多区域在不同的距离上都贡献了相对减少但仍为数众多的轴突。外侧顶叶区(LIP)等区域与V1的距离,又比MST向上远出了几个厘米。但虽然LIP比MST距离V1更远,可从LIP到V1的连接强度仍然是从MST到V1的连接强度的20%以上。

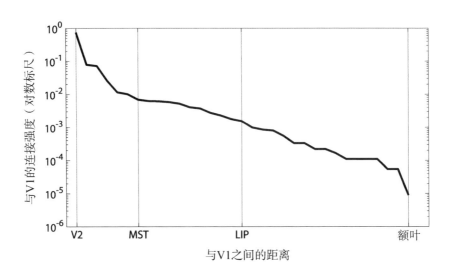

图4.2 脑不同部位与V1之间连接的相对强度。像V2这样的区域,在空间上
靠近V1,通过大量轴突与V1形成很强的联系。MST离V1只有一点距离,但向
V1投射的轴突数量就要少得多(尽管仍有很多)。更远的区域,如LIP,投射的
轴突数量仍然较少,但其数量与MST的数量级相同。最远的区域,如额叶的第
8区,投射的轴突比LIP要少100倍。然而,尽管这些长距离轴突的数量很少,
但它们似乎是在脑中广泛和快速传递信号的关键。纵然以这种复杂的方式构
建区域与区域之间的联系存在一定的成本和难度,但这种连接强度与距离的
关系似乎在所有的哺乳动物脑区中都是成立的。图片由格雷厄姆提供。数据
来自:Nikola T. Markov et al., "A Weighted and Directed Interareal Con-
nectivity Matrix for Macaque Cerebral Cortex," *Cerebral Cortex* 24, no.1
(2014): 17—36

他们所测量的最远区域,如脑额叶皮层的一部分(如果我们戴着棒球
帽,这大约是球队标志所在的位置),与位于脑后的V1有着相当长的距
离。额叶只向V1投射了极少量的轴突:其连接强度只有从MST到V1的
1%左右,更是不足V2到V1强度的0.001%。

在我们这样大的脑中,如此的长距离连接成本特别高,而且很难建
立。较长的连接也意味着信号传输时间的重大延迟。但这些成本是值得
的,因为脑分享信息的能力得以变得更广泛,而且正如我将论证的那样,

也更灵活。

在肯尼迪及其同事追踪的所有脑区中,权重的宽肩分布总体模式基本上都是如此。这项工作表明,哺乳动物的脑坚守着向远距离发送信息的原则,即使这一点在体积更大的脑中会变得越来越难以实现。

经费充裕的西雅图艾伦研究所的研究人员用类似的方法探索了类似的问题,并得出了基本相同的结论。与肯尼迪和范埃森的团队一样,艾伦研究所的研究者也使用示踪剂来测量脑区域之间的连接强度。专注于对小鼠脑的大量详尽研究后,吴承旭(Seung Wook Oh)、哈里斯(Julie Harris)、曾红葵(Hongkui Zeng)和众多同事们发现,大脑皮层的多数区域彼此之间的距离只有一"跳"之遥。[16]

艾伦研究所研究人员的另一个贡献是绘制了大脑皮层脑区和丘脑亚区(即丘脑核)之间的全部连接。他们的工作已表明,丘脑是一个关键枢纽,可以被认为是脑网络主干的一部分。丘脑在脑的大多数主要皮层系统之间发送和接收多种多样的信息。因此,当大脑皮层中的某些枢纽与大脑皮层中的其他枢纽相连接时,它们也会连接到丘脑并反向连接。

丘脑的连接性颇值得详细探讨一番。这有助于我们去想象信息在脑中穿行的容易程度,因为这些路径都要经过一个通用的结构。信号在丘脑的大多数核中是相对集束化(canalized)的:来自特定皮层区域的轴突在到达某个特定核团时会聚集在一起(尽管它们也确实会向沿途的其他核团投射出被称为旁支的轴突)。[17]例如,为来自眼的信息提供支持的一个核团被称为外侧膝状核,它只处理视觉信息。但在与之相连接的区域中,各系统之间存在着大量的信号传播。正如我们所看到的,在大脑皮层中,枢纽脑区之间有着很好的彼此连接,这意味着视觉信息与诸如运动等信息是直接互动的。由于这种互动,信号很容易通过丘脑到达大脑皮层的其他部分。此外,在到达丘脑后,信号还可以再返回到丘脑的不同部位,并继续前往皮层的其他部位。

　　根据吴承旭及其同事的数据,我们可以在小鼠脑的轴突束中追踪一条路径,来看看它通往脑的各个区域是多么的容易(图4.3)。譬如从听觉皮层开始,我们可以到达丘脑中一个名为后外侧核的区域,从那里我们可以回到皮层中专门负责视觉的几个脑区中的任何一个。离开视皮层,重新回到丘脑(这次是背外侧核),我们可以再前往前扣带皮层,这个皮层在小鼠中的功能尚不完全清楚,但一般认为它部分参与到了运动输出的产生。[18]现在我们的旅程又可以从前扣带皮层经由丘脑的腹内侧核前进到其他与运动相关的皮层,或是到达与饥饿感、恐惧反应及触觉有关的皮层。每一次,我们的旅程都要借道丘脑,而每一次通往丘脑的旅程,几乎都可以看成是经由双向连接的返回行程。在不止一次跳转的路径上也会存在返回路线,并且或许比向前行进的路线更短。

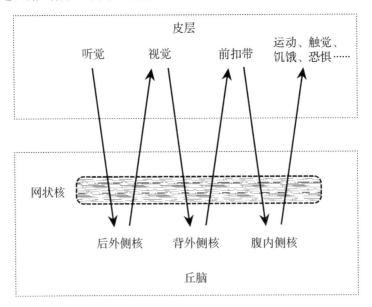

图4.3　皮层与丘脑之间的连接性。示意图上方显示了从皮层区域向各个丘脑核团的输入,而下方则显示了自丘脑向皮层的输出。每个箭头代表一束轴突。虚线矩形表示丘脑的网状核,这是一个皮层输入和输出都需要经过的神经元结构。关于皮层区域的功能及其丘脑投射部位的描述详见正文。图片由格雷厄姆提供

　　值得注意的是,我们在这里所介绍的丘脑核团是相对集束化的,即来自不同感觉系统的传入信息基本上是分开的。我们所因循的这些路径涉及很多平行线路。[19]然而,这些连接皮层和丘脑的线路都要经过丘脑的网状核,它可以通过在平行神经线路之间分享信息来改变信号的传输。丘脑网状核的密集互联就像一个裹有两份满满当当热狗的面包(每一半都有一份热狗,各自拥有丘脑的一套核团,包括后外侧核、背外侧核和腹内侧核,图4.4)。网状核神经元为通往丘脑的几乎所有核团的神经元之间提供了密集的互连。所以,丘脑中几乎所有与皮层交换信息的神经元都受到丘脑网状核神经元的影响。正因为如此,它们或许对灵活的网络控制和路由有着重要作用。此外,网状核可能会进行传递信息的接收确认,这个想法我们将在第六章中再详细探讨。

　　小鼠丘脑和皮层之间的大部分连接,在艾伦研究所的科学家们开展工作之前就是已知的了。但通过在单个实验中绘制出动物的完整连接组图谱,他们做到了将丘脑置于更广泛脑网络背景中。对整个网络进行研

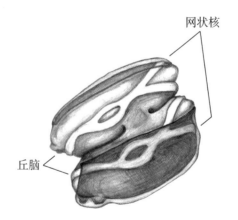

网状核

丘脑

图4.4　丘脑的"双热狗包"形解剖学图示。构成丘脑的主要神经元集群看起来有点像一对短小、敦实的热狗,它们的中段处是彼此连接在一起的。网状核这个神经结构将"热狗"环抱在两侧。进出丘脑的轴突通过双热狗包样的网状核,并与那里的神经元相互作用。图片由拉文(Reanna Lavine)提供

究,也让测量区域之间的连接强度成为可能,正如肯尼迪及其同事的工作那样。吴承旭及其同事证实了脑区之间连接强度与距离的函数呈现宽肩分布的那个发现。

展望未来,像艾伦研究所的研究者和肯尼迪团队所取得的权重数据,对研究网络结构的连接组学者而言将越来越有价值,而且肯定会在许多其他有趣的方面发挥作用(在第八章中,我们将对近期利用这些连接组来进行动态建模工作进行讨论)。这项工作也是一个通过大规模合作来对系统进行全面研究的成功典范。

像马克拉姆(Henry Markram)以及蓝脑计划这样的研究者也在连接组学领域取得了进展,他们为小鼠皮层中的小块区域建立了极其详尽的计算机模型。其他计划或学者,例如由美国国立卫生研究院资助的人类连接组计划,则试图使用脑成像来绘制人脑连接图(用注射示踪剂的方法绘制活人连接组显然是绝对禁止的)。我们将在后面的章节中去讨论这些工作。

斯波恩斯的连接组概念的确立仍然是一项有待完善的工作。尽管我们已取得了很大的进展,但目前仍缺少微观尺度的全面示踪数据,因此我们对整体网络的了解仍然十分有限。其中一部分问题在于局部结构是异常复杂的:不同的细胞类型相互交错,编织成错综繁复的层级结构。因此,想要揭示小范围内细胞间的联系需要使用不同的标记物来标记不同的细胞。同时,只标记一小部分细胞也是很重要的,不然痕迹重叠太多就无法分辨了。

我们距离绘制出哺乳动物脑中哪怕是一小部分神经元的网络图谱还有很长的路要走,至于要理解它们的功能意义那就差得更远了。这就是为什么仅根据当前我们对网络结构的测量指标来描述功能意义——譬如,区分人类的健康和异常状态(如精神分裂症)——还为时过早。[20]事实上,仅仅知道脑网络的结构还不够。我们还需要了解整个连接组范围内的活跃动态。这一新兴研究领域有时被称为"动态组学"。[21]

　　什么类型的通信方式最适合我们正在了解的脑网络结构，以及脑运行的这个环境？当我们提出这样的问题时，我们就能开始在理解动态组方面取得进展了。从日益增长的连接组学知识基础出发，我主张采用整体论的方法，去探讨神经元网络必须进化出什么样的能力，才足以应对特定的通信挑战。这种方法补充了还原论方法，即探讨把已充分了解的单个神经元组装成一个复杂的宏大结构可能产生什么行为。我相信，以后我们从脑网络的整体论研究中获得的见解，可以反过来帮我们更全面地理解单个神经元。姑且称其为网状理论2.0吧。

　　我们需要了解脑网络的限制条件，以及它们所面临的通信挑战。今天我们知道，网络特征在单个神经元和它们所进行的计算中是无法充分显现的。一个简单的事实就是，人们无法通过观察单个神经元在对某些刺激做出反应时的放电频率，来判断它使用的是什么信息传递协议。当从全脑互动的角度去审视时，那些看似与感觉输入的计算有关的放电活动，可能与通信目标更相关。例如，该信号可能与后续信息的去向有关，或者它可能表明先前的信息已经收到。因此，一串放电不一定就对应着特定的内容（例如"向右上方移动的发光的矩形"）。如果只从神经元学说和计算机隐喻的角度来看，这类信号可能会被误读。

　　幸运的是，一个由我们自己设计的系统——互联网——已经"进化"得能够解决与脑类似的整体论挑战了。此外，像脑一样，互联网的成功在很大程度上也取决于网络的基本统一性，即其中任何节点与其他节点都只有几个跳转的距离，并且可以传递许多不同类型的信息。

　　我们可以去研究像互联网这样的计算机网络，而无须考虑个别计算机的内部运作机制。关键只在于信号的传递：有多少、何时、何地，以及如何传递。就像单个神经元一样，每个计算机显然是独立的实体。但在互联网上,将它们连接在一起会产生截然不同的东西,而且这本身就很有趣。每个计算机的独特秉性并不一定与这种整体层面的行为有关。

正如我们即将看到的,脑和互联网的基本信息传递策略有共同的限制因素。它们的活动都具有稀疏性,但它们也有其他共同的特点,例如它们都需要有可靠性、可扩展性,以及最重要的灵活性。但要理解互联网与脑网络通信的特殊关系,我们先需要仔细研究互联网的基础设施,以及为什么它会被设计成这样。

◇ 第五章

互联网如何运作

随着网络 2.0 时代的到来，人们对互联网的态度不断发展和变化，机器学习和人工智能扮演的角色也日益重要。伴随由暗中影响竞选及数据泄露等问题所引发的争议，想要凭借互联网来实现乌托邦式未来世界的愿景已站不住脚。然而，不管是好是坏，互联网在我们所有人的生活中正扮演着越来越重要的角色，自新型冠状病毒爆发以来更是如此。

但我们在互联网上的一切混乱喧嚣中，很容易忽略互联网的底层消息传递技术是多么具有革命性和卓越性。网络研究人员帕斯托–萨托拉斯（Romauldo Pastor-Satorras）和维斯皮尼亚尼（Alessandro Vespignani）对互联网的目标做了如下总结：

> 互联网不由任何监管或权威机构推动，也不遵循预先画好的架构蓝图，它的成长和发展源于合作和自组织，以符合技术标准和相互联络的需要。事实上，如果从宏观角度来看，互联网可以被看成是一个自发成长的系统，其宏观动态和结构均源自以优化局部沟通效率为目的的众多交互单元之间的协作效应。[1]

本章从非技术角度对互联网和更广义的通信系统进行了介绍，互联网本身和移动通信都使用了同样的基础技术。这里的目的是描述网络的

"物理学",即构成其概念的基本原理。我们不会详述具体的技术机制,因为它们总是会随着时间推移发生迅速的变化。正如我们将看到的,是互联网的基本原理使这个系统如此强大,同时这也与脑紧密相关。

就我们对互联网基础设施的理解而言,我们可能会想到服务器集群、卫星和光缆。这些元素对互联网发挥出最佳功效非常重要,但并非必须,虽然电力是它的血液,算力是它的心跳,但互联网最重要的技术是确保信息传递的方案,推动互联网发展的最创新和最关键的技术是它的一套独特"规则"。

管理互联网的规则被称为"协议"。它们是去中心化的和公开的。协议说明书主要由缩写为 RFC 的文件组成,RFC 是英文"request for comment"的缩写,中文为"请求评论"。这些文件的名字本身就证明了它们开放和协作的初衷,因为从 20 世纪 70 年代至今,它们的主要目的就是征求反馈意见,以制定和修订出更好的规则。回过头来看,很难想象像互联网这样的自组织全球通信网络起初是如何仅通过用户的输入和共识建立起来的,人们无法指出任何跨越全球的其他技术是以这种方式建立的。因为互联网直接考虑了用户的输入,所以它不仅能让信息高效广泛地传输,而且还具有多种用途。随着越来越多的用户加入,人们发现这种开放的架构支持海量的各种用途。互联网一直是集体智能(hive mind)唯一成功的产物,作为一个自适应的系统,它甚至可能表现出意识的特征,我们将在第九章中讨论这个问题。

加入互联网必须遵循的公共规则非常简单灵活,而且硬件实现也很容易。当互联网与其他允许分散的各方相互传递信息的通信系统相比时,互联网协议的极大创新优势就更加显而易见了。

通信系统必须能够广泛而灵活地交换信息。每个系统都在网络上运行,或在节点和链路的排列上运行。节点只有在以某种方式彼此互连的情况下,才能与其他节点进行交互,例如发送消息。更广泛的系统使得每个节点都有机会通过一系列链路与任何其他节点进行任意交流。

无论我们讨论的是800多年前蒙古帝国的"站赤"邮政系统,还是20世纪八九十年代的法国迷你终端(Minitel)计算机网络,所有通信系统都需要协议。几个世纪之间,横跨亚欧大陆大部分地区的蒙古帝国的邮政系统之所以能够有效运作,是因为每个站点都遵守随时为信使备好马匹的协议,并知道如何到达下一个站点。路由协议在现代通信系统中也同样重要,法国的Minitel系统在20世纪90年代初的鼎盛时期已经拥有了数百万用户,之后它被使用类似协议的互联网所取代。Minitel的通信协议要求使用固定大小的数据包进行信息封装。

在人类设计的任何双向通信系统中,成败在很大程度上取决于全局规则。虽然通信协议通常涉及计算——例如使用"如果"和"或者"等逻辑操作来决定信号流向——但它本身并不需要计算机。

路由是通信系统的基础,也许一个更好的术语是"队列":其本质任务是对多个信号进行处理并将它们排成一列。事实上,如果每次只有一条信息,那就没有必要进行路由了。一些互联网的先驱者,像加州大学洛杉矶分校的工程师克莱因洛克(Leonard Kleinrock),把路由比作一个让人们排队上飞机的系统,登机是通过机舱门这个通道进行的。通信系统中的通道可以是导线、电缆、光缆,以及一段特定频段的电磁波等任何可以把信号按顺序排成一列的结构。机舱门的通道容量是有限的:它必须由许多人或者"信号"来共享。共享并不总是容易的,正如克莱因洛克在他1976年的里程碑式的著作《队列系统》(*Queueing Systems*)中所说:"最近,我犯了一个错误——乘坐波音747飞机穿越全国。作为一个队列系统分析员,我应该知道得更清楚!"[2]

为什么不把通道做得更大呢?当使用多个机舱门时,登机速度通常会更快,这就是所谓的"复用",即有多个通道并行,这使得更多的信号可以同时通过。我们可能会认为,在一个完美的世界里,可以通过复用来回避路由。比如,当我们可以制造足够大的舱门或管道时,为什么还要担心网络上信息的定向和发送呢? 多路复用肯定是有道理的,光缆可以用多种波长的光传输信息,就像装有多种信件的邮递员挎包或飞机的机舱门一样,是一个复用单元。但是,如果要使大型网络上的任何通信器之间能够彼此连通,就需要每个节点能够在多个输出通道上发送信息。应对这一挑战的唯一方法是让每个节点之间都进行直接互连。这种解决方案对于任何大规模的通信网络来说都是站不住脚的,就像对于脑一样(回想一下,如果我们的脑有这样的全连接,其直径将达到20千米)。

在没有全连接的情况下,信息将不可避免地发生碰撞,如果我们不采取应对措施,碰撞的信息很可能会丢失,如果我们想可靠地传递消息,这显然是个问题。我们需要让信号排成队列,这样我们就能找出它们各自需要去的地方,然后把它们送到那里。拥有更大的管道并不能解决这个问题,但一套好的队列或路由规则却可以做到。

所有的路由协议都涉及权衡系统如何使用和通信器如何连接这两个问题,脑中的通信工程当然也存在权衡,这反映在信息于网络上的排列规则。脑中的这些规则可能并不像飞机登机的规则,也不完全像互联网上的规则。但是脑中必然存在一些路由规则,而且我认为,这些规则背后的原理与互联网上的类似。

从20世纪60年代开始,电气工程师们提出了每种基本形式的路由协议。每种协议分别最适合于特定的关于网络连接、信息密度和时间安排的机制。"电路交换"协议是一个允许每对节点之间建立专用连接的系统,这个名字表明了其目的就是建立一个电路,就像一条金属导线,可以向导线上任意一端传递电子流(取决于它们从线的哪一端被"推送"出来)。计算机的内部通信涉及字面意义上的"电路交换",在计算机中这些电路被称为"总线"(bus)。在英文中,bus也有"公交车"的含义,顾名思义,一辆公交车在特定路线上可以搭载所有乘客。总线可以将内存芯片连接到中央处理器,或将显卡连接到显示器。总线能够以接近光速的速度传输大量的信息,但每次只能在两个节点之间传输。总线的电路交换协议是一种利用电流在预定线路上传输数字信号1和0的简单而有效的方法。

然而,电路交换协议并不需要计算机,甚至不需要电力,人与人之间的交谈也可以被认为是一种电路交换协议,因为协议关乎规则而非物理底层。电路交换协议需要一个排他的、双向的交流渠道,它还需要有能力"呼叫"或确保通信双方之间线路畅通。一群依靠狩猎和采集生活的"原始智人"的通信协议可以被看成是电路交换协议,大多数时候,一个部落的几十名智人可以与内部的任意成员之间相互交流,因为每个人通常都在附近,呼叫某人时只需喊出他们的名字即可。通常只要有一个人在说话,其他人通常就不会同时说话。在某种程度上,电路交换协议仍然是所有人类通信系统所向往的状态。

贯穿20世纪中期的传统电话,是电路交换协议的经典工程形态。它之所以重要,是因为它在线路中引入了被称为电话交换台的中间件,每部电话都有一条通往电话交换台的专用线路,而每个电话交换台都有线路连接到其他电话交换台。由于信号是电的,可以双向流动,因此每部电话只需要一条电线就能与电话交换台相连,而众多并行的电线则将多个电话交换台彼此相连。只要在电线上产生电流,就可以从电线的任意端随意发出信号。连接通话双方的电线在整个通话期间都被占用,排除了所有其他用户。系统的网络架构和路由协议产生自人们使用该技术的方式,即用于亲密交谈。

最重要的是,电话具有**同步性**。通话的双方必须同步或时间一致。同步性在人们希望实时地交谈、分享些许喜怒哀乐、说服对方或保持沉默时起到了作用,因此电话仍然很受那些寻求交流、商业谈判或心理咨询的人欢迎。

有了电话,只要我们知道潜在通信者在网络上的地址(如今这是一个电话号码,但在过去只要知道这个人的名字和城市就足够了),就可以在真实世界中与其直接沟通。一旦我们拨通了某人的号码,他就有一个短暂的时间窗口通过接电话来打开通道。然后这个通道可以无限期地维持下去。但为了通过电路实现这种程度的亲密接触,电话系统牺牲了一些效率和灵活性。在传统电话中,当两个人在通话时,没有人可以直接联系到他们中的任何一个。而且无论他们是否在说话,其他信号都不能发送到他们的连线上,他们也不能发送声音以外的信号。

另一种双向通信系统的组织方式被称为"报文交换",它的典型代表是邮政系统。这种情况下,通信渠道是一个人类邮递员,由他负责一个地理区域内的所有通信地址。在这种方案中,信息的完整性和可靠性是最重要的,比亲密度和速度的优先级更高。当我们寄信时,将信件包在一个有保护性的信封里,然后交给一个可信赖的渠道:邮箱。现在当我们发送电子信息时,我们甚至会要求收到该信息在网络上的传输确认。在过去,信息的完整性是由独特且防篡改的封条来保证的,一旦它到达,我们可以确认收到的信息与发送的完全相同。

但为了达到这种完整且可靠的通信水平,我们牺牲了亲密度。情书很亲切,但通常它们只是真实情感的替代品,而真情流露最好是当面进行或者至少通过电话表达。像邮政这样的报文交换系统同样降低了速度,因为邮件通常一天只取送一次。邮政信件是一个**异步**系统:通信双方不在同一时间收发信息,这是由网络的结构决定的。

如今通信工程师们认识到,路由问题与信道的共享程度有关,但这一事实在之前一直不甚明了,直到计算机时代的到来。在人类历史上的大部分时间里,信道都是单一的:它们传递单一的信息流,排除所有其他信息,而且都是一次性发送。如果我在和你打电话,我就不能同时与其他人进行通话。邮政系统在某种程度上允许更多的信道共享,比如,我的邮箱和邮递员的挎包可以同时投递多封信件。但邮政系统仍保留了信息的完整性,就像我给你寄一封长信时没有理由把每一页放进一个单独的信封里。

然而,一旦我们将人们之间的交流任务委托给计算机,就有可能产生全新的方案。比如,信息就能够以任意方式进行划分。我们至今仍然在探索路由协议的新方案,事实上,人类不一定想到了协议的所有基本排列方式,所以目前还不清楚可能的协议空间有多大。脑可能使用一种完全不同于我们所设计的路由协议。但互联网革命性的路由协议——**分组交换**——的基本成功是不言而喻的,因此,它与脑的联系值得我们深思熟虑。我们通过了解互联网协议的强大功能和灵活性,可以获得一个关于脑如何沟通的全新视角。

计算机和网络的创新促成了分组交换的早期发展及后来的成功。第一个创新点就是时间共享,或者说是多个用户共享计算机处理时间的能力。在20世纪中叶,大型机是唯一的计算机,其需要费力的流程来加载和提取信息。到了20世纪60年代初,计算机工程师已经简化了该处理过程,其中一部分是由于发明了编程语言,从而允许多个用户执行计算操作。但一个关键的转变纯粹是概念性的:计算机不再像社区干洗店那样是简单的日常服务,它们可以被组织起来一天24小时地供众多用户计算使用。这一变化主要归功于心理学家出身的美国计算机科学家利克利德(J. C. R. Licklider),他还允许用户对他们的计算机任务进行排队,这样用户就可以预定在未来的某个时间执行程序而无须在场等待。

然而,直到美国军方开始在同一栋楼里放多台大型机执行当时最复杂的计算操作之前,大型机一直是各自孤立运行的。1966年,另一位前心理学家泰勒(Bob Taylor)成了美国国防部高级研究计划局信息处理技术办公室的负责人。泰勒的办公室拥有当时世界上最先进的计算设施之一,他看着他所监管的三台大型机,想知道它们是否能够相互交谈。每台计算机都有一个独立的终端,但无论是它们所控制的终端还是主机都不能相互交流。当时,大学和其他组织也对计算能力趋之若鹜。鉴于建设和维护大型机的高昂费用,如果没有其他因素的话,确保它们得到有效利用是国家安全利益所在。

解决如何让计算机联网工作的实际问题需要两个理论上的进展,它们是在1960—1965年由美国的巴兰(Paul Baran)发现的[英国的物理学家戴维斯(Donald Davies)也于同期独立发现了这两点]。巴兰当时是加州兰德公司的一名研究员,他虽有电子工程学背景,但当时是在纯通信理论领域工作,研究方向是确保核弹指挥的生存能力。由于当时这种危险的武器在美国和苏联广泛部署——危险在于个别导弹基地在战争期间可能与中央指挥部失去联系,进而不知道是否应该发射——因此强健稳定的通信保障不可或缺。

巴兰的第一个远见是关于指挥网络的连接方式。一个网络的连接方式,即**拓扑结构**,决定了其使用方式。巴兰想到了从星形连接到完全局部(网格状)集群的一系列网络结构(图5.1),这让我们想起一个世纪前斯宾塞的那张图(图2.9)。如图5.1的左图所示,我们可以把每个节点都连接到中心节点,使其构成星形网络,但如此严重地依赖中心节点会使系统非常脆弱、不堪一击。另一个极端,即图5.1的右图,我们将节点只与它们的近邻点进行网格状相连,这会让信息难以迅速传递。一条重要的信息可能需要经过众多节点接力才能从网络的一端传到另一端,而每一次接力都存在错误和失败的风险。

巴兰意识到,关键是要在这两个极端之间进行权衡。如果网络节点像中间那幅图一样,有一些长距离的连接,**同时**又能从近邻收集信号,就可以兼顾速度和稳健性。这种模式实现的连接性与后来所谓的"小世界网络"同出一辙。

巴兰计算出,系统只需三四倍于互联互通全部节点所需的最小连接数,就可以实现对节点破坏非常高的稳健性。1964年,巴兰做出了一个关

集中（星形）　　　　混合（小世界）　　　　局部（网格）

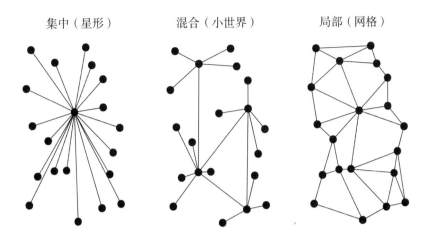

图5.1 在通信网络中,实现同样一组节点的连接性可以使用一系列的组织方案。在一种极端情况下,如左图的星形结构,所有节点都连接到一个中心节点。在这种情况下,任何信息必须通过中心节点才能到达目的地。在另一种极端情况下,如右图所示,每个节点只能与它的近邻交流。巴兰设想了第三种类型的结构,如中图所示,在这两个极端情况之间进行折中:节点与其近邻相连,同时也保持一些更远的连接。这比构成左图的星形网络需要更多的连接线路,但与右图的最近邻域网络相比,大大减少了信息传输所必须的接力次数。图片由格雷厄姆提供

键决定:他没有把自己的发现藏在专利或机密档案中,而是选择在公开的科学媒体上发表。他的理由是人道的,但也很务实。正如他所说:"美国有一个可生存的指挥控制系统会让其较安全,但如果苏联也有同样的指挥控制系统,美国则会更安全!"³通过此举,巴兰为互联网的发展奠定了开放合作的基调。

理论上,任何可行的路由协议都可以用于任意的网络拓扑结构,但网络拓扑结构限制了路由协议所能发挥的效能。正如我们将看到的与脑的关联:如果想知道脑网络的工作原理,仅仅了解其拓扑结构是不够的,但是了解其拓扑结构(以及脑必须执行的功能)可以帮助提出高效可行的路

由方案。

这就是巴兰的第二个远见：他需要一种通过小世界网络传递信息的方式，比如分布式网络。他所设想的系统是每个节点到任何其他节点只需要几次中继，而不需要中央交换机。在这种网络上进行可靠的路由需要信念的飞跃：必须信任整个网络而非中央交换机。此外，他相信随机性带来的好处，正如我们将看到的那样。巴兰与计算机科学家波姆（Sharla Boehm）共同开发的解决方案，后来被称为"分组交换"（packet switching）。[4]分组交换这个名字是由戴维斯（Davies）提出的，他在1965年（比巴兰和波姆晚约一年）独立提出了几乎相同的方案。[5]

分组交换将信息切成小块，然后分别在网络上独立发送。如图5.2所示，电子邮件等信息被分成大小相同的单元，并标记清楚每个单元包含原始信息的哪一部分。像电子邮件程序这样的应用程序只是简单地将信息中的数据切分到所需数量的数据包单元中。

我们这么做的原因并非显而易见。原因是一旦信息被切分打包，就有了更大的灵活性。来自不同信息的数据包单元可以混合发送。我们现在不是用单独的电话线或信封来发送每一条完整的信息，而是可以在同一信道上发送许多不同的信息，从而在信道中挤出更多的信息传输能力。这就是在时间上进行多路复用，它是一个非常有效的解决方案。如果我们的信道是数字的并且时域可以分成非常小的块，那么分组交换的效果最好，[6]当然这种方案也需要异步性。

下一个问题是，数据包应该如何排队传输？当信息被切分成数据包时，每个数据包都被标注了发件人和收件人的地址，就像邮政邮件一样，在沿途的每个节点上都要检查地址。但邮政系统倾向于按固定路线发送信息，对于发往同一目的地的所有信息，每个邮局都有一条固定的发送线路。如果我带着一封信去邮局，把它交给当时碰巧走出门的任何一个邮递员是没有意义的，但这种做法却和巴兰提出的第一种队列方法非常相

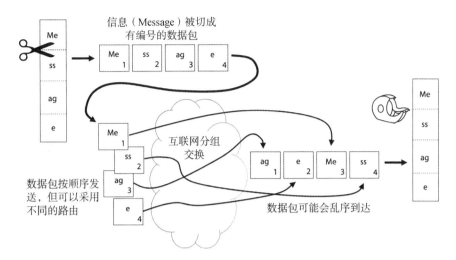

图5.2 分组交换通信策略的示意图描述。一条信息被切分成相同大小的多
个片段，每个片段都标有其在原始信息中的位置，它们在网络上通过不同的路
径发送(尽管通常是同一路径)。然而，它们可能不按顺序到达，接收端会根据
片段的位置标记重建原始信息。图片由格雷厄姆提供。改编自：James Gil-
lies M., and R. Cailliau. *How the Web was Born: The Story of the World
Wide Web* (New York:Oxford University Press,2000),22

似，他将这种通过网络引导数据包的方法称为"烫手山芋"。每个节点都
有一个**路由表**来提供从该节点到网络上其他节点的信息传输方向。当一
条信息进入一个节点时，该节点将试图以最快的路线发送该信息。如果
这条路线上存在任何繁忙和阻塞——即使是暂时的——遇到阻塞的节点
就会尽快尝试其他路线。其目的是将像烫手山芋一样的信息尽快传递出
去，哪怕可能会通过更迂回的路径到达目的地。重要的是，在这种方案
下，即使所有的数据包都有相同的发送方和接收方，每个数据包也有可能
走不同的路线。

分组交换欢迎随机性和不确定性，这是其与之前所有通信系统的一
个**重大区别**。为了使这个方案在实际情况下生效，分组交换需要在每个
节点上部署小型计算机。即使信息像烫手山芋，我们也需要将它短暂地

存储在队列中,并要弄清楚如何将它们成功送到目的地,这就需要发明路由器或微型计算机,它们的唯一工作是处理其网络邻域上的信息流。路由器的发明主要归功于计算机科学家克拉克(Wesley Clark),就像互联网的许多其他发明一样,路由器的创意在今天似乎是显而易见的,但它所处的时代完全没有个人电脑,也没有任何比晶体管收音机复杂同时又比大型机简单的电子设备。

此后5年内,巴兰的解决方案得到泰勒带领的"阿帕"(ARPA)团队的认可和采纳,并作为第一个投入实际使用的计算机通信网络,其被命名为"阿帕网"(ARPA NET)。泰勒的团队与戴维斯及克莱因洛克合作设计该系统,由斯坦福研究所通过铜线进行物理连接,并由波士顿的博尔特·贝纳克和纽曼公司建造路由器。

1969年10月29日,克莱因洛克的实验室进行了第一次分组交换通信,连通了他们在洛杉矶的实验室和位于帕洛阿尔托的斯坦福研究所。他们的目标是"登录"到帕洛阿尔托的计算机上,以便能够从洛杉矶向帕洛阿尔托的计算机发出标准化指令。在帕洛阿尔托收到登录指令"LO"的前两个字母后,系统崩溃了,但它在当天晚些时候被修复并完全正常工作。看!互联网诞生了!

虽然互联网的第一个应用是连接两台计算机以共享计算资源,但分组交换在其他情况下也非常有用,如今它是互联网本身和无处不在的蜂窝网络的基础。分组交换并不严格依赖于计算机或其他硬件,相反,它是实现大范围内多方通信的一种灵活、稳健和高效的方式。当我们像早期的分组交换工程师那样去关注通信目标和协议时,就有可能发现有效的策略,但如果我们只担心计算,这些策略会显得不合逻辑或不易被人察觉。

铜线绝不是分组交换的必要条件,继阿帕网之后,第二个分组交换系统基于无线电网络建立。20世纪70年代初,位于夏威夷的"阿罗哈网"连接了整个群岛的大学校园。无线电网络由于其广播性质而具有局限性，与电线不同，无线电信号在大范围内辐射，不具备私密性。阿罗哈网有一个中心站和几个接收站。由于在中心站范围内的所有人都接收到同一组信号，因此需要施加某种顺序。对于阿罗哈网来说，这意味着中心站有一个严格的时间表：在固定的时间间隔内——仅在一个短暂的窗口期——向特定的接收站发送信息。

但是，相反方向的信息流——从接收站到中心站——随时都可以进行，这得益于另一项旨在避免信号碰撞的关键创新。当两个外围站试图同时向中心站发送信息时，这两个信息都将被损毁。关于下一步如何进行的规则是：两个外围站必须等待一个随机时间才能再次尝试，这被称为"退避算法"（back-off algorithm），它非常有效。两个信号碰撞后都必须同时退避才能再次尝试，因为退避时间是随机的，信号不太可能多次相互碰撞。

退避规则被统一地应用于所有的数据包，它对路由系统起到了增压效果。阿罗哈网的退避算法利用了巴兰"烫手山芋"法的不确定性，并将其放在了最重要的位置。不仅可以信赖由单个路由器传递大量单独标记的消息块，还可以信赖网络的体系结构在发生信息碰撞时通过注入本地随机噪声而变得更加稳健。在碰撞后等待随机时间重新发送消息仍然是以太网等局域网络协议中使用的关键技巧。[7]

我在这里强调了随机噪声的好处，因为大多数神经系统的模型也包含了一个噪声因子。在脑中，噪声被认为是由电信号干扰、化学机制的不精确性、量子波动和其他影响因素引起的。或许脑中的噪声也是功能性的——一种让整个系统更好地沟通的方式？

现在我们知道，随机变量可以提高许多物理系统的性能，例如"随机共振"（stochastic resonance）系统。[8]但就通信系统而言，这与香农定理相悖，香农定理认为任何通信信道的目标都是最小化噪声的影响。正如我们将在下一章中看到的,噪声在脑中过于普遍,根本没有什么功能作用,也许它也可以像在互联网上一样作为一种退避算法来促进脑的内部通信。

和阿罗哈网一样,现代无线通信技术(Wi-Fi)是分组无线电通信的另一种形式,它使用了类似的路由方法。在设备的无线调制解调器和Wi-Fi基站之间传输的电磁信号会在本地进行广播,但由于电磁信号会造成叠加干扰,可以说,我们必须确保它们保持在各自的"车道"上。因此,Wi-Fi为区域内每个设备划分电磁频谱保留频带,每个连接Wi-Fi的设备都在各自的私有频带上发送和接收信号,但在Wi-Fi基站上,有一个消息队列,信号在到达基站时会像阿罗哈网一样服从退避算法,如果来自不同设备的数据包之间发生冲突,发送者需要随机等待一段时间后才能再次尝试。现代Wi-Fi增加了另一个技巧:在基站接受来自特定设备的任何数据包之前,基站会等待并监听是否有其他设备也在尝试发送数据包,在另一个Wi-Fi信道上试图发送数据包的设备将不得不在稍后再次尝试,而每次系统都会等待和监听。这个技巧确保了至少有一个数据包将被基站接受并传输,而不是在一次碰撞时阻塞所有消息。

这种等待和监听的方法基于阿罗哈网的随机退避方法,但其在实践中更为有效。由于Wi-Fi频率信道往往会被占用很长一段时间——不管它们是否在传输信息——这就导致了我们所看到的与老式电话的相似问题。Wi-Fi无线电频段一旦被占用,即使它们可能没有传递任何信息,也无法被想要接入的其他人使用。我们又回到了曾在电路交换上遇到的问题:空闲的通信者会浪费带宽。目前,美国国防部高级研究计划局(阿帕团队的继承者)正在大力投资解决无线电通信中的这个问题。[9]其目标是根据需要而不是存在的设备来为Wi-Fi(和蜂窝网络)分配频谱段,这项技术因可智能地分配信道而得了一个"认知无线电"(cognitive radio)的绰号。

就像互联网本身一样,对认知无线电的巧妙解决方案有朝一日也会成为研究脑的有用参考,因为脑也利用了一些类似无线电的通信方式,即脑也可以将信号"广播"到一个更大的接收范围。确实,我们可以从大型网络的很多通信策略的隐喻性联系中了解脑,但要做到这一点,我们首先需要把脑的工作视为通信,而不仅仅是计算。关键问题是:在全网通信中它的权衡决策是什么,以及这个问题的有效解决方案是什么?了解互联网技术的各种技巧是一个很好的开始。

即使有了处理信息碰撞的有效策略,所有的通信系统也需要一种方法来处理干扰和错误。各种各样的事件都可能阻碍消息通过信道传输,包括电力中断、路由器或交换机故障、恶劣天气、松鼠咬断线缆,以及重型设备的大意操作或恶意破坏等。大多数系统并不试图防止每一种可能的干扰,而是采用一些传输验证和信息重发机制。

从阿帕网诞生至今,互联网已经使用了一种简单而高效的策略,即ack机制。当发送端在网络上发出一部分数据包后,它会等待来自后续路由器的一个小的返回信息,而这个信息就是一个ack,对于网络而言,ack只是另一个打包的信息。ack必须像所有其他数据包一样排队。当ack返回发送端时,表明确认数据包已成功发送。如果发送端等待了一段时间——如阿帕网上的125毫秒或今天的几微秒——还没有接收到预期的ack,它将再次发送这批数据包。一些互联网应用程序,如视频聊天协议网络实时通信(WebRTC),也使用"否定确认"(negative acknowledgment,或简称nak)来提醒发送端没有收到预期的数据包。[10]

确认方法之所以有效,是因为互联网像邮政系统一样基本是**异步的**,但是其速度很快。尽管互联网是去中心化的分散组织,消息需要不断地来回确认,但它的运作时间间隔非常短,路由器的时钟速度快到足以将每秒分成10亿个单位。我们将看到,专业化的高速异步通信导致了网络活动的高度稀疏性,就像脑一样,大部分网络的大部分时间都是空闲的,但当一条信息需要通过时,它会引起一场短暂的活动。调制解调器、路由器和信道都趋于在有信息传输请求时突然活跃,在短时间内接近满负荷运转,然后再恢复大多数状态下的沉静。这听起来很熟悉,因为脑网络活动也具有类似的高度稀疏性。我们将在下一章中探讨这种联系。

在模拟世界中,将一条信息分组打包是很荒谬的,就像反复给某人打电话,每次只说一个词,然后挂断电话再打一次。但在高速的数字世界中,分组为网络通信策略开辟了广阔的全新领域,它允许系统轻松快速地检查错误,并优雅地补救碰撞。正如我们将看到的,分组交换还允许信息基于当前网络状况找到最好的路由。

如果没有计算机,我们就不会发明分组交换。同样地,如果不理解神经计算,我们可能就无法理解脑内部的通信。但是,除非我们承认脑的通信原理并不一定遵循计算机隐喻,否则它们将继续晦涩难懂。脑的通信原理需要类似互联网的思路来理解,它与单台计算机设计原理完全不同。

分组交换支持互操作性,只要使用标准化的封装,一个数据包可以包含任何数字化数据。尽管阿帕网的设计除了传递简单的文本信息之外并不支持运行其他应用程序,但到了1974年,也就是初代互联网刚好启用5年之时,升级之后的互联网已经可以支持多种可能的应用。最初,协调一致支持互操作性的不同应用程序只是处理数据包的不同方案,但到了20世纪80年代,互操作性作为数据包的不同处理方案得到了逐渐广泛的利用,人们可以收发电子邮件、请求并下载远程文件、最终实现上网冲浪和实时视频聊天。

分组交换路由协议的强大功能在于它同时支持异步和同步的活动。例如,电子邮件利用异步技术来保证所有的数据包最终都能到达目的地,由于发送方必须等待接收方的确认,我们牺牲了一些速度,但我们基本可以肯定信息到达时与发送时完全相同,就像用邮政系统一样。另一方面,像视频聊天这样的同步通信,只要用户愿意牺牲一些保真度,也可以使用分组交换系统。视频聊天利用了互联网的速度,并以丢失一些信息为代价来提供实时通信。有些数据包允许在视频聊天中丢失,但大多数数据包将在眨眼间发送。因为我们的感官不够敏锐,以至于我们无法察觉多数丢失的数据包。视频聊天虽然不完美,但它却可以模拟同步的面对面交流,让人感受到所渴望的那种旧时亲密联系。

互联网还支持广播功能,或者将信号从一个源头传输给众多接收者,比如流媒体视频。这之所以有效,是因为数据流的各个部分可以分发到分布式的内存分配(缓存)网络中。网络上的每个节点都非常类似于缓存集,视频的每个部分都遵循一个大致的独特路径到达特定的观看者。确保视频的每一段都能由其各组成部分实时拼接起来使用是一个持续的架构挑战,所以这是在保真度、速度和广播架构的复杂度之间的权衡。

在直播视频中,以这种方式分发信号比较困难,因为只可能有唯一的数据包排序方式(现在是哪个数据包,接下来又是哪一个)。这种情况又导致了在保真度和卡顿之间的另一种权衡。但归根到底,基于数据包分组的系统是灵活的,用户可以根据需要在速度、保真度、复杂性和卡顿之间进行优先级权衡。

从技术上来说,今天我们所谓的互联网只是路由协议**栈**中的一层。顾名思义,协议栈是由很多层协议构成的堆栈,每一层只与其上下相邻的两层进行交互,数据包沿着它的路由在每台机器中的协议栈中上下移动。

举例来说,我们刚刚按下了"发送"按钮,将一封电子邮件发给在另一个城市的朋友,此时电子邮件位于协议栈的顶部,即所谓的应用层。这里的"应用"指的是信息的类型,可能是网页(http)、文件传输请求(ftp)、本例中的电子邮件。一旦电子邮件离开我们的邮件程序，它就被切分成几十个数据包。第39号数据包在和其他数据包一起离开我们的计算机时首先被传递到传输层，这是可能的，因为另一个称为边界网关协议的应用程序一直通过并行通道与传输层保持着联系。

第39号数据包与来自我们组织或网络中的其他计算机的数据包在传输层混杂在一起，这也是生成和跟踪 ack 的一层，从这里开始，第39号数据包向下进入协议栈的互联网层，这才是严格意义上的互联网。互联网层的主要工作是为第39号数据包和其他所有数据包规划路由（我们将在本章后面讨论寻找路由的巧妙办法）。

此时，第39号数据包可能会被重新打包以支持网络之间的互操作性，但数据包将保留相同的基本信息。就信息传递而言，互联网层承担了很多繁重的工作。从这里开始，需要将第39号数据包转换构成协议栈的最底层的电信号。虽然进行得很快，但我们想要发送的任何消息都必须以1和0的形式逐位加载到传输线上，表示1或0的电压脉冲的处理协议位于这个最底层的物理层。

链路另一端的路由器如何知道它接收到的信号构成了数据包呢？答案是系统中的每个路由器都会检查包装标志的批次信号。例如，为了识别属于第39号数据包的1和0的序列，系统可能会寻找128个1构成的特殊代码段。这个特殊代码段告诉路由器，其后面跟随了一系列规定格式的信息，包括目标地址、消息大小、时间戳和有效负载。如果数据包正常，发送端和接收端之间的所有互联网路由器将对其进行同等处理。

即使经过其他路由器的中继之后，第39号数据包的内容也会按与发送时完全相同的形式到达。每个路由器都有一个迷你协议栈来完成这个任务。由于路由器不需要读出我们的电子邮件，它只会将第39号数据包的电信号向上传递到互联网层，以便它们能被引导到正确的路径上，然后再向下返回物理层进行传输。

当第39号数据包到达目的地时,和在某个中间路由器上相似,它会在协议栈中上升到互联网层,但是它在该层中并没有被引导并返回到物理层,因为数据包上的地址告诉互联网层它已经到达了正确的目的地,应该上传到传输层,在此将检查第39号数据包上的一个指示信号标志,以便找到它对应的应用程序,然后传输层将数据包交付给该应用程序。其他数据包差不多在同一时间到达,媒体流的数据包也像这样,也被发送到各自的应用程序中。

现在回到应用层,第39号数据包合并加入整批数据包,它们可能都是无序到达的,通过将数据包的有效载荷按原始顺序组合在一起,可以重建出整个电子邮件,因为编号是随数据包的有效载荷一起传输的,所以重建起来非常容易。因此,可互操作信号的传输是一个协议栈层级的升降问题(图5.3)。

协议栈为我们提供了互联网的宏伟架构,它描述了信息进出计算机的方式,这些规则全球通用。互联网的高效运行还需要能在整个网络中通用的各种其他工程技巧,这些技巧要非常简单实用,同时也要很灵活。我们看到了互联网如何处理碰撞问题,这是通过向系统中注入随机性来实现的,它可以确保通过ack传递信息,它还处理了使用协议栈的互操作性需求。现在,我们将处理寻径的问题,这需要一套不同的技巧。

其中一个技巧是,系统利用网络的小世界特性来寻找好的路由。网络节点构成的每个局部邻域距离其他邻域都只有几步之遥。不仅如此,只要遵循某些全局规则,每个局部邻域都还有优化局部消息传输的余地。

对于一台指定设备(如电话、计算机、打印机等),它的第一个物理连接是从自身的调制解调器到路由器——可能就是我们办公室外走廊里的Wi-Fi路由器。这些路由器通常都连接到一个中心路由器,该中心路由器通常由电信运营商等互联网服务提供商管理。一个或多个中心路由器将连通电信运营商管辖的大多数或所有通信节点。在这种情况下,通常不需要为数据包在电信运营商网络中的传输规划最佳路径,因为它们可以通过中心路由器经过单次中继接力到达任何地方。

中心路由器是子网中的一系列机器和外部广域互联网之间的边界。

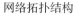

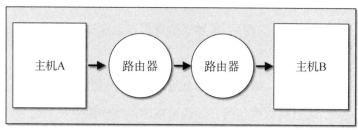

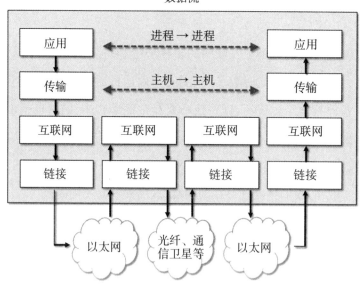

图5.3 互联网协议栈的基本设计。就网络拓扑而言,信息通过节点网络从一个主机传输到另一个主机。然而,跨网络的数据流被组织成概念层。信息源自应用层,并通过传输层和互联网层下降到物理链路(如导线、光纤或电磁信号)。在中间路由器中,信息只提升到互联网层进行路由规划,然后返回到物理层进行进一步的传输。图片由格雷厄姆提供。改编自:https://en.wikipedia.org/wiki/Internet_protocol_suite, CC–BY–SA 3.0

多个电信运营商的路由器通过在交换节点批量交换数据包实现相互通信,相邻的电信运营商也可在他们各自网络中的路由器之间建立相互连接,这些被称为"对等"(peering)连接的隐秘捷径可以减少数据包的传输时间,因为它们不需要通过大的交换节点。

如果想得到我们子网之外的数据包,本地路由器就需要知道如何到达那里,这是路由协议中的关键一环,即找到一条好的远程路径。为了找到路径,路由器间会进行相互对话,每隔几秒钟,它们就会向与其直连的所有路由器发送微小的**保活**信息。这些小的自动信息——ack 的表亲——用于让相邻的路由器知道发送者处于正常工作服务状态。每个路由器都保存着其最近接通的邻居的动态列表,如果保活消息到达得太慢,接收路由器会认为发送端存在故障,便不再将其纳入列表中。路由器以恒定的节奏发出保活信息,让邻居知道它已经准备好发送和接收数据包,这就像互联网的心跳。为了我们的目的,我们将在下一章中探讨一个更有用的生物学类比,即保活信息就像脑中偶尔的自发活动,使整个脑网络保持联系。

所有路由器在被查询时也必须及时响应。例如,如果一个路由器想知道一段距离之外的另一个路由器是否正常工作,它可以发送一个**回音请求**,这是一个接收路由器必须响应的一个小消息。发送保活信号和响应回音请求是非常重要的机制,没有一个路由器可以在不执行它们的情况下加入互联网。精心收集的信息可以让每个路由器知道网络上附近还有哪些路由器,以及如何到达它们,还可以知道到哪些路由器的连接最快,因为请求的传输时间也通过中继返回到了发送端。

基于这些信息,我们很容易找到从本地路由器到达任何可能的目的地的几个好路径。通往热门目的地的路径列表称为路由表,其基于保活信息构建并保存在每个路由器上(表5.1)。最新的路由表也会定期发送给路由器的所有邻居。

表5.1 从作者位于纽约北部的家庭路由器到主机谷歌网的数据包路由

跳转	名字(互联网协议地址)	往返时间(单位:毫秒)
1	dsldevic.home(192.168.1.1)	1.794
2	152.43.81.2(152.43.81.2)	9.064
3	201-9-77-30.static.firstlight.net (201.9.77.30)	8.427
4	86-191-22-136.tvc-ip.com (86.191.22.136)	16.277
5	be21.nycmnyqobr1.ip.firstlight.net (77.104.52.8)	18.759
6	core1-0-2-0.lga.net.google.com (206.188.55.12)	44.822
7	111.87.233.18(111.87.233.18)	102.357
8	172.253.70.18(172.253.70.18)	60.536
9	google.con(172.217.13.140)	33.524

中继次数3、4和5出现在许多子网相互连接的交换点。例如,表中第5项是纽约州奥尔巴尼的一个交换点。为保护隐私,表中互联网协议地址已做修改。信息发送至目的地并返回的耗时(往返时间)放在表格的最右边一列,单位是毫秒。

路由表中包含了哪些路由最近发生变更的记录,这使得传播这些及时的信息变得更加容易,这有点像定期将我们手机的联系人数据库与我们所有联系人的数据库同步,是互联网开放架构的另一个例子。要加入互联网,我们只需要遵循协议,比如发送保活信息和响应回音请求,这些信息足以找出有效的路线。整理这些信息的路由表是网络邻居免费提供的增值地图,每个邻居都是运行在同一开放架构上的通往更广泛网络的网关。一旦我们加入网络,互联网的全部力量将以最新路由表的形式随时免费提供给我们,这种分享使每个人都获益。一个类似的灵活且全局性的协议也在脑中发挥着巨大作用：每个神经元的小计算可以与其他很多神经元的小计算相互整合。

路由表允许互联网使用当前最高效的路由。这个被众多路由器使用的特定路由方案被称为"Open Shortest Path First"，顾名思义就是"开放最短路径优先"。路由器计算到达目的地所需的中继次数，得益于最新的路由表，它可以知道需要多少次中继，路由器只需选择当前开放或可用的最短路由。

如果网络上的目的地离我们本地邻域很远呢？在这种情况下，特别是当目的地在另一个国家时，路由器可能不知道到达特定目标机器的完整路由。但互联网也有一种解决办法，与它的地址设计有关，即IP地址。

IP地址由四个标准化的分组数字组成，具有层次结构，与邮政或电话系统中的地址非常相似。我们邮编的前几位数字或者电话的国家代码和区号，能大幅缩小我们在各自网络上的位置范围。IP地址由四段用句点分隔的数字组成，每个数字的范围在0到255之间，其第一个数字标识了主机的域，通常是一个大型组织或电信运营商。如果我们在美国，而数据包的目的地是日本，那么只需要在IP地址第一个数字中列出的位置附近找到一个交换点（在这种情况下不太可能有对等的捷径连接可用）。一旦数据包到达交换点的路由器，那里的路由器就很可能知道通往目的地的捷径，因为它会不断地探测自己的本地邻域。因为网络的每个邻域内部都连接良好，并且每个集群都与其他集群相连，所以正如巴兰所设想的那样，数据包穿越网络的旅程大多是从一个集群到另一个集群，或者在同一集群的网络邻域内部进行。

互联网工程师们的设计选择表明，他们明确希望为互联网的长期生存进行规划，互联网被想象成可以在核战争中生存下来。而另一方面，计算机却不是这样，大多数计算机使用不到十年就会被更换，它们是离散的、一次性的实体。按照设计,互联网的无处不在使其具有稳健性。

互联网的分布式特性使得从根本上改变其基本运作非常困难,幸运的是,它的发明者在使其协议公开化和高度适应性方面高瞻远瞩。全局的稳健性是在对所有参与者都开放的全局协议下,努力实现数据包在局部邻域高效传输的结果。由于这种开放性,到目前为止互联网已经被证明具有非常高的稳健性。

互联网的发展速度如此之快,以至于它正在迅速耗尽四位数 IP 所能表示的共约 45 亿个唯一地址。[11]互联网拥有数十亿计的相互连通的单元,这样的网络已经和很多猴种的大脑皮层规模相当,在不远的将来,它的规模可能会接近我们人类的大脑皮层,甚至我们的整个脑。它的协议是为了延续和成长而建立的,即使网络上的恶意行为用户数量不断增加并且在新冠病毒大流行期间恶意活动激增,互联网依然坚挺存活,甚至有所改进。

脑也需要在较长的生命周期甚至更长的进化轨迹内运作,而无须对其基本协议或网络结构进行根本性的改变。因此,脑的互联网隐喻的第一课是,一个庞大且不断增长的网络系统能够胜任灵活的信息传递任务需要满足两个条件:(1)必须遵守全局性的规则,(2)这些规则在每个小区域内执行实施。我们将在下一章中更详细地介绍关于互联网隐喻的具体见解,正如我们将看到的,这些策略可能有助于脑实现稳健运行和不断成长。

互联网协议的设计者无法预见到当今数字通信环境所面临的每个可能的挑战。如今,我们的网络文化所关注的是诸如人类而非机器人发送了多少信息等问题。尽管我们设计了互联网,但我们并非对它了如指掌。它能有多大?信息所经历的实际路由行为是什么?一个给定路径上的典型消息需要多长时间才能到达其目的地?计算机科学家和物理学家曾试图研究这些问题,但收效甚微,和脑一样,问题部分在于如何取一个有代表性的样本。首先,探索整个网络或其中的大部分内容是被禁止的——即使以科学研究的名义——因为这通常需要非法的僵尸网络技术。但日常经验告诉我们,互联网行之有效。[12]

这种成功在很大程度上是因为互联网最基本的协议不像物理定律,它是灵活多变的。同样地,我们在生物学或神经科学中也没有通用的控制方程式。生物系统中没有可以始终适用于任何地方的通用规律,但在生物学和神经科学中也像互联网一样有一些基本的协议。而脑中运行的"路由协议",不管它到底是什么,也像互联网一样行之有效。现在,我们需要对脑中这个协议一探究竟。

正如我所强调的那样,互联网和脑有很多不同之处。互联网有一个同步时钟,它以非常快的速度运行;而脑有随着时间推移复现的模式,但没有快速运作滴答作响的中央时钟。此外,如今互联网上的传输能耗极低,一般不到社会总能耗的1%,因为与脑沿轴突放电来传递信息相比,沿光导纤维发送光子来传递信息所需的能量是非常少的。[13]尽管如此,互联网传送信息的基本技巧仍然与脑高度相关。

下一章会将这些互联网技巧及其在脑中可能的实现或模拟方式进行交织杂糅。除了上述互联网的基本组织方式之外,我们还将进一步深入探究将神经元连接在一起的信号系统的层次结构与互联网消息传递规则的层次结构的相似之处。我们还将研究互联网的信号管理系统对于能源预算严重有限的脑来说,如何能成为一个很好的解决方案。提出关于整个脑如何工作的可行理论可能需要创造性并回归首要原则——这与网络的大范围通信有关,而不仅仅是与计算有关。

◇ 第六章

互联网隐喻：起步迈向关于脑的新理论

我们已经看到，脑几乎无可避免地需要有隐喻，而目前占主导地位的隐喻——计算机——可能无助于我们理解脑中的灵活通信机制。而另一方面，互联网与脑有着极其吸引人的相似之处。我们究竟该如何落实和利用这个互联网隐喻呢？[1]

本章将围绕四个问题展开。在计算机隐喻的语境下，我们一般不会对脑提出这些问题，但当我们思考脑的全网络通信要求时，这些问题就变得尤其重要了：

- 脑如何处理不同信息之间的碰撞？
- 脑如何实现可靠的信息传递？
- 灵活路由是如何实现的？
- 我们如何增加更多的消息传递节点？

在回答第一个问题之前，我们需要思考去哪里寻找哺乳动物的脑和互联网之间的相似性证据。在神经生物学中，有许多无法解释或被忽视的现象，它们或许能从互联网隐喻的角度得到更好的理解。要了解个中原因，我们需要进一步深入审视计算机隐喻的假设。

今天神经科学的主流理论探讨的不仅仅是计算，而是**最优化**计算。正如我们在第三章中所看到的，深度学习的人工神经网络在表征一组数据方面可以说能做到尽善尽美了。只要有足够的算力和时间,一个深度网络可以将一项任务优化到极致,比如在一组特定的照片中区分汽车和飞机。由计算机隐喻指导的神经科学通常假定脑也是这样优化的。

在某种程度上,这是高效编码理论变得过于成功的证据。神经科学家已经看到,感官系统乃至整个脑都是由它们所处的环境所塑造的,他们从这个想法中引出了它的自然结论。有了像人工神经网络那样的通用计算机制,这种理念认为,脑可以将系统与环境的匹配度提升到理论上可能的极限。

脑是最优化的,这一点在当时的理论框架中有充分反映。一个流行的框架被称为"自由能原理"(free-energy principle)。[2] 尽管它以复杂的数学形式出现,但它实际上可以被归结为与高效编码理论相同的想法,只是被引向了极限。这个理念认为,脑会记录它从环境中接收到的输入的规律性——例如颜色、运动、声音和社会线索等的范式——并试图用神经元为这些规律进行建模。自由能原理认为,脑要找出一个能以最佳方式对新输入内容进行预测的模型。它试图对未来做出更好的预测,直至达到最优化为止。意识甚至也包含在这个框架中,它被解释为脑内部状态的模型。用这一框架支持者的行话来说,脑通过最小化系统中的"自由能"来达到最优状态,换句话说就是预测与现实之间的差异。[3]

虽然脑系统的效率是毋庸置疑的,但它们不一定是在进行最优化计算。事实上,在大多数领域中,最优化似乎是不可能实现的。进化生物学家在很早之前就开始面对这个问题了——实际上是从达尔文提出进化论起就开始了。他们在评估最优性的概念方面更有经验。在数十年的辩论中脱颖而出的一个观点是,实际上,某个动物物种是不可能在某方面实现最优的,因为随着进化时间的推移,环境的变化是不可预测也无法根据过去的经验进行管理的。森林会变成草原,冰川会冻结或消融,而种群必然迁徙、改变或灭亡。过于专门化的策略会使一个物种在其生态环境发生变化时难以采取不同的应对。因此结果就是,物种通常不会在某一特定性状中达到最优化状态,因为它们会在达到最优化状态之前灭亡。[4]大多数生物都是通才,至少在部分时候是这样。即使是像达尔文研究的加拉帕戈斯雀这样的物种,它们的喙因其特定生态环境而高度特化,但有时也会采取通用策略,而且它们这么做的能力与特化程度更低的雀类物种一样。[5]

在进化生物学中,最优性也很难定义。最优化的眼睛是怎样的?研究人员长期以来一直在寻找眼睛产出最优结果的事例。例如,他们考虑过这样一个问题:为什么我们的眼睛(以及其他灵长类动物的眼睛)对红、绿、蓝光有特定的敏感性?教科书上的理论是,我们的眼睛对颜色的敏感度是最佳的,它能帮我们找到隐藏在树叶(通常是绿色)中的成熟水果(通常是红色)。但生物学和行为学证据表明,许多不同生态环境中的灵长类物种都拥有非常相似的颜色敏感性。此外,灵长类动物的眼睛要做的事情远不只寻找水果:它们必须平衡白昼视觉和夜间视觉,以及提供对运动的敏感性,同时要拥有转移注意力、指导运动以及识别猎食者等能力。[6]如果我们要将脑中的高级认知系统视为一种最佳解决方案,那么要拣选出一个可被其最优化解决的问题就变得难如登天了。

因此,最优化状态在实际情况中通常是不会达到的。因为每个系统都有许多相互关联的部件,它们通过共同协作来完成许多工作。而且,即使大多数性状的最优化可以实现,它可能对生物生存繁衍的帮助也不会持续很长时间。今天,许多(但绝非全部)进化生物学家认为,自然界有时可能会在某些系统中实现最优解,但在更多情况下"足够好"的解决方案就能够满足进化的要求了,而且许多(如果不是大多数)性状在自然选择上其实是中性的(既非有利也非不利)。[7]

既然在全系统范围内最优化每个性状是不切实际的,我们就可以将为了追求神经计算的假设性最优解时被刻意忽略的混沌因素,作为我们为互联网隐喻框架寻找证据的主要领域之一。正是在当前理论的疏漏、断隙或是盲点中,我们才可能会找到不同理论框架的证据。事实上,已经有很多无法解释的数据提示,类互联网工程是一个可能的方向。

在由计算机隐喻指导的研究中,被忽略或遗弃的数据通常被称为**噪声**(noice)。有一类噪声是生理性噪声。事实证明,单个神经元在放电时并不总是高度一致化的。尽管有些人声称这种噪声是不可避免的,因为神经元的组成部件都非常小,因此会受到随机波动的影响,然而其背后真正的原因是,神经元是高度相互连接的。正是因为存在复杂的通信连接——即突触——的阵列,使得神经元行为难以被预测。[8]我们知道这是正确的结论,因为如果我们在培养皿中培养一个单独的神经元,我们可以准确地预测它对电极的小电流刺激做出的放电反应。放电会产生动作电位,这是许多神经元中产生的典型电信号。在培养皿中,使用类似霍奇金—赫胥黎模型可以很好地预测一个细胞产生的放电数量和时间。只有在活体脑的背景下,单个神经元才会变得不可预测。

假设我们向动物展示一些发光矩形,并对其脑皮层中的视觉反应神经元进行记录。然后在几秒钟后,我们再做一次同样的事情。如果第一次的放电范式与第二次的放电范式哪怕能有一半的匹配度,我们就算是走了大运了。这种在传递貌似相同"信息"时的底层不确定性,恰恰表明这种可变性或许不是真正的噪声。

今天在神经科学领域中对待噪声的方式,正是我们心照不宣地采用假设——即隐喻——的直接后果。噪声和随机性在计算中是无法被容忍的,需要被解释掉或忽略掉。计算机是一个完全确定性的机器。给出一组初始条件——比如将两个数字相乘——那任何能被称为计算机的设备都会给出相同的答案。事实上,随机性对计算机来说是如此异端,以至于需要最强大的量子计算机才能产生接近真正随机性的东西。即便如此,还是可以创造更强大的计算机,通过严格执行一系列数学定律,从而将随机性尽可能地"去随机化"。

因为随机性在计算机中是不可接受的,所以在神经科学的许多方法中它们也被这样对待。这种处理方式通常源于香农的信息论在脑中的应用。香农理论的要旨——即其最核心的理论成就——是确定当电磁信号从一个地方发送到另一个地方时,如何将噪声降到最低。信息论在这个任务上取得了巨大的成功,而我们的现代技术社会完全依赖于这一洞见。

如果噪声对计算机和电磁信号的传输是有害的,那就意味着在基于计算机隐喻的脑中,它也是要被剔除的。给系统注入噪声在这种逻辑上完全说不通,除非这一系统在最优化计算之外还有别的目标。

这就让我们可以开始回答第一个问题了。

问题1:脑如何处理不同信息之间的碰撞?

正如我们所看到的,噪声在互联网上有明显的好处,特别是在退避算法中。这些算法策略为我们理解充满噪声的脑提供了洞察的视角。前文提到,在发生数据包碰撞后,像ALOHANET的那些简单退避算法会要求两个碰撞的信息等待一个随机的时间。这等于是向系统中注入时间噪声。发送者被分配了一个固定的概率(比如说三分之一),时钟每跳动一次,他们都能以这个概率重新发送他们的数据包。每个发送者相当于都要从帽子里(共有3个数字)挑出一个数字。如果这个数字是1,他就被允许发送数据包。这种策略的结果是,即使让发送者们自己随机取号,碰撞也是极少发生的,但这也是一个相当保守的策略。对于随机选到2或3的发送者而言,就会浪费很多的时间。

今天,互联网采用了一种更有效的方法,基于所谓的指数退避法。假设两个数据包在前往接收方的路上发生碰撞,导致两个数据包都丢失。那之后,接收方会抛出一枚硬币,以决定哪个发件人将被允许首先重发。赢家将得到通知并重新发送丢失的数据包。几微秒后,输家将被邀请做同样的事情。但是,如果两个发送者的数据包不断发生碰撞——例如,输家在赢家重新发送第一个数据包的同一时间也发送了一个不同的数据包——那之后就会变得更麻烦一些。后续每次掷硬币的失败者都需要等待一个越来越长的延迟时间,然后才会被允许重新发送。这个时间延迟被设计为按照指数级进行增加。如果两个发送者不能好好相处,他们都会遭到急剧加重的惩罚。这个策略的效果是,从任意发送方到接收方的数据包在发生碰撞后,都有很大的概率以一个极小的延迟重新发送并到达。不会有任何一个发送方必须等待很长的时间才能再次发送数据包。随着延迟发送间隔的增加,进行长时间等待的概率也会迅速下降。

脑网络是否找到了一种与互联网类似的利用噪声的方法呢?神经元网络当然可以引入噪声以避免碰撞。有趣的是,今天互联网上对退避算法最有用的那种特定类型的随机性,与神经放电中的经验性变化模式非常相似。

在计算机隐喻指导下的经典神经科学——它假设放电频率是唯一重要的东西——也试图去解释神经元放电时机中的噪声现象。关于放电时机噪声的标准模型被称为**泊松放电模型**(Possion spiking model)。[9]在发生放电后,神经元在再次放电前会等待一定的时间,而这种时间噪声可以用基于所谓泊松过程的数学模型来描述。泊松模型预测,连续放电之间的延迟将遵循一种指数分布。换句话说,泊松模型认为,放电之间出现短暂延迟的概率非常大,而随着延迟时间拉长,这种高延迟的出现概率也会快速降低。[10]这听起来应该很熟悉:互联网为了避免信息碰撞而采用的退避算法,其行为表现正是一种延迟的指数分布(图6.1)。

泊松模型对于描述脑中许多不同类型神经元的放电特征而言,是一个很好的初步近似方法。[11]在很多时候,放电延迟也确实是以一种遵循指数分布的方式随机发生的。但由于泊松模型通常是在计算机隐喻的背景下应用的,其目标就变成了去解释某些计算(如乘法)是如何产生泊松样过程,以及如何通过后续计算来矫正时间上的噪声。

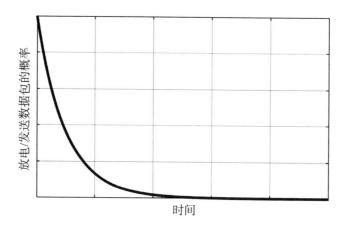

图6.1 一个下降的指数函数描述了在神经元初始放电之后，在一定时间范围内再次放电的概率。也就是说，这个曲线描述了放电延迟的分布情况。同样的函数也能够描述互联网上的数据包在最初碰撞后被重新发送的概率分布。在针对神经元的情况下，指数下降可以由神经元生物物理学中所谓的泊松过程模型进行预测；而在互联网上，指数下降是由网络退避算法直接产生的。无论哪种情况，这样的行为表现都能在时程上有效分散网络活动，从而实现更少的碰撞。图片由格雷厄姆提供

相较之下，互联网隐喻则将放电间的延迟视为脑如何组织信息传递的一种方式，以使碰撞保持在最低限度。脑可能是在利用指数退避算法的随机性来防止信息碰撞，而不是试图从神经计算中找到消除噪声的方法。避免碰撞在小世界网络——比如脑网络上——尤其重要，因为这里的任何神经元都与其他神经元非常靠近。神经元可以故意注入随机的时间变化来平衡信号。如果系统协议设计得当的话，加入时延噪声不一定会导致信息损坏，因为毕竟这是可以用其他通信工程策略（例如ack，我们将在下一节中具体讨论）来校正的。

像这样的避免碰撞策略可能有助于解释在多次放电的信息中所谓的噪声。在计算机隐喻的大多数应用场景中，如果其目标是要解释我们可能会测量到多少个放电，那么我们预测中的误差就根本不需要解释：它只

是随机而无意义的波动,可以通过其他阶段的计算来纠正。应该指出的是,一些基于计算机隐喻的思想流派确实为神经放电的变化性赋予了意义。有许多所谓的放电时延编码模型。[12]在这一派观点中,放电时机中蕴含了放电速率之外的意义,它很可能是神经信息的组成部分:在一串放电中,或许信息的目的地就被编码在放电时机中了。然而,我之所以提到放电时延的指数分布是为了想要说明,噪声确实是随机的,它是有意为之的,并且有着**通信**上的意义。它的目的就是要去管控无法避免的信息碰撞。

问题2:脑如何实现可靠的信息传递?

对于一个在计算机隐喻的假设下工作的生理学家来说,脑实现可靠信息传递的策略可能也看似噪声。但这种明显的噪声或许是服务于功能性目标的。有用的信号表面上看像噪声,因为我们假设它们只服务于计算目标,而不是通信目标。

如果我们对视皮层中的一个神经元进行记录,我们通常会认为它只是在对某个刺激做出响应,并在它做出的响应中计算了与该刺激有关的东西。换句话说,我们通常会去探寻刺激的某些属性(如世界上光图案的大小或形状)与一串放电之间的关系。那我们要如何才能分辨,神经元不是在表达刺激的属性,而是在表达传输成功这件事情呢?

除了经典神经元的放电时机噪声之外还有一种噪声,我们不妨称之为"解剖学噪声"。这种噪声来自那些反应基本上被我们所忽视的神经元。其中就包括像视觉系统这样特定功能区中的某些神经元,它们不会可靠地对视网膜上的光线变化做出反应,但仍然偶尔会放电。根据迄今为止最全面的数据——艾伦研究所对243只小鼠的6万个神经元进行的一项大规模研究记录结果——发现视皮层有为数不少的一类神经元"对任何刺激都不产生可靠应答"。[13]在脑皮层的听觉系统中,只有大约10%

的神经元对声音刺激有反应。[14]脑中还有许多神经元对任何类型的刺激都没有反应,无论是视觉刺激、噪音刺激、吹向脸的气息,还是食物的气味等。这些神经元与其他神经元一样,可能也会不时地进行放电。[15]

这类细胞对于做出最优化假设的脑系统模型来说是带来不便的,因为它们不会产生足够的数据以供建模,甚至无法被纳入任何现有的模型。它们通常就被忽略了。[16]直到21世纪初,在大多数单神经元电生理学研究中,甚至不会提到对这类数据的剔除问题(直到今天,它们有时仍然被忽略)。然而,这些细胞可能掌握着与脑中通信目标有关的大量信息。它们就是我们在第三章提到的神经暗物质。[17]

来自神经暗物质的放电可能作为ack,让发送者知道某一批次信息在网络中的某个地方被接收到。这些放电将是非常稀疏的。首先,它们会作为对普通神经元的放电所做出的应答,而这些神经元可能就是那些试图传递信息的神经元。由于我们已经知道,大多数神经元,包括这些假定的发送者,其放电本身都是稀疏的,所以返回给它们的放电也一定是稀疏的。其次,ack信息——只需要包含"收到"即可——可以非常小,甚至可能只是一个放电,这就使它们更加稀疏了。

有许多神经元在脑中是罕见的,这可能是我们忽视它们的原因。[18]这些神经元中至少有一部分可能参与了信息接收确认的功能。毕竟,大规模的通信网络几乎总是有一些信息投递的验证策略,即使是像我们接电话时说"喂?"这样低技术含量的解决方案。

连接组的结构也可能为类似于ack的系统提供一个基础。脑中类似小世界网络的拓扑结构意味着,传递ack信息的任务可以被分配给许多细胞,因为发送方和接收方之间通常有多条短路径。像丘脑这样的脑区也可能是专门用于传递ack的。正如我们在第四章中看到的,丘脑是脑中网络主干的一部分。来自眼睛和耳朵以及其他感觉器官输入的信息在到达各自的脑皮层区域的途中经过丘脑,这些皮层区域将信息送回丘脑,丘脑再将其送至皮层。这些系统中的每一个都有着数千或数百万个与丘脑的连接,在网络中形成巨大的循环。

也许这些回路设计一定程度上是为了让ack信息从接收方传回发送方。要找到脑中ack信息的证据,需要能够在脑中追踪信号跨越一个以上的突触,而这是极难实现的。但创新的研究方法已经向我们展示,丘脑完全有能力在循环中发送信息,而且速度很快。

美国神经生物学家布里格斯(Farran Briggs)和乌斯里(Martin Usrey)在2009年揭示,信号可以在短短9毫秒内从丘脑到皮层然后再回到丘脑。为了说明这一点,布里格斯和乌斯里向猴子的丘脑输入一串巨大的、极具可识别性的电流,然后测量这串放电信号何时到达皮层,以及何时返回丘脑。[19]由于视觉感知至少需要150毫秒的时间,额外等待9毫秒的接收回执并不一定会让整个过程变慢很多。而且,如果能够提高可靠性,这种延迟也是值得的。当一个发送神经元没有及时收到来自下游神经元的简短"收到"信号时,发送神经元可能会被触发并重新发送丢失的信息。这或许有助于确保我们感知的准确性(以及运动规划的准确性,这也是通过丘脑的)。

因此,在丘脑中,我们的连接组中有一部分通过感觉器官的连接来接收感觉信息,再将其连接到皮层,然后再循环回到丘脑。这也有助于控制运动规划。这两种功能都必须可靠,信息传递中的错误都要能迅速得到纠正。

丘脑的网络结构是所有哺乳动物脑中的一个核心且明确的特征。在计算机隐喻下,丘脑的功能被认为是在信号传往其他地方的过程中对其强度进行调节。但这样也无法解释清楚为什么这一功能不能在丘脑本地执行,而是需要在皮层之间循环往复,正如第一章中所指出的那样。而在互联网隐喻下,丘脑演化出的循环结构可能在一定程度上是一种策略,通过类似ack的东西来支持信息在皮层大部分区域的可靠传递。

一种耐人寻味的可能性是,丘脑的网状核管理着类似ack的功能。网状核是我们在第四章中看到的热狗包那样的结构,它包裹着左右丘脑这两条热狗肠。这个区域的神经元能够抑制从丘脑传递到皮层的信息。在默认情况下,涉及视觉、听觉、触觉等的丘脑区域会反复向各自皮层目标发送信息,直到被要求停止这么做。如果一个信息成功到达皮层中的正确位置,一个ack信号可以通过网状核被送回丘脑。这个抑制性的信号实际上是告诉丘脑中的发送神经元,它们不需要重新发送信息了。因此,这种接收回执系统的工作方式与互联网上的ack或nack并不完全相同,但它们目标是相同的,而且机制也是类似的。

问题3:灵活路由是如何实现的?

这是一个宏大而关键的问题。通信系统为实现信息的灵活投递所采用的策略,是其路由方式(协议)的核心。如果一个通信系统的用户没有办法选择与谁通信,那这个系统就不是很有用了。

互联网隐喻既为我们提供了一般性策略,也给出了具体的解决方案,以帮助我们回答脑是如何能够以灵活方式传导信号的。这里的问题是要在某些时候将信息发送到某个地方,而在其他时间则发送到其他的地方。而我们将首先考虑灵活性的通用策略以及它们与人类认知功能的关系。正如我们将看到的,认知功能是具有高度灵活性的。这一点早已被广泛认可并被赋予了各种描述性的术语。但到目前为止,人类的认知灵活性还没有与负责路由信息的灵活神经机制之间建立可靠的关联。

为了补救这种情况,我将陆续列举十几种神经机制,它们都可以帮助在哺乳动物脑中实现灵活的路由。这些机制中的大多数已经被证明是完全能够在活体脑中灵活地传导信号的,但却很少被认定为一种路由机制。互联网隐喻则能够帮助我们看清,这些机制可能就是在全脑范围内协调并实现灵活路由信息的组成部分。其中一些神经现象可以在灵活路由中发挥支持作用,譬如监测网络状态和寻找高效路径,而这也是与互联网相似的地方。

我们之所以需要灵活的路由,是因为灵活性对很多物种的很多事情都很有用。灵活性对人类尤其重要。灵活且受控的认知能力是我们这一物种的标志。但是计算机隐喻和神经科学的主流理论并不允许有太多的灵活性。正如我们所看到的,计算机和它们在神经领域中的类似物,只有在每次对给定输入都产生同样输出的前提下才算是有用。

这幅图景中所欠缺的基本要素有着很多的叫法,你可以将它称为不可预测性。认知科学家利伯曼曾写道:"与蚂蚁、青蛙、绵羊、狗、猴子或猿类——或是除智人以外的任何物种——不同的是,我们的行动和思想是不可预测的。"[20]他认为,我们这个物种不可预测的行为,正是我们具备强大的灵活认知的一种反映。

神经科学家们也引用了其他术语来描述我们灵活的脑的力量。阿什比(F. Gregory Ashby)在其 1952 年的经典著作《脑的设计》(*Design for a Brain*)中指出,**适应性**是脑的关键设计特征。[21]还有人用**智能**或**使命**来描述这一品质。我更喜欢**灵活性**这个说法,因为它没有"不可预测性"中隐含的失序意味,没有"适应性"中带有的最优化倾向,也没有"智能"和"使命"这类称谓中所暗示的价值判断。灵活性意味着"足够好",它是一个一般性目标,可以为许多类型的任务带来帮助,包括我们通常不认为是认知范畴的任务。

灵活性在人类认知中的重要性怎么强调都不过分。由于其明显的重要性,研究人员想出了许多术语来描述它,这些术语之间往往还有含义的重叠。其中一个术语是**认知控制**(cognitive control),计算神经科学家贝克(Jeff Beck)及其同事是这样定义它的:

> 认知控制是指根据内在目标对行为进行战略性引导。认知控制的一个关键特征是灵活性,即不断调整处理策略以应对不

同的需求。例如,当我们遇到像公路旅行中突发天气恶化这样的困难时,我们能够调动注意力并将其转移到与现实状况相适应的某个特定任务上。[22]

认知控制被认为是人类智能的两大主要特征之一,另一个特征是语义知识(semantic knowledge)。[23]科学家们在实验室中通过多种方式对认知控制能力进行检测。例如,测量人们在不同任务之间切换的能力。这些任务可能是在一组闪烁的符号中找到一种特定的颜色,然后切换到找到一个特定的形状。实验室外的典型认知控制任务就是国际象棋。每个回合我们都需要在双方棋局之间进行精神切换,以想象自己和对方可能的后手。所以说,实验室认知控制测试中的表现与国际象棋比赛成绩都会在同一年龄段达到顶峰,即十几二十岁左右,这似乎并不是巧合。认知控制讲究的就是灵活性:以策略性的方式改变我们的心理状态,从而在不同的时间以不同的方式思考问题。[24]

像达特茅斯学院神经心理学家谢(Peter Tse)这样的研究者,使用**心理工作空间**(mental workspace)这个术语来描述类似的能力。[25]谢特别重视认知灵活性的自主性质。他引用了爱因斯坦(Albert Einstein)的话,将他的科学过程描述为"可以被'自主地'复现和组合的特定符号以及清晰到一定程度的图像"。[26]他认为,我们不仅有很多选择来混合重组我们储存的知识,而且我们还可以主动去选择如何以及何时来执行这种心理操作。我们的自由意志是强大的,而且似乎可以随时调用。这个概念可能看起来有点承袭当年笛卡儿的二元论。**认知控制**这一术语,以及心理工作空间的意志属性,很容易让人联想到我们脑海中有个小人儿在办公桌前勤奋工作,操纵着符号或棋子。我们知道在我们体内并没有一个这样的操作小人儿。但心理工作空间的概念确实提示,我们的灵活认知功能有着一套灵活的通信系统作为基础。

哈佛大学的心理学家库什曼(Fiery Cushman)用**表征交换**(representational exchange)来表达大致相同的想法。它的优点是没有二元论。库什曼将表征交换定义为"在指导我们行为的许多不同种类的心理表征之间的信息转移"。[27]这个概念有助于突出脑的多模态和可互操作的本质。表征交换让我们向着从通信协议的角度来思考又进了一步。然而,这个概念仍然以认知的"内容"为中心,而不是以如何在一个大型通信网络上实现灵活的交换为中心。

可以说,认知科学家们在强调了人脑中信息灵活交换的重要性方面是非常直截了当的。但我觉得奇怪的是,现代的神经科学界至今还没有注意到脑网络中类互联网路由协议对支持这种灵活认知能力的意义。事实上,认知能力甚至被比作谷歌搜索引擎的网页排名算法,但却没有为之假设一个让互联网式检索得以实现的通信基础设施。[28]有些人把认知比作"云计算",但同样也没有提到使之成为可能的网络协议。[29]

互联网隐喻并不能完全解释灵活的认知,但它给了我们一个有用的参考点,而且这个参考点本身不是二元的。互联网中的控制不是通过全局掌控,而是通过分布式规则来实现的。它是建立在分享之上的。每个社区都会交换几种信息。它也不仅仅是"内容":还有ack信息、网络状态信号,以及通往网络更远部分的高效路径列表。如果没有这些局部的、分布式的交流,整个系统就无法运作。最重要的是,互联网上的信息传递本身就是围绕着灵活性而设计的。

正如我们在第一章中看到的,决策是一种认知功能,需要能进行灵活的信息传递。认知的另一个特点是学习和记忆的能力。我们也可以把认知的这些特性表现放到互联网隐喻的新环境里。当我们在学习时,我们从某种程度上来说是在消除灵活性。我们是在将可能的状态数量限制在只与特定的行动或知识点有关的那些状态,而这则需要某种形式的记忆。但我们学到的思想和行动仍然可以被微调,同样重要的是,随着新需求的出现,它们也是可以被改变的。

在互联网隐喻的语境中,我们可以把学习看作一种**当前情况下**信息传递的最佳路线。考虑到当前的需求和网络条件,执行任务的最佳方式是我们已经学会的方式。在互联网上,尽管组成信息的每个数据包在理论上可以经由不同的路线到达目的地,但大多数时候,特定信息的数据包会走同一条路线。互联网会持续使用当前有效的方案,从而减少灵活性。但如果新的需求出现,它也可以随时学习不同的路径。脑也可能是这样的。

此外,变化也是可能的。例如,如果一条信息在互联网某一特定路径上经历了许多碰撞(导致退避算法造成的等待时间急剧上升),那么对发送方来说,去找一条新路径可能会更好。这样一来,网络在维持灵活性的同时,也就学到了新的东西。

与计算机隐喻相比,互联网隐喻给出了一个非常不同的学习和记忆的概念。在计算机隐喻中,学习被等同于硬盘般的记忆。更具体来说,在这一语境下,"记忆痕迹"被实例化为一群神经元的固定突触强度。这就是所谓的赫布型学习(Hebbian learning)。相比之下,互联网隐喻则将神经元集合体之间建立连接路径的过程视为学习知识本身。简而言之,当一个互联网样的脑找到一个良好路径,它就学到了知识。

我们也可以在目标的执行方式上看到脑中所习得知识的灵活性。研究运动系统的神经科学家用**多重可实现性**(multirealizability)这个词,来表要实现相同的行动结果通常会有许多方法。例如,我们可以用写字的手拿笔写自己的名字,也可以用对侧手,甚至是嘴和脚来写。我们的名字每次看起来可能不完全一样,但同样的表征知识——即代表我们名字的文字——会被书写出来。最重要的是,这用不着新的学习——我们无需任何练习就能完成这一基本任务。换句话说,当我们学会如何用写字的手写自己的名字时,我们也获得了通过其他方式达到这一目标的能力。当我们的写字手受伤时,这可能会派上用场。因此,多重可实现性印证了这样一个观点:构成学习的要素是信息的路径,而不是一套具体的计算或存储数据。我们要做的是在正确的时间把信息送达正确的地方,而不是计算出一组特定肌肉群的运动轨迹。这就是路由的意义所在。[30]

通过互联网隐喻的视角来看,认知和行为是高度灵活的。即使我们经由学习让灵活性有所降低,我们仍然具有备用路径来执行学习的行为。如果需要的话,就可以调用这些路径。但真正的神经元网络有多大的灵活性呢?

在神经层面上,我们知道脑有一种非凡的能力,可以在部分网络受损时用一组不同的神经元执行特定功能。如果脑中负责某一特定功能的脑区受到损害,神经网络可以重新引导信息流,并得到与以前基本类似的结果。我们知道神经网络并没有建立新连接去绕过受损的部分,而是调用了本就存在的一些连接。

这种形式的灵活性在感觉系统中表现得最为明显。回顾一下我们在第一章中介绍的触觉案例。在监测触觉的脑区,每一小块皮层都负责分析来自特定皮肤片区的信号。当来自某块皮肤的信号被阻断或切断时,与之对应的一块脑区就不再那么有用了,因为它没有来自感官的"内容"可供执行工作了。但这块闲置的脑区很快就会承担起其他工作。这就是所谓的功能再分配。

脑皮层中有不同组的神经元在追踪监测每根手指上压力的变化。我们只需要在肘部向通往脑皮层的特定轴突束注射麻醉剂,即可阻断来自手指的电信号。神经科学家陶布(Edward Taub)及其同事对一只猴子的拇指、食指和中指的神经进行这种处理,结果发现曾经对这些手指有反应的皮层神经元现在对无名指和小指有反应了(也对嘴唇上的触摸有反应,因为嘴唇的皮层脑区与拇指的皮层脑区相邻)。重新分配路径(路由)发生得非常快,就在注射麻醉剂后的一个小时之内。[31]这个时间非常短,远远不足以让新的轴突从小指神经通路生长到拇指、食指和中指的通路上去。

在视觉系统中,再分配的速度甚至可以更快。正如我们在第三章中所看到的,视网膜上的每一块都被映射到视皮层的相应区块。事实证明,当视网膜的一个部分受损时,其相应的皮层区域会在几分钟之内就开始对视网膜的邻近区域做出反应了。[32]

在功能再分配这种现象中,已经有人提出工程网络中使用的路由策略可以作为脑的有效类比了,这都要感谢从通信工程师转行为神经科学家的澳大利亚人扎列斯基(Andrew Zalesky)。他的想法是,脑和数据网络都可以通过一种叫作偏转路由(deflection routing)的方式,在信号受阻后对其进行重定向。[33]偏转路由——烫手山芋(hot potato)策略的一个变种——如今主要还是一种理论上的工程解决方案。但工程师们对它很感兴趣,因为它是光通信网络的基础之一。从本质上讲,如果一个信息在其路径上遇到阻碍,它就会被偏转去不同的方向,并试图通过一个非最优解的路径到达其目的地。这种策略似乎最适用于传播速度非常快的信息,如光脉冲,但也适用于不能在途中存储信息的系统。在通信网络中,偏转路由要求路由器事先知道一系列可用的路径。如果脑中的功能再分配机制类似于偏转路由,那么它所彰显的就不仅仅是对问题或损害脑区的简单规避了,它向我们展示了稳健性和灵活性是神经系统的基础。

如果我们将功能再分配的要求和目标纳入考虑,那我们就能够在扎列斯基对通信协议与脑功能的联系这一基本洞察上作进一步的拓展。事实证明,脑的解决方案与互联网的解决方案相当之吻合。它们都与信息的再路由有关。

首先,再路由的速度之快意味着脑已经事先知晓备用路径。在损害发生之前,网络可能已经不时地使用这些备用路线了。同样,有赖于"保持活跃"(keep-alive)信息和路由表的共享,互联网上的路由器总有一个最新的网络邻居地图。即使在线路中断之前不经常使用备用路线,每个路由器也总能在需要时找到备用选项。

在神经元中，自发活动的意义可能就是告知邻居某个特定连接或路线是"活跃"的。所有会对输入产生放电反应的神经元也会自发放电，这种放电的时机似乎是随机的。自发活动是大多数脑测量中的又一个噪声来源。但也许自发放电并不是无用的噪声。自发放电可能就是一种保持活跃的信息，以通知附近的其他神经元这个特定连接依然是可用的。

功能再分配体现出的脑与互联网之间的第二个对应关系是，二者的网络都是完全可互操作的。脑并不真正关心这些信号代表着什么。我们大拇指上的感觉信息与小指的感觉信息都是可以互通的。

麻省理工学院（MIT）的神经科学家苏尔（Mriganka Sur）在一系列漂亮的实验中展现了脑的可互操作性。他们使用新生雪貂进行研究，将来自眼睛的神经轴突与它们正常位于丘脑中的目的地进行分离，并"缝合"到了丘脑中通常用于接收耳朵输入的那部分。轴突在几个月的时间内与听觉区域重新建立了联系，这时实验动物的听觉脑区对光的反应与正常雪貂的视觉脑区反应基本相同。"线路"重接的动物甚至可以用听觉脑区来对看到的东西进行基本的视觉区分，例如选择与奖励有关的特定视觉样式。[34]因此，就像在互联网上一样，脑网络似乎将不同种类的消息包装在可互用的信封中——或许我们也可以将其称为数据包。这种在脑中的消息可以被不同的"应用程序"灵活地利用，具体则视消息到达的背景而定。

功能性再分配还指向了一个更普遍的现象，它也强烈提示了脑和互联网中的再分配之间的对应关系：二者在一段时间内都需要通过多条不同路径去传递信息。尽管脑中的许多神经元很少活跃或基本不活跃，但脑其实是厌恶彻底闲置的。当一大片健康的神经元突然不再接收到它们惯常的信号输入时，脑就会努力给这些神经元提供些其他的事情去做。

此外，我们此刻很少使用的那些神经元，可能会在我们脑受伤并需要为某些信息找到新路线的情况下派上用场。很少放电的神经元可以在需求激增时提供应对能力,就像互联网上那些很少活跃的路由器一样。与许多其他网络(如供应链)不同,互联网的设计要能够应对网络活动的巨幅增长。大多数时候,它是在远远低于其最大负荷的情况下运作的。它之所以能够做到这一点,是因为网络的灵活性和分布式性质,以及其追求稳健性的基本目标。也许脑正常运作时的放电稀疏性,也是应对需求激增能力的一种反映。如果我们拥有大量神经路由器,而且每个都能接入全网范围内的大量线路,那我们就能够通过某种方式来重新分配信号,从而使大多数神经元只在偶发情况下才会被用到。

脑网络的这些特质无法从计算机隐喻中被提出,却对互联网隐喻至关重要。事实上,脑作为最优化计算机的思维框架认为,脑寻求在接近理论极限的情况下运作,就像一个高时效性供应链。在新冠病毒大流行期间,互联网的成功——以及许多供应链的崩溃——正说明了为什么脑也需要追求稳健性。

因此,脑中的信号路由与互联网上的消息路由是存在对应关系的,这些想法帮助我们重新认识了认知功能的许多方面。我们现在可以开始就脑的正常运作机制提出一些具体的方案,来解释它如何利用神经元来实现有时把信息送到一个地方而有时又送到另一个地方的这一功能。就传统观点而言,这种能力是不可能存在的。虽然也有例外,[35]但大多数神经科学家认为,一个神经元的功能只是在其输入端将信号相加,并将这种计算结果传递给所有与其轴突通过突触相连的其他神经元。它不能选择在不同的时间将信息引导到不同的地方。但如今已经有大量的证据表明,神经元完全可以做到这一点。

当然,我们仍然必须使这一新图景与我们对脑计算的了解相一致。我们的目标不是要取代现有的模型,这些模型在很多情况下都有很好的证据支持,我们要做的是从一个不同的角度去研究这个系统。现代物理学中也存在类似的情况：基本粒子那模糊不清的量子图景，必须要能还原为宏观尺度和速度下为人熟知的经典图景。同样，互联网隐喻也不应该与神经生物学相矛盾。事实上，我将要提出的种种机制，都不会与神经生物学的现有理解相冲突。

单个神经元通常可以被几种刺激中的任何一种所激活，而且它们接受到越多的兴奋性刺激就越有可能放电（至少当它们单独在培养皿中时是这样），这些显然都是事实。这就是神经元的整合放电模型，即指神经元在放电前通常会对许多信号进行加和。这是脑中最典型的计算，我们已经在麦卡洛克、皮茨、霍奇金和赫胥黎的模型中看到了它。但是，如果脑大多数时候的放电活动是稀疏的，那么整合放电模型可能并不是信息处理的唯一或最重要的方案。因为这样带来的问题是，在网络的大部分区域，出现多个兴奋时空重合的概率可能不是很高。[36]相反，在一般情况下活体脑只会有几个神经元向某个特定神经元发送信号。基于这一观点，单个神经元上多分支的输入和输出网络的作用，主要是要让多种可能的输入和输出得以实现，而不是在每个神经元上集中和汇总大量的神经活动。

实现灵活神经路由的候选策略一般可以分为三种规模：单个神经元级别、细胞集群级别（几个到数千个神经元）和脑区级别（数千个到数百万个神经元）。

存在于最小的尺度上的，我们称之为单一神经元路由过程。碰巧的是，长期以来都有一批理论神经科学家专注于单一神经元对信号的选择性扩布。这个学派的一个主要倡导者是斯科特（Alwyn Scott），他是一位非正统的美国数学家，他那些基础扎实的神经元模型与主流范式并不相符。他的观点有悖于标准模型，尤其是直截了当地坚持认为神经元能够有时将信号分配到一个输出端，而有时则又分配到另一个输出端。

神经科学家历来怀疑在单个神经元中进行灵活路由的可能性。其原因之一是,在大多数神经元中,细胞体上生出轴突的那个部位代表着一个瓶颈,信号只有这一条路径。但斯科特却有解决方案。1977年,他为此构建了一个详细的模型,用他的话来说,"真正的轴突能够将轴突'树根'上的时间编码(体现为神经脉冲之间的时间间隔)翻译为轴突'树冠'上的空间编码(体现为轴突上的特定分支被激活)"。[37]

斯科特的理论建立在许多神经生理学家的早期工作的基础之上,其中就包括范埃森和韦克斯曼(Stephen Waxman)。韦克斯曼提出了**多路神经元**(multiplex neuron)的概念,他的意思是神经元有时可以从轴突树的某些部位发送信号,而在其他时候则从轴突树的其他部位发送信号。韦克斯曼确定了有四个区域可供神经元调整信号,以便将它们传递给不同的输出端(图6.2)。

前两个区域位于神经元的树突和细胞体,它们可以被许多外部输入所修改。正如斯科特后来所论证的那样,这能产生将信号随时间的推移而转变的效果,再加上神经元动态的不对称性,就可以让整个细胞即使存在轴突根基瓶颈的情况仍然能够在不同时间向不同的输出端发送信息。

轴突本身就是第三个区域。它通常有着几个向许多不同方向生长的分支。韦克斯曼提出,分支模式可以让信息的"导向"成为可能,这一想法被斯科特采纳并进一步发展。[38]

轴突也会受到来自其他神经元的相互作用的影响。所谓的轴突间突触(axoaxonic synapse)将神经递质从其他神经元直接传递给轴突,从而增强或抑制了特定分支上的信号传输。轴突甚至还有可能在不交换神经递质的情况下,通过电动力学的相互作用而相互影响,同样这也可能产生在不同时间将输出信号引导至不同接收方的效果。[39]

第四个可以发生路由的区域是在轴突末端。在这里,神经递质释放的复杂动态变化,以及来自其他神经元轴突的机会性影响,为灵活的路由提供了许多可能的机制。一个特定末端可以用一种动态的、有选择性的方式来增大或减小信息通过其突触的可能性。[40]

　　虽然斯科特和韦克斯曼基本不算主流,但他们的理论方案如今正在被现代连接组学的研究者们重新发现。[41]他们的想法与互联网隐喻非常吻合。这不禁让人怀疑,如果他们当年有更详尽的技术隐喻这一优势,这些想法是否会被那个年代的更多人所接受。"多路神经元"这一术语并没有完全体现韦克斯曼所想要描述的神经元的灵活行为表现。斯科特做了

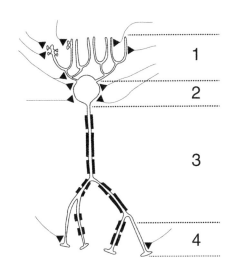

图6.2　多路神经元。1972年,韦克斯曼一反当时对神经元功能的正统观念,在一个神经元中发现了四个区域,它们能够在不同时间将信号导向不同的目的地。区域1是树突,凭借其天然分支状的结构,它可以在来自众多突触的不同信号之间进行选择。细胞体也通过突触接收来自其他细胞的信号。它就构成了区域2,也影响了动作电位的生成动态。区域3是轴突,它像区域1那样可能存在几个能够传导信号的分支,但在区域3中是可以动态地选择输出端的。轴突末端(区域4)也可以通过选择性地对突触的输出进行门控来控制信号的流动。自韦克斯曼时代以来,这些种类的功能在很大程度上得到了证实,并在某些情况下得到了扩展。图片由格雷厄姆提供。图片改编自:Stephen G. Waxman, "Regional Differentiation of the Axon: A Review with Special Reference to the Concept of the Multiplex Neuron," *Brain Research* 47, no.2 (1972): 284

这样的比喻：神经元就像计算机中的"芯片"，它的功能远比单一门控（gating）更复杂，它能够将信号引导到一个以上的目的地。[42]然而路由器的功能还远不止此：它们还能纠正错误，监控网络流量和状态。在20世纪70年代，执行灵活路由的设备在计算机工程领域之外还鲜为人知，因此斯科特和韦克斯曼所用比喻的精确程度是不能与如今互联网时代相提并论的。

随着几十年来神经生物学领域的进一步发现，我们可以更详细地研究单个神经元是如何指导脑中信息流动的了。首先我们来看突触。突触可以有许多方式来发挥信息路由器的作用。首先，突触的生物化学过程极其复杂。在标准理论图景中，动作电位传导到达轴突的末端，触发了一系列次序固定的反应，导致神经递质的释放，最终结合到接收神经元树突上那些与之对应的受体上。

而实际上，在这个过程的每个阶段都有着多到令人眼花缭乱的内部化学反应，它们都有可能改变输出结果，而基因转录又在此基础上增加了一层复杂性。我无意在这些领域中涉入太深，我想说明的是，有太多可能的机制可以在单个神经元内实现灵活的路由。例如，钙离子在轴突末端流入神经元，可以触发神经递质的释放，这就是神经元丰富动态的来源之一。钙离子流可以改变许多其他化学物质，也可以被它们所改变，这些物质包括蛋白质、磷酸盐和酶。有些人甚至认为，量子相互作用也可以给突触的动态带来有意义的影响。[43]无论如何，目前没有任何证据能够排除轴突末端能够在不同时间向不同接收者传递信息的可能性。

然而，神经元并不全靠自己传递信息。每个神经元周围都有附属细胞。这些细胞被称为胶质细胞（glia）或辅助细胞，它们通过提供营养物质、包绕轴突使之绝缘以及执行其他重要功能来支持神经元。越来越多的人认为，突触也是由胶质细胞支持的。有些人称这一概念为**三方突触**（tripartite synapse）：构成突触的不再是那两个元素——在一侧是释放神经递质的轴突末端,另一侧是接收神经递质的树突——现在突触有了第三个组成要素,那就是附属的胶质细胞。

突触处胶质细胞相互作用的某些特征特别适合于灵活路由的要求。2007 年,德国神经科学家克里冯·德·马尔斯堡(Christoph von der Malsburg)及其同事沿着这些思路进行了详细论证。[44]正如他们所指出的,三方突触中的胶质细胞——即星形胶质细胞(astrocyte)——是特别适合执行路由任务的候选者。[45]

首先,星形胶质细胞上有一些神经递质的受体,这意味着它们可以感知神经元之间的信息传递。其次,它们可以通过释放"胶质递质(gliotransmitter)"来调节神经递质的通过,这些化学物质的功能与神经递质相似,但是是由胶质细胞释放的。有些胶质递质在化学结构上与神经递质完全相同(如谷氨酸),而另一些则是氨基酸、脂类以及磷酸盐复合物,它们能以多种方式影响神经递质和神经元。在突触处,胶质递质可以调节神经递质信息的发送方和接收方(即突触前和突触后神经元)。再次,一个星形胶质细胞可以参与数以万计的突触。这意味着星形胶质细胞有可能会同时辅助引导许多的信息。最后,现在有证据表明,胶质细胞可以获取感觉信号,并且可以利用这些信号来控制感觉神经元发送的信息。研究人员最近的成果显示,星形胶质细胞能够改变负责检测口腔内气压变化的神经元的活动模式。具体来说,胶质细胞能够让那些与它们有相互作用的神经元,根据气道内不同形式的刺激(例如咀嚼与呼吸),以不同的节律做出反应。[46]

在单个神经元水平上还有其他潜在的灵活路由机制。其中一种候选机制可以追溯到卡亚尔,他是最早研究一类被称为"细胞周围巢"(pericellular nest)的神经元的人之一。卡亚尔的实验让他画出了一些奇妙美丽的解剖图(图6.3)。细胞周围巢的细胞被比作围绕其他神经元的毛线球。[47]它们似乎能够控制所包围神经元的输出。细胞周围巢神经元出

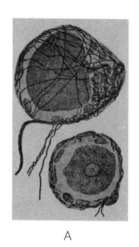
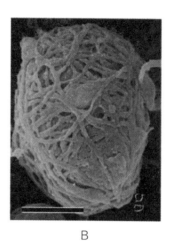

A   B

图6.3　A：卡亚尔（1909）所绘制的细胞周围巢细胞的细节。B：兔脊髓中的细胞周围巢细胞的电子显微镜照片。图片来源：（A）Ramóny Cajal S. 1909. *Histologie dusysteme nerveux de lhomme et des vertebras.* Tome I, II. Paris: Maloine. （B）Matsuda, Seiji, Naoto Kobayashi, Takehiro Terashita, Tetsuya Shimokawa, Kazuhiro Shigemoto, Katsumi Mominoki, Hiroyuki Wakisaka et al. "Phylogenetic Investigation of Dogiel's Pericellular Nests and Cajal's Initial Glomeruli in the Dorsal Root Ganglion," *Journal of Comparative Neurology* 491, no.3（2005）: 240

现在脊椎动物脑中的许多部位。名为篮细胞（basket cell）的相关神经元也具有类似的形状，但数量上则更多。在哺乳动物中，这些细胞通常包围着作为视皮层工作主力的椎体细胞。生理学家发现的证据表明，这类细胞"与它们似乎选作突触后靶点的神经元建立了多个突触接触点"。[48] 巢细胞和篮细胞与神经元的通信能力密切相关，而且它们似乎还以相当灵活的方式参与其中。篮细胞还包围着运动神经元和神经系统其他部位的神经元。此外，这类细胞在大型动物中数量更多也更精细，而灵活的行为对于这类动物又往往更为重要。因此，似乎存在着不只一种这类的神经元，它们的工作不是对刺激做出反应，而是引导和控制那些被其毛线球包围的神经元所发出的信号流。

我们可以把关注点从单个神经元及其附属细胞拓展到神经元的集合体。这一分析层次有着相当丰富的神经生物学工作基础,但与此相关的发现却只有很少部分会被视为路由的表征。

主流理论确实允许神经元集群中存在**门控**,即由一组神经元作为脑回路中另一组神经元的门。[49]闸门神经元(gate neuron)可以允许或者阻止来自发送方的信号,从而对发送方将信息传递到其他地方进行控制。在一些神经回路中,当闸门神经元活跃时门控会打开,而在其他回路中的门控则在不活跃时打开。神经系统中有许多部分的机制都是基于这种模式建立的,最典型的例子是疼痛感知的门控。当疼痛信号在我们的肢体中产生时——譬如我们不小心碰到了火烫的煎锅——这一信号必须通过脊髓向上传递到我们的脑中,然后我们的意识才能感知到疼痛。想要进入脑,来自疼痛受体的信号需要先通过脊髓中的一个神经闸门,然后再向脑皮层传递。如果闸门神经元被其他什么给激活了——例如受伤区域附近的轻微电刺激——闸门就会部分关闭。继而只有较少的疼痛信息能够通过脊髓传到脑,那么这个伤害也就不会像闸门打开的情况下疼得那样厉害。

这种门控对脑无疑是有用的,它可能就是脑所使用的全局路由方案中的一个组成部分,但它还可以做得更多。两位视网膜的研究人员向我们展示了神经元如何利用门控来实现信息的选择性路由。戈利施(Tim Gollisch)和迈斯特(Markus Meister)强调了这样一个事实:视网膜中的闸门机制可以选择从某一组发送细胞或是另一组互补的发送细胞中的一方向脑传递感觉信息(图 6.4)。闸门神经元的选择取决于这两组发送方所感知维度之外的感觉环境的多个方面。之前介绍过,视网膜上被称为神经节细胞的那些神经元会对特定的光线模式做出反应,例如被我称为甜甜圈和甜甜圈孔的那些。戈利施和迈斯特已经证明,周围视觉中的快速运动可以触发一个门控机制,它由一种名为无长突细胞(amacrine cell)的

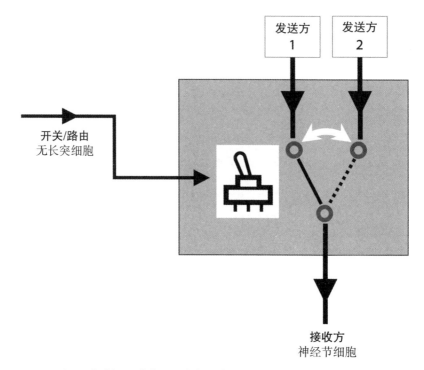

图6.4　视网膜神经回路中的选择性门控。无长突细胞是视网膜上的一种神经元，它可以选择性地引导信息流。戈利施和迈斯特已经证明，视觉图像中的某些运动模式会导致无长突细胞在不同的信号发送方之间进行切换，而其所选择的输出信号则会被传递到脑中的目的地。图片由格雷厄姆提供。开关图标来自 Arthur Shlain（CC-BY），https://thenounproject. com/term/toggle-switch/731364/。图片改编自：Tim Gollisch and Markus Meister, "Eye Smarter Than Scientists Believed: Neural Computations in Circuits of the Retina," *Neuron* 65, no. 2 (2010): 153

能够获取运动信息的神经元所构成。改变这一闸门的状态，就会在让神经节细胞的信号输入在两组发送方（连着感光细胞的双极细胞）之间切换。这个开关就能让神经节细胞从寻找甜甜圈变为寻找甜甜圈孔。戈利施和迈斯特是第一个使用"路由"一词来描述这一过程的人，但这一术语至今还没有流行起来。[50]

　　在视网膜中发现路由机制多少是有些令人惊讶的，因为视网膜很大程度上是一条单行道。信号从感光细胞(光信息进入视网膜)传到视神经(由神经节细胞轴突构成),动作电位在这里离开视网膜,传到丘脑,然后再到达脑皮层。视网膜是神经系统的一个前馈部分,这通常与灵活性无关。如果路由机制在视网膜这样的区域也是有用并且可行的,那么它在灵活得多的脑皮层也可能如此。计算神经科学家吉西格(Thomas Gisiger)和博卡多姆(Mounir Boukadoum)最近提出了一个详细的模型,来说明门控是如何在皮层的许多部位实现灵活路由的。[51]但针对这一概念的探讨目前仍相对较少。

我们在皮层细胞集群水平上缺乏更多的路由证据,这可能是由于解读脑皮层中神经信号的"内容",要比解读像视网膜这样与物理环境只隔一两个突触距离的区域中的信号难得多。如果我们不能把与内容有关的信号和与路由有关的信号分开,就很难找到路由的证据。这对神经科学中大多数经典研究方法都是个挑战。[52]但是,如果我们假设动态路由确实正在发生,那我们就有更大的机会识别到它在神经集群中的实施结果了。互联网隐喻为脑的策略提供了大量现成的类比。

从神经元集群的层面,我们可以进一步放大到广泛脑区及其复杂的连接和活动模式,以此作为一种灵活的路由机制。有鉴于特定脑区的结构特征,它们似乎特别适合执行指导信息流的任务。对某些脑区来说,我们有着来自活体动物的提示性证据,可表明其具有灵活的路由功能,但对于大多数脑区而言,这一功能目前只能通过解剖来说明。问题还是在于,要同时记录超过几个神经元的神经活动是非常困难的。在数百万个神经元中追踪信息流向所需要的分辨率是目前脑成像无法实现的。因此,我即将描述更大脑区范围内的灵活路由机制,但不会像针对单个神经元或局部神经回路中的方案那样具体。然而,它们依然符合在整个脑中动态性地路由信号的需要,而且它们也并没有与神经生理学结论相矛盾。

从脑的"底部"——脑干开始,脑的结构就已经提示了灵活路由的可能性。其中被称为"网状结构"(reticular formation)的一系列脑区是最显而易见的选项。它名称中的"网状"二字,就是指在该系列脑区中神经元的网络样的外观。正如近期连接组学研究成果中所显示的那样,构成网状结构的数个核团与脑中的几乎所有其他部位都有着联系。利用示踪分子,研究人员发现,像网状结构中的中缝核(raphe nuclei)这样的脑区,接受了来自皮肤触摸、肠道压力、味觉、声音、奖赏系统、丘脑中许多部位、眼球运动、运动计划、运动执行、情绪以及许多其他系统的输入。[53]而中缝核的输出同样也非常广泛,可以到达脑皮层的额叶区域、记忆区,以及参与计划、情感和其他任务的众多脑区。[54]中缝核及网状结构中包括蓝斑核在内的其他组成部分,对于意识和唤醒至关重要。在计算机隐喻中,这些脑区被描述为脑中大部分区域的时钟或"起搏器",因为它们参与到了睡眠和觉醒的周期。[55]换句话说,网状结构的部分区域被等同于计算机的时钟,使各部分的计算保持同步。

但是,对于它们的功能,更好的比喻也许应该是作为互联网骨干网络的交换中心(exchange point),一个让许多子网共享连接的地方。与计算机时钟的比喻不同,交换中心这一概念意味着许多不同类型的信息可以在一定程度上平等地进行灵活交换。

绘制完整脑干连接图谱的工作方兴未艾,人们对脑网络主干另一个组成部位的结构了解得更为清楚:那就是我们的老朋友丘脑。在这个部位,我们有着更多的解剖学和生理学证据来表明信息流是如何在神经层面上被控制的。

丘脑位于脑干的上方,被皮层包围着。正如我们之前所了解到的,它接受来自感觉层面(眼睛、耳朵、舌头、皮肤)的输入,并且也形成去往和来自皮层中大多数脑区的连接回路。这些回路可以非常迅速地将信息传达到脑各个部位。每当信息通过回路进入或离开丘脑时,它们都要经过网状核(别把它与网状结构弄混了,尽管它们在词义上都表达了同样的网络状的含义）。正如本章前面所指出的，网状核或许与反馈确认系统有关，但它的功能可能更多。

由于网状核神经元可以调控大多数的输入和输出，因此它们非常适合指引信息的流转。网状核神经元的连接轴突存在分支，能将信号发送到密集的网状网络的各处，而每条线路还会通过长树突从其他网状轴突那里接收信号。网状核神经元的特殊连接类型也值得注意。这些神经元除了经典的轴突与树突形成突触之外，还通过树突与树突以及轴突与轴突之间的化学信号传递实现了高互连性。它们还能够通过广泛的缝隙连接，实现快速的化学信号交流。

因此，我们有着一个使用许多平行通信信路的密集连接的网络架构，往返于脑皮层的线路穿梭其间。这些线路上的通信也因此受到了架构中网络间相互作用的影响。这个系统看起来就很适合作为进出丘脑的信号的路由系统。丘脑的网状核也可以作为信息的缓冲器。由于拥挤和碰撞是通信系统中的一个常态，因此可能有必要对信息进行短时间的储存，直到它们可以被再次发送。与这一理念相一致的是，丘脑网状神经元似乎有着它们自己的特殊电信号编码。除了常规的放电脉冲之外，它们还产生一些小脉冲，这是一种低幅度、高频率的细胞兴奋形式。[56]也许小脉冲也以某种形式参与其中，也就是记忆中对少量信息的一种缓存。

根据这种观点，当信号到达皮层时，它们可以在皮层间横向移动，并回程到丘脑的不同部位，这同样有可能是借由网状核神经元进行路由的。信息可以在短短几次跳转中探索整个皮层网络。这种假设性机制可能很快——并且是可靠的。如第四章中所述，丘脑和皮层之间的循环结构意味着ack样的反馈信息也可以在该系统中传输。

另一个可能可以作为交换中心的脑区位于丘脑附近，名为屏状核（claustrum）。它是皮层的一部分（图6.5）。神经科学家科赫（Christof Koch）和诺贝尔奖得主、DNA结构的共同发现者克里克（Francis Crick）认为,这个区域可能是意识的一个关键位置,因为它具有非同寻常的互连性。[57] 屏状核位于数以百万计的纵横交错的皮层轴突之间。如同在丘脑中一样,屏状核神经元也往往形成从皮层到屏状核的回路,然后再回到皮层的同一区域。屏状核的功能似乎是在一系列脑区之间实时分享感觉信息。科赫和他在西雅图艾伦研究所的团队用示踪分子证明,小鼠屏状核中的一个神经元有着一根环绕整个脑的轴突,形成了科赫所谓的"荆棘之冠"。[58] 因此,屏状核似乎能够对来自众多发送方和接收方的信号进行交换,并且还拥有横跨脑大部分区域的长连接线路。

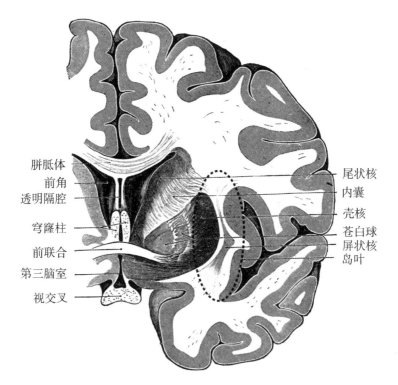

图6.5 冠状面(从头顶大致穿过两侧太阳穴的切片)中的屏状核位置。屏状核是皮层的一部分,为众多皮层区域之间提供高水平的相互连接。根据互联网隐喻,这个脑区可以作为一个对等连接(peering link),让脑中的子网之间得以建立捷径。图片由格雷厄姆改编。图片来源:https://archive.org/details/anatomyofhumanboi9i8gray/page/836/mode/iup

将丘脑和屏状核放在一起考虑,前者让我们拥有了一个能提供密集多模态数据交换的脑区。而在屏状核,我们又可能近似于拥有了子网间的"对等连接":那些绕过丘脑的长距离连接可以用来提供皮层脑区之间的捷径信道。这两个网络似乎在广大离散分布的神经元群体之间提供了高效的路径,从而实现了灵活、可靠和快速地将信息传递到网络的所有部分。

有一些基于活人脑的令人兴奋的证据显示,大型脑区也能够有选择性地将信息传送到不同的目的地。因为这些证据来自影像学,所以很难确切指出灵活路由的具体机制或结构,因为目前的成像方法在时间和空间上缺乏必要的分辨率。然而,这些证据仍然是有用的。

圣路易斯市华盛顿大学的科尔(Michael Cole)及其同事展示了人类皮层中的额叶和顶叶是如何灵活地交换不同模式以及注意力、运动系统和核心功能相关信息的。[59]由于额叶和顶叶脑区与计划、意志和高级认知功能有关,所以它们就可以实现心理工作空间或表征交换所必需的灵活路由了。

在使用类似功能成像方法的研究中,哥伦比亚大学的神经科学家肖哈密(Daphna Shohamy)与宾夕法尼亚大学的巴塞特及其同事合作,在脑中一个被称为纹状体(striatum)的脑区中发现了学习任务中的灵活路由证据。纹状体是一组脑区的集合,它部分看起来像是一对尾巴绕着自身的小蝌蚪。它被认为是负责执行奖赏、强化和激励驱动等功能,同时也能够启动或抑制运动反应。但它是如何协调皮层活动的目前还不为人所知。

肖哈密的团队要求人们根据反馈(你的选择是正确或错误)来学习物体与图片之间的关联性。在进行功能磁共振成像时,他们发现,纹状体的三个核团可以改变它们的输出,从而使皮层的非常不同的结构模体被激活。不同的结构模体又与学习的不同方面相关,例如学习的速度。[60]根据其连接性,纹状体被认为是一个多模态脑区,一般也被描述为网络枢纽。[61]从肖哈密及其同事的工作中,我们可以看到纹状体似乎能够通过其广大的网络,有选择性地将信息流引导到广泛分散的各个皮层区域。

互联网隐喻对大型脑区活动的理解,与计算机隐喻框架有所不同,后者更倾向于将每个脑区的功能视为执行特定且固定的计算。这种计算机隐喻的思维方式在脑成像研究中被广为接受,甚至不加审视。然而,我们其实早就认识到,脑区在不同时间是可以发挥不同作用的。[62]

在额叶、顶叶以及纹状体这样的脑区之外,灵活路由很可能是整个皮层的基本设计目标。皮层可能拥有一些旨在将有意义的信息从一个地方传递到另一个地方的神经元,而其他一些放电更加稀疏的神经元,其任务则是作为信息传递的辅助工具,可能做着一些诸如路由和确认反馈的事情。

在细致的单神经元生理学研究中,有越来越多的证据表明,皮层细胞通常发挥主要或辅助功能,来控制皮层与其自身内部以及与丘脑的交流方式。芝加哥大学的神经生物学家谢尔曼(Murray Sherman)是研究哺乳动物丘脑的先驱,他认为皮层神经元可分为两类:驱动单元(driver)和调节单元(modulator),详见图6.6。[63]驱动单元的工作是将主要信息从皮层传递给丘脑。丘脑同时也接收来自眼睛、耳朵和其他感觉器官的主要信息,但这些在丘脑的输入中所占的比例小得惊人,正如我们在第四章中看到的,只占总输入的5%左右。调节单元——可能比驱动单元要多得多——的作用则是修饰来自驱动单元的信息。通常情况下,驱动单元和调节单元这一图景是用于计算过程的,即找到正确的方法来对一个特定信号进行数学变换。但反过来,调节单元也可以看作互联网上的路由器。调节神经元可以像路由器那样传递ack信息,它们也可以帮助在不同的时间向不同的地方发送信息。

脑的通信协议在最大尺度上或许也可以执行网络状态功能,并以此来支持灵活路由。其中就可能包括监测网络链接的可用性和流量,以及进行高效的寻路和寻址。

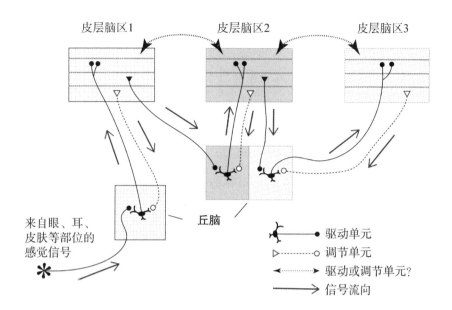

图6.6 皮层脑区之间以及皮层与丘脑之间的信息流示意图。谢尔曼和他的同事们提出，有两大类神经元控制着信号的交换：驱动单元（实线）和调节单元（虚线）。箭头表示信号流动的方向，一些相互连接可能是驱动单元或调节单元（点线）。从感觉感受器（皮肤、眼睛、耳朵等）传来的信号都要经过丘脑，丘脑通过驱动单元与皮层中各自的初级感觉脑区相连。然而，初级脑区也通过调节神经元将信息送回到这些信号起源的丘脑区域。初级皮层脑区还会向丘脑的其他区域和其他皮层脑区发送信息。这些皮层脑区中的每个区域也同样发送和接收来自丘脑的驱动信号，并向丘脑发送调节信号。图片改编自：Iva Reichova and S. Murray Sherman. "Somatosensory Corticothalamic Projections: Distinguishing Drivers from Modulators," *Journal of Neuro-physiology* 92, no. 4 (2004): 2195

　　默认模式网络包含了人脑皮层中的一系列脑区，以及参与记忆和理解三维空间的海马脑区。默认模式网络最显著的特点是，当我们不做任何特别的事情时，该网络中的神经元群也是活跃的。这种背景活动分布在许多区域，但当我们开始做一些更费力的事情，如解决一个数学问题时，这种背景活动也不会增加多少。

虽然它被推测为人类思考和推敲的基础,但默认模式网络也可以被概念化为一个监测整个皮层或脑网络状态的系统。不幸的是,我们不知道默认模式网络中的神经元发射可能有多稀疏,也不知道在单个神经元水平上的信息编码与该网络中的信息共享有多少关系。问题还是在于这个由众多大型脑区组成的网络目前只能通过脑成像方法来研究,而脑成像尚缺乏必要的分辨率。

但似乎很清楚的是,在默认模式网络中传递的大多数信息并不是为了回应特定刺激而产生的。相反,它们可能是该系统路由协议的一部分。通过数以百万计的神经元的自发活动——即如前所述的传递某种保活信息——默认模式网络可以想见能帮助系统制订准确的"路由表",并在需要时调用来向脑各处发送可操作的信息。以这种方式监测网络状态需要不断地使用稀疏的信号来进行更新,无论脑是否在执行某个特定任务。因此,有可能它的默认行为就是定期测试与附近神经元的通信连接,并分享网络中更遥远部分的信息,正如互联网上的那样。

基于互联网隐喻,这种系统将是学习的一个理想基础。当我们学到东西时,我们其实是为信息的传播找到了一条好的路线。但是习得新的路线需要对网络的连接和状态进行准确的评估。这些信息需要持续不断地收集,并且要在制订特定路线之前完成。默认模式网络可以提供这方面的信息,并在方便的时候这样做,比如当脑没有在从事其他要求苛刻的任务时。睡眠状态有可能是网络状态和连接性监测系统的另一个组成部分。

最后,在我们对整个脑可用于执行路由任务的灵活神经机制的考察尾声,我们要来看一个已经被许多研究人员注意到的解决方案,并且它也已经在很大程度上被接受了。那就是脑活动中的同步性是具有功能性用途的这一理念。它最早是作为"绑定"概念的关联内容被提出的。这个概念的意思是,试图传递信息的不同区域神经元,会在两个区域间产生时间上同步的放电。这种活动的作用是将不同的神经群体"绑定"在一起。自

20世纪80年代以来,我们已经积累了许多证据可以证明这种神经现象确实是与功能性结果有关的。

例如,当我们感知一个视觉对象时,表征该对象不同部位的神经元需要以某种方式绑定在一起。这种绑定使我们能够将该对象视为一个单一物体,而不是众多部位的集合。德国神经科学家辛格(Wolf Singer)和美国人格雷(Charles Gray)在1989年以猫为研究对象,发现当一个区域的不同神经元群体出现同步放电时,其实是对一个物体的同一种视觉性质做出反应。[64]具体来说,就是当特定形态的矩形出现时,视皮层中对以特定角度倾斜的矩形敏感的几个分离的神经元群将变得同步。

但是,同步性能做到的可不只是将脑一小块区域中的相关信息绑定在一起。正如德国神经科学家弗里斯(Pascal Fries)以及其他人所指出的那样,同步性还可以解决脑各部分之间的灵活路由问题。弗里斯是最早和最有发言权的脑路由理念的倡导者之一。在2005年一篇具有里程碑意义的论文中,他写道:"现在是时候去了解众多活跃的神经元群组之间是如何相互作用,以及它们的交流是如何被灵活调制以实现我们的动态认知功能了。"[65]

同步性如何产生灵活的路由呢?在整个皮层中,我们可以想象有一块由神经群组构成的拼图,每个群组都以自己的节律放电。基于同步性的路由有这样的特点:节律一致的群组之间实现信息交换的机会最大。正如弗里斯所认为的,当一个群组的放电与另一个群体的放电之间有一个固定的间隔时,信息就可以被传递,因为发送方的某种活动节律使接收方更有可能以同样的方式活动。[66]这里的"活动"既可以指放电活动,也可以指在一个神经元群体中振荡的较低水平的电活动。在这两种情况下,脑中某个部分的活动,会使另一个部分中的神经元在很短的时间内也活动起来(图6.7)。这种机制既适用于彼此直接相连的神经元群组,也适用于相距较远的神经元群组。脑区之间的同步被比喻为"载波"(carrier

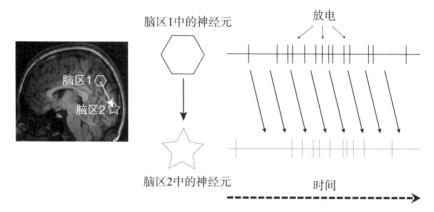

图6.7 基于同步性的路由。脑皮层的独立区域之间,可以通过时间上的同步来影响彼此的活动模式。一个区域(六边形)的放电会导致一定距离之外的另一个区域(星形)出现类似的放电模式。通过这种方式进行选择性同步,脑可以在不改变网络结构的情况下进行动态的信息交换。图片改编自:Pascal Fries, "A Mechanism for Cognitive Dynamics: Neuronal Communication Through Neuronal Coherence," *Trends in Cognitive Sciences* 9, no. 10 (2005): 475

wave),它为通信打开了一个灵活的信道。[67]

有点反直觉的是,弗里斯认为,灵活路由在很大程度上是为了**阻止**同步化。只有阻止大多数区域的同步化,才能让脑得以在特定时间只选中特定任务所需的那些连接。这是可以实现的,因为大多数神经振荡最多只持续几秒钟。换句话说,基于同步性的路由是一种短期的、灵活的策略。抑制大多数的同步性还能确保整个系统(或其中的一大块)不会变得同步化。癫痫发作时发生的情况就是一种过度的同步化,这一点必须加以防止。因此,尽管脑各个部位时不时地就会爆发出活动,但同步性路由的一个基本目标是确保大多数发送方和接收方之间**不同步**,除非它们恰好有同步的需要。

同步性路由似乎与互联网隐喻并不相容,因为我已经把互联网描述为异步的了。然而,尽管互联网的整体系统是异步的,但其组成部分可以而且确实在利用同步性。为了在一个路径上的两个路由器之间传递信息,它们需要实现同步。

事实上,同步性路由可能解决了一个尚未被认识到的问题:寻址。脑中的信息似乎不太可能像互联网上的数据包那样,带有其目的地的完整网络地址。可能是成串放电中所携带的信息太少,无法同时编码完整的地址和"内容",即使在放电的时间编码中携带了一部分这类信息。那么,当信息要经过不止一次的跳转时,脑是如何将它引导去正确的地方的呢?

答案可能是,神经元群体中的特定节律性活动模式可以被看作一个地址。有可能当一个特定的节律产生时,脑路由协议的目标是在脑的其他部位找到另一个匹配的节律。由于神经元的兴奋方式,这个目的地会自动与发送方产生连接。这就好像一组神经元在向整个网络"呼叫"一个地址。这个"呼叫"可以通过网络骨干(脑干、丘脑、屏状核和其他核心脑区)跨越一个以上的突触进行转发。然后被叫方通过产生匹配的节律来让呼叫方知道它在网络上的位置。一旦找到通往目的地的路径,信息就可以异步传递了,而不是像目前所设想的那样要严格通过同步性路由模式来传递。新的目的地也可以通过在其他部位产生匹配的节律来进行选择。通过这种方式,消息可以灵活地经过一次跳转以上的路程,并且仍然能够可靠、快速和稀疏地传递。

在弗里斯这一具有里程碑意义的论文发表的十年半之后,神经科学家们可能终于快要开始认真地研究脑中的灵活路由机制了。理论家们越来越多地证明,同步性路由机制是合理的,甚至具有根本的重要性。[68]这种方向可以在互联网隐喻的框架内进行更进一步深化。

总而言之,脑中关于信息的灵活路由,或可以由十几种可能的神经机制所构成。它们包括但不限于:

1. 斯科特提出的轴突时间编码

2. 轴突分支

3. 突触生物化学

4. 胶质细胞

5. 巢/篮细胞

6. 本地门控回路

7. 网状结构

8. 丘脑

9. 屏状核

10. 额叶顶叶网络

11. 纹状体

12. 皮层中的驱动单元和调节单元

13. 默认模式网络

14. 同步性路由

所有这些潜在机制能否一起协作？这些系统是割裂且专门化的，还是一个庞大系统的一部分？尽管它们可能看起来彼此不相容，但我们应该考虑到，如果我们不了解基本协议，那么在一个黑盒通信系统中对信号进行解读会是非常困难的。在不同的通信架构水平上，一个信息可以表现为不同的物理形式。在互联网上就是这种情况：一个数据包在协议栈的物理层可以表示为一系列的电压脉冲，或者表示为一个电容电荷阵列（比如当它在传输层的队列中等待时）。同一条信息在脑中也可能有不同的形式。要理解这一点将是个挑战，但也许并不是无法克服的。

脑的小世界样网络拓扑结构意味着其路由协议具有统一性，尽管它可能非常复杂。不同的脑系统——视觉、运动、情感、计划、语言——在网络上彼此相距太近了，不可能会执行高度专门化和差异化的一系列不同路由方案。尽管每个系统都可能以独特的方式组织和连接，但它们可能都遵守相同的基本协议。哺乳动物脑中反复出现的大规模路由机制——包括使用驱动单元和调节单元，以及通过同步性进行路由——也表明有着一个统一的协议。例如,参与同步性路由的振荡在脑的许多区域都可以找到,并且在迄今为止所有研究过的哺乳动物中,这一振荡的时间尺度基本相同。[69]总的来说,这些共同点都提示,在哺乳动物脑中存在着一个灵活调控网络信息流的统一的全局策略。

问题4:我们如何增加更多的消息传递节点?

在本章的最后,我们来讨论如何将执行灵活路由的脑网络进行规模化的问题。规模化会发生在进化水平上,所以如果我们认定灵活的相互通信是脑中的基础功能并且它有个统一有效的协议,那么我们就势必要让这一点在哺乳动物脑进化扩容的整个进程中都能说得通。正如我们将看到的,规模化也会发生在发育水平上。因此,我们需要问的是,进化和发育是如何让脑的大小随时间推移而变化,但依然能够广泛并灵活地交换信息的。

脑中的基本路由协议不太可能在进化中发生快速改变,特别是如果脑使用的是统一化的协议。就其性质而言,大规模通信系统大多会沿用已经投入使用的基本协议,要改变基本路由协议是非常麻烦的。例如,电路交换型的电话网络就很不适用于分组交换型的互联网。尽管拨号是个聪明的妙招,但它是繁琐而不可持续的。要构建现代的互联网,必须得在整个通信网络上连接起一个全新的系统。[70]正是由于这个原因,哺乳动物脑的进化更可能是建立在对一个高度灵活且强大的路由方案的精妙利用之上,而不会是基于许多不同类型协议的出现。

自6500万年前恐龙时代结束以来,哺乳动物的脑已经变大许多了。哺乳动物一开始是一群像鼩鼱一样的小动物——只有1亿个或更少的神经元,之后哺乳动物体积迅速增大,出现了像大象这样脑神经元数量增长超1000倍的物种。

哺乳动物的脑规模在相对较短的时间内急剧增大了,这意味着我们有了一个能够揭示规模化挑战的自然实验。我们的问题是,如何以一种优雅的方式扩大哺乳动物脑的规模?具体来说,就是如何在进化过程中增加脑神经元的数量,让它得以执行新的功能,却又同时保留下与祖先一致的核心功能?

哺乳动物的脑由于其相互联系的基本模式而产生了特别的挑战。其独特之处在于有一个胼胝体(corpus callosum),负责在两个脑半球之间交换信息。[71]哺乳动物的脑同时还大大增加了轴突被髓磷脂(myelin)绝缘层包裹(myelination,即髓鞘化)的神经元的比例,这有助于加速信息的传递。[72]这些似乎是优点,但它们也给更大的脑带来了问题。问题的难点在于,大多数神经元都有很多连接,因此增加神经元数量意味着增加更多的连接。这对越来越大的动物来说,其颅内被连接所占用的空间就越来越大。

互联网隐喻表明,一个统一的、但从根本上说是分布式的协议,对于优雅地扩大规模来说是必要的。虽然互联网没有脑那样的空间限制,但它仍然显示出高效地增加节点的能力。其中的原因之一,就是互联网和哺乳动物脑的网络拓扑结构让统一化协议有了很大的优势。因为它们是一个小世界网络,在脑的任何地方添加一个神经元,它就可以通过仅仅几次跳转自动访问整个网络。而在它们加入时,新的神经元也有可能接收到网络状态的信息。

如果哺乳动物的脑对信息的处理基本上是平等的,那么新的神经元就可以执行新的功能,而无需再创建一套新的、可能与现有协议不兼容的路由协议。虽然协议本身可能是统一的,但脑能够允许在协议执行时具有很大的局部灵活性——就像互联网那样。例如,每个局部脑区可以微调其信息传递验证的策略(视情况使用ack或nack信息)。而且每个局部脑区也都可以通过某种方式来降低信息传输成本,从而实现不同的目标。

事实证明,进化不断向脑中增加更多神经元的这一过程为我们提供了一个实用工具,让我们得以用其来测试脑是否使用了类似互联网的路由协议。回顾一下,路由方案之间的最大差异体现在它们分享信息通道的程度上。像传统电话这样的电路交换网络使用的是排他性通道:当两个通信者在通话时,没有其他人可以使用该连接通道。相比之下,像互联网这样的分组交换网络使用的信道在任何时候都是共享的,并对所有来者开放。事实证明,一个黑盒通信系统可以用这种共享谱来进行描述。重要的是,这在即使不知道黑盒中的具体路由协议是什么的情况下也是能够实现的。

分析的诀窍是要看网络在增长时的表现是怎样的。当有更多节点被添加到电话网络中时,由于它是专用链接,所以没有人会被减速:我的电话交流不会因为新邻居在家里安装了一条电话线而产生延迟。在传统的电话网络中,如果系统在网络的任何位置添加更多对通信器,对我个人而言不会带来任何成本。系统可以根据实际使用需求来匹配地添加新节点,然后每个人都拥有一个私人通道。

这在一段时间内会收到不错的效果,但总会有那么一天,链接的数量会超过可接受的范围。当这种情况发生时,很多信息根本无法传递出去——我们接收到的都是忙音,因为所有的中转链接都被占用了。当系统过载时,对于那些能够成功发送信息的人来说,他们的信号传递速度就像整个网络上只有他一个人那样快。但其他人根本无法发送信息,因为系统已经达到过载。这个问题的根源就是这样一个事实:一旦一条信道被一对通信者占用了,它就不能被共享了。

在路由方案谱的另一端,就是我们在互联网上使用的分组交换协议。在这种协议中,我们的信道是完全共享的。我的数据包将不可避免地与我的邻居的数据包混在一起,而且是建立在完全平等的基础上。由于这种共享特性,增加更多的通信方就会让网络中每个人的速度都降低一点儿。但随着网络规模的扩大,完全过载的风险是很低的。

图6.8的上半部分中示意了由电路交换和分组交换所产生的不同形式的规模化。在其中我们看到的是网络中具有代表性的一小部分,而不是整个小世界样网络。当网络的节点较少时,如前两行的情况,电路交换模式让新来的通信者也能有不错的机会占住信息通道供自己使用。在分组交换模式中,即使只增加一对使用同一信道的通信者,也会使其他通信者的速度减慢(中间线条的交替色调表示共享信道的信息)。然而,当网络变得非常大时,就像底下那排中的情况,电路交换就会有过载的风险。新的通信者有可能被完全拒之门外,或者就是阻碍网络上现有的那些通信者,正如那许多无法传递信息的通信者那样(以其线条灰度作为区分)。而分组交换模式的情况则全然不同。

工程师们为了避免通信系统的过载而努力工作着,但进化却无法利用计划和远见所带来的优势。无论哺乳动物的脑中采用的是什么路由方案,都必须要能够应付进化过程中那不经规划的增长。虽然哺乳动物的脑可能没有完全过载的危险,但它的规模化程度可以帮助我们确定它所使用的是什么全局路由协议。

如果我们要绘制出神经系统的成长图谱,我们可以尝试比较新增节点的数量与信息传递的最大速度之间的关系(图6.8的下半部分)。[73]我所说的最大速度是指一条信息可以从脑任意部位传递到任何其他部位的最高速率。对于一个电路交换型脑来说,当我们增加更多的通信方时,这条函数图像将保持一条平线。但达到某个上限时,节点的数量就太多了,很快某个任意节点就会变得难以传递信息了。此时,代表最大速度的平线就会迅速跌落。相比之下,分组交换型脑中的最大速度将以恒定的速率缓慢地下降。

为了在真实脑中检验这一点,我们需要对信息的传递和脑的规模化都做出一些假设。我们将在下一章讨论这个问题的具体细节。但在其他条件相同的情况下,最大传输速度应该符合这两种函数图形之一。它可

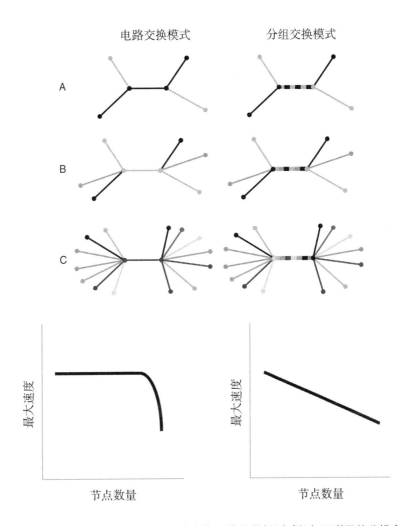

图6.8 上半部分:电话系统等电路交换网络的增长(左栏)与互联网等分组交换网络的增长(右栏)。下半部分:信息传递速度与网络规模增长的函数关系。在A行和B行中,电路交换网络提供了基本相同的最大传输速度,因为中央链路是由通信中的节点占据并专用的。而通信者数量足够少,所以不太可能出现拥堵(忙音)。然而,如果像C行中那样有许多通信者试图使用中央链路,那拥堵就有可能出现,传输速度就会大幅下降。相比之下,分组交换网络随着通信节点的增加,成本也在增加,导致传输速度缓慢下降。图片由格雷厄姆提供

能是一个平坦的函数,或许有一个陡峭的落差,这意味它很少有共享的信道,这也将表明它更类似于电路交换协议。我不指望能在现存的哺乳动物脑中看到一个大落差,但过载风险可能会是一个制约因素。另一种可能性是,传输速度与脑尺寸的函数可能是缓慢下降的,这将表明信息传递通道是广泛共享的,也就意味着它是一个分组交换型的协议。

对脑规模和网络通信速度的实际测试结果可能表明,哺乳动物的脑更接近于一个类似互联网的系统,而不是电话系统。正如我之前所强调的那样,一个稀疏活动的脑是非常适合充分发挥分组交换协议优势的。脑大部分区域的大多数神经元只在偶尔非常活跃:短时间的爆发之后是长时间的沉默。这种行为进一步限制了信息碰撞的概率和整个网络减速的可能性。

由于人类的脑具有高度的灵活性,并建立在与其他哺乳动物相同的基础蓝图之上,因此分组交换协议所提供的灵活性似乎是我们脑运作的一个前提条件。但不同的哺乳动物脑也可能在共享性和排他性之间做出妥协。如果神经信息总体上非常小而且稀疏,那么在较小的脑中可能只需要部分共享信道即可,但在像我们这样较大的脑中可能还是需要更多的共享的。

无论正确答案是什么,如果我们坚持使用计算机隐喻,那我们根本就不会开始问这个问题。

最后,在解决脑规模化的问题时,我们也需要承认,任何灵活路由的解决方案也必然受到发育的限制。

在发育过程中,尤其是在出生之前,神经元和突触的数量会不断增加。但在之后的几个月和几年时间里,部分神经元会消失。在发育初期,当神经元从前体细胞(precursor cell)群体中分化和成熟时,它们基本上会与附近的所有其他神经元形成密集的连接。[74]一些神经元还会在同样的早期阶段就将连接延伸至遥远的目标。

随着时间的推移,许多局部连接会消失。脑作为一个整体达到成年的状态,具备了具有特征的连接性范式。正如我们已在第四章中看到的,在整个成年哺乳动物的脑中,两个脑区之间的物理距离与它们相互连接的可能性和密度之间,存在着一种可预测的关系。邻近的脑区之间很有可能是相互连接的。相隔更远的脑区之间被连接的可能性要低得多,但在很大的距离范围之内,连接强度是相当均匀的。而对于距离最远的脑区,相互连接的概率则迅速降低。

当路由协议向这个最终状态发展时,它又是如何支持高效的行为呢?我们可以把在类似互联网的网络中学习的概念拓展应用到发育规模化的过程中。随着脑中神经元和连接的增减,有用的路径会被激活,而信息可以根据需要在这些路线上传递。我上面所描述的这些丰富的神经路由机制或许有助于管理发育的规模化,同时也能实现学习和灵活性。在发育过程中,当网络受损或外部条件发生变化时,也有一些潜在的连接可以被调用。然而,脑发育——尤其是人类脑的发育——至今依然是我们在神经科学上认知最不充分的领域之一。随着我们了解的深入,在脑发育的不同阶段对路由协议和类似互联网的解决方案进行探讨将会是非常有益的。

重新审视互联网隐喻下的观点,让我们能够从信息而非神经元的角度去看待脑。如果我们这么做,我们就产生了本章开始时列出的一系列新问题:该如何处理消息的碰撞? 如何实现信息的可靠传递? 如何实现信息的灵活路由? 以及如何增加更多的消息传递节点? 我从目前对脑功能理解的角度尝试了解答这些问题,以便为哺乳动物脑功能更正式一些的理论建立一个框架。

下一章将会对这个框架进行批判。正如我们将看到的,应用互联网隐喻的障碍之一,就是生物科学领域对理论的厌恶,而这可以追溯到该领域的奠基人,譬如卡亚尔。具有讽刺意味的是,卡亚尔这位忠实的经验主义者,却为这一理论的成功外推贡献了的最早的例证之一。我们还将从计算的角度审视对互联网隐喻框架的批评,我们将回到棘手的技术问题上,比如是什么构成了脑中的"信息",脑如何进行寻址,以及我们如何运用脑的规模化来理解脑的黑箱路由协议。

◇ 第七章

对互联网隐喻的异议与回应

理论家基本上属于一种伪装成勤奋者的懒人，他下意识地遵循付出最小努力做事的原则，因为形成一个理论比发现一个现象更容易。

——卡亚尔，《致青年学者》

互联网隐喻可能会引发各种各样的不同意见。我将尝试对其中部分异议进行讨论，首先是对"隐喻和理论在生物学中是有用的"这一观点做出总体上的辩护，以回应卡亚尔在上述引文中的看法。本章其余部分将以对话式的结构呈现，并对具体的异议或疑问做出评论。

你认为隐喻可以作为理论原型，而且隐喻对于其他科学的进步也是至关重要的。但生物学不能套用物理学的类似术语。没有任何定律是亘古不变且放之四海而皆准的。即使是最重要且公认的理论——达尔文进化论——也因其细节而争论不休，至今没有被普遍接受的表述。由于脑有如此多的未知之处，我们难道不应该干脆跳过理论，而像卡亚尔建议的那样专注于发现脑中的新现象吗？

理论是与宇宙中某一领域有关的系统化知识的集合。理论是抽象的理解，它关于系统的某一方面，但我们无法将它拿起并握在手中。好的理论包含并总结大量现有的理解。在诸多科学领域中,理论家和实验家之间泾渭分明,并且谁都不想做对方的工作。

我引用卡亚尔的犀利言论作为本章的开场白,是为了强调在神经科学的某些领域长期存在着对理论(以及引申为对隐喻性框架)的反感。对神经生物学的理论方法持怀疑态度的确是有理可依的。包括脑在内,所有生物系统的基本事实都存在着微观和宏观上的偶然性和非一致性。由于机械理论在生物学中颇为无效,我们常回归到隐喻性思维。隐喻可以起到与正式理论类似的作用。但在理论缺失的情况下,我们要不断寻找生物系统和我们采用的隐喻之间更好的对应关系,做到精益求精。互联网隐喻本身并不是一种理论。然而,作为一种理论原型,它提示了一些问题,而这些问题的答案或可以形成关于脑的自治理论。

布兰迪斯大学的著名神经生物学家马德(Eve Marder)明确地阐述了理论在神经科学中的效用。她曾说过,好的理论不是对数据有着最佳的预测,而是能让实验者做一个与他们的原计划不同的实验。[1]

讽刺的是,卡亚尔本人也为理论的有效性提供了例证。他被认为是现代神经科学的巨擘及创始人,他的艺术作品(图7.1)几乎和他对细胞神

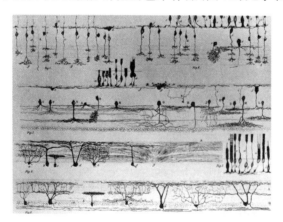

图7.1 卡亚尔的杰出艺术作品与他的开创性科学成就不相上下。卡亚尔的《视网膜的神经结构》,1923年,纸墨图。https://collections.nlm.nih.gov/catalog/nlm:nlmuid-101436424-img

经解剖学的贡献一样令人惊叹。

为什么像卡亚尔这样伟大的科学家会如此反对理论？卡亚尔反对所有形式的抽象理论，包括宇宙学和基础物理学的理论。他认为，我们的脑更适应生存和繁衍的世俗事务，而非自然哲学，所以我们不应该期望解开这些谜团。[2]如题记所指，卡亚尔认为这甚至不值一试。唯一有意义的事情是潜心研究一个特定的系统，并对其尽可能地详尽描述。

在他所处的时代背景下，即20世纪之初，这种观点更有意义。当时解剖学、生理学、生物化学和行为学的经验性研究——实际上是整个科学领域——正取得巨大进展。在基本解剖学以外的几乎所有领域——从激素化学物质到神经系统的基本划分，再到不同物种的脑多样性——都有许多基本过程等待发现。正如科学家所说，有很多唾手可得的成果。技术和工程的快速发展无疑促进了生物学的科学创新。

但与此同时，科学理论也变得晦涩难懂了起来，特别是物理学领域，相对论和量子力学的新理论挑战了我们对宇宙的基本认知。也许正是这个原因，卡亚尔才认为应在生物学领域避开理论，尤其是在有那么多新的经验性现象等待着我们去发现的情况下。而且卡亚尔所处的时代正是如此，他们对生物学和我们现在所说的神经科学常采取形而上学和非科学的研究方法，几乎没有任何真正的证据。事实上，脑科学的历史充满了猜测。这可能是因为问题太过于重要（我是什么？），而相关的证据（我的经验和行为）又唾手可及。

讽刺的是，卡亚尔对神经科学最重要的贡献之一恰恰来自他所不喜欢的那种理论直觉。卡亚尔如今被誉为动态极化法则的创始人。他提出，神经元不仅是独立的，而且一个特定的神经元只能沿着轴突的一个方向发送信号，通常是从树突和细胞体向轴突末端发送。根据电动力学，由于轴突只是一管含带电离子的液体，它可以通过离子运动向任一方向（向树突或向轴突末端）传导信号。但卡亚尔认为，信号只向轴突末端传导。

卡亚尔收集了大量证据,证明在多个物种、不同发育阶段的多个部位的脑神经元之间存在着密集的相互联系。但他推断,如果信号可以沿着轴突双向传播,这种信号网络容易引起不受控制的神经活动,一个兴奋信号即可导致许多其他神经元的连锁反应,并最终导致信号过载。如果神经信号可以在每个神经元中顺行和逆行传播,这一问题则很难解决。

为了限制神经活动的传播,他提出神经信号交通为单向流动。也就是说,神经元的信号传递是极化的。他指出,视网膜的结构以及它与视觉脑区的连接模式是这种单向流动的证据。但是,在那个时代尽管这可能是真的,他却无法在他的实验室里记录神经活动。于是他另辟蹊径,不根据对实际信号流的观察,仅根据解剖学通过理论推理阐述了动态极化的规律。[3]

卡亚尔的结论需要假设有一些信息需要由神经元传递——这不是一个不切实际的想法。但信息处理的概念需要抽象和假设。换句话说,卡亚尔的发现不是来自对一个系统深入的经验性研究,而是来自理论上的阐述。尽管这不需要复杂的设备和卓绝的耐心去研究生物系统中的具体现象,但抽象理论对科学进步还是至关重要的。事实上,尽管卡亚尔有异议,但他作为一个实验者和理论家做出了如此重要的贡献,这一点非常了不起。

如今,几乎所有关于脑的理论方法都以计算机隐喻为指导。正如我所强调的,脑确实需要进行繁多的计算,而计算神经科学也是一个至关重要的理论方向。同时,我们也没有理由停止寻找新的现象。但如果不考虑通信协议,我们就不能对理论有更全面的理解。

我说神经科学不信任理论,但又被计算机隐喻所主导,这似乎自相矛盾。但这二者都可能成立。我们对纯理论抱持怀疑态度,这在很多时候是有充分理由的。所以我们采用隐喻来指导实验,我们会问:什么计算是一个特定功能的基础,什么计算又是在一个特定的神经元中进行的?这种方法已经很成功了。但是,由于不信任理论,我们无从知晓自己在多大程度上受限于一个貌似合理但多半未经检验的隐喻框架。问题在于,我们还没有提出新的隐喻来对抗主流隐喻所带来的局限性。

在上一章中,你对互联网上的信息路由策略和这些策略在脑中的实现方式做了比较。但这些建议不太具体,要不然就是需要我们收集目前无法收集到的数据,比如在信号穿梭于脑网络时对其进行追踪。现在有神经生物学的证据来支持你的提议吗?

已经有研究指出,脑中存在类似互联网的路由。尽管存在技术上的挑战,勇于创新的研究人员已经设计出了追踪脑网络中信息流的方法。例如,神经生物学家布扎基(György Buzsáki)及其同事在1999年用大鼠进行了一项实验。[4]这些研究人员能够跟踪由几个神经元形成的局部网络中的成串放电。这些成串放电由一系列连续的放电和每两次放电之间具有高度可识别性的静息间隔范式所构成。它们会在不同时间出现在不同的神经元上。值得注意的是,布扎基及其同事能够跟踪这些信息,是因为它们在神经元之间传导。鲜有人能获取这些神经活动的踪迹(布扎基近期称之为"涟漪"[5]),但这是对理解脑至关重要的证据。

布扎基及其同事之所以能够观察到神经网络通信,是因为他们对同一批神经元进行了数次并行记录。这就像在一个派对上听几个麦克风在房间的不同位置传出的对话。[6]在这种情况下,所有的声音都是重叠的。有些人离某个麦克风比较近,他们的声音就会比较大,但在远一点的麦克风中则表现得较为安静。有了足够多的麦克风,每个说话者都可以被三角定位,从而分辨出他或她的说话内容。信息就像"电话"游戏一样,从一个人传到另一个人,因此就可以随其传播对其跟踪。

布扎基及其同事如法炮制,在目标神经元附近放置电极,每个电极记录其附近神经元的电压变化。为了追踪几个放电的信息,研究人员对不同神经元的活动是如何关联的,做出了一些假设。他们用各种方式打乱了放电记录,以确定神经元之间最可能的信息传递模式。这种高强度的计算相当于使用当时最快的工作站连续进行12天的计算机处理。虽然研究人员无法追踪神经元之间的物理连接,但他们的分析使人们有充分理由相信,他们监测到的神经元正在相互发送信息。布扎基及其同事能够以高时间分辨率判断出某一信息在某一特定时间的位置。

　　研究人员在海马进行记录,这个区域似乎主要负责记录我们在特定环境中的位置。一般认为它把空间中的特定位置与奖励、危险和在这些位置的行为联系了起来。在布扎基的研究中,神经元之间的一些信息流模式似乎与大鼠在轮子中奔跑以获得奖励的时间有关,但只有当轮子被放置在大鼠环境中的特定位置时才会出现(图7.2)。在睡眠期间还发现了不同的模式。

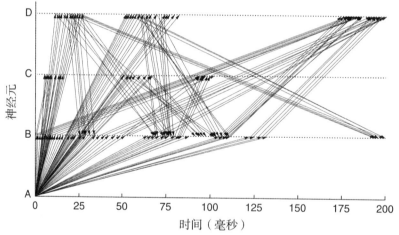

图7.2　大鼠海马四个神经元之间的信息交流随时间推移而变化。四个神经元标记为A至D,信息在四个神经元间传递。每条信息的传递用一条线表示。横轴表示时间(0—200毫秒)。请注意,信息可以采取不同的路线到达同一目的地,或不同的目的地,而每一跳的时间延迟可能相差悬殊。经纳达斯蒂(Zoltán Nádasdy)等人许可重绘,"Replay and Time Compression of Recurring Spike Sequences in the Hippocampus," *Journal of Neuroscience*, 19, no. 21 (1999): 9501

从这组数据可以一目了然地看出：神经元之间的信息传递模式构成了脑完成其工作的一个主要部分。如果研究人员只记录了神经元产生的放电数量，就会遗漏丰富的神经网络通信信息。

我们可以根据这些数据进一步推断出脑的通信协议。在图7.2中，纵轴上有四个神经元，分别标记为A、B、C和D，线条代表在四个神经元之间传递的单条信息。该图对记录的数据进行了整合。

注意从神经元A到神经元D，再到神经元B的多条信息。首先，不同信息在同一路线上传递的延迟时间不同。许多单独的信息从A传到D，在几毫秒内即可到达。但其他的信息到达神经元D则需要更长的时间，然后再传到神经元B。第一跳的时间延迟差距相当大。

在第一跳中延迟时间差不多的信息，第二跳所需时间可能不同。几条从D到B的线其延迟时间是相似的。在神经元D处，有些信息立即被传递到神经元B，有些只延迟了几毫秒，有些延迟了大约50毫秒，而有些则延迟了大约175毫秒。在延迟到达神经元D的信号中可以看到在同一路线上的相同行为，这些信号也会到达神经元B。这再次显示出信息延迟的差异，一些信息能非常快地从D传到B，而另一些则需要相当长的时间才能完成。一些替代路线也可到达同一目的地。例如，信息可以从A到C到B，也可以直接从A到B。当这一切发生时，神经元A仍有可能将信息发送到两跳以外的不同目的地：从A到B到C，或从A到B到D。

总而言之，布扎基的实验表明，单个神经元可以完成以下所有动作：

- 在给定的路线上发送信息，延迟差距很小
- 在给定的路线上发送信息，延迟差距很大
- 将不同路线的信息发送到同一目的地
- 将信息发送到不同的目的地
- 在多次跳跃路线上完成上述所有动作

显然，单个神经元传递信息有很大的灵活性。[7]为了实现这样的灵活

性,它可以使用上一章中讨论的一种或多种机制,如轴突分支上的动态变化、胶质细胞和多神经元闸门。布扎基的实验数据显示,信息的时间间隔与互联网的退避算法是一致的。在同一路线上传递的信息存在微小的延迟差异,这种时基误差有的可能是为了避免与其他信息发生碰撞。

然而,有些信息在其传播路径显示出巨大的延迟差异。这种行为与神经元能储存一段时间的信息的观点是一致的,这是一种缓冲。缓冲是互联网的基本要求。举例来说,退避算法规定路由器能短时间存储信息:发生碰撞的信息必须仍然在发送端保存,以便重新发送。

虽然脑中缓冲被认为是不现实的,但缓冲会增强稳健性。就像互联网上缓冲一样,脑中的缓冲区可以很小,不需要存储很多信息,也不需要长期存储信息。互联网上被"卡"在缓冲区的数据包会在一定时间后自动删除。

在布扎基及其同事所研究的神经元中,缓冲只需要将少量数据存储几十毫秒。由于布扎基的实验所研究的神经元之间的连接没有绘制出来,目前还不清楚在传递信息时出现的大量延迟是由于发送端神经元在直接将信息发送到目的地之前本身进行了缓冲,还是由于信息通过一个或多个中介神经元传递。我认为后者更有可能,因为能够支持灵活路由的神经机制,也能够支持信息缓冲。这种缓冲的方式,或许就是将要缓冲的信息,在一个精确定时的局部回路中进行传递。[8]无论如何,两种机制单独或同时都可以完成缓冲。

最后,布扎基研究的神经网络和互联网都表现出偶尔的自发活动。神经元每隔一段时间就会产生一个或两个放电。由于它们不属于反复出现的成串放电的一部分,研究人员无法追踪这些孤立尖峰的传播。但这些信号有可能起到类似于互联网上的ack或保活信息的作用。考虑到布扎基观察到的神经网络行为以及单个神经元能够利用多种延迟、路径和目的地,信息确认和神经网络状态可能确实存在。布扎基的数据并不能证明哺乳动物的脑使用和互联网类似的通信协议,但它们使用的基本策略与互联网是一致的。

你讨论的是单个神经元,但基本忽略了脑成像和其他全脑实验方法,比如脑电图(EEG)。而且,有许多科学家研究整个脑的结构。所有的神经科学家真的都像你说的那样专注于单一神经元及其计算吗?

为了了解整个脑,有许多研究途径。这些研究包括解剖学研究和对脑活动的研究。

对脑总体结构的解剖学深入研究可以追溯到几百年前,而不太正式的观察可以追溯到几千年前的古埃及。现今,比较解剖学的方法研究了多个物种的脑进化及发育过程。通过这项工作,我们了解到,脑遵循某些基本的组织原则。例如,哺乳动物脑的整体大小与几乎每一个脑区结构的大小之间存在着固定的比例关系。[9]因此,通过进化产生更大的皮层或更大的小脑的主要方式就是让整个脑变大。这种进化关系在互联网隐喻引导的神经科学中很重要。

我们还需要了解活体脑的活动。然而,大多数研究脑的生理学方法其实是将脑视为执行计算的单个神经元的集合体,这个集合体又可以进一步细分为执行特定计算的单元。这种理论偏倚源于计算机隐喻,而测量全脑活动的主要限制使这种偏倚变得更加复杂。

像EEG这样的无创电生理学技术已更迭数代,脑成像技术也越来越强大。但像功能磁共振成像这样的方法存在根本局限性,这主要与它们的时空分辨率有关。成像无法辨析单个神经元或局部神经群水平上的细节。回到本书引言中提到的穿越时空的工程师的比喻,如果研究脑的某个部分就像弄清路由器电路板的作用,那么脑成像起到的作用就像温度计一样。

脑成像的局限性不是本书的主要重点,但与脑内交流相关的局限性值得讨论。功能成像测量的对象是随时间而变化的血流,并将其视为放电的代替物,因为放电越多,需要从血液中获得的能量和化学物质就越多。每小块脑中的血流都被认为是在计算一些东西:受试者对某种特定情绪的感受程度、图片与面容的相似程度等。

在典型的功能磁共振成像研究中,每个推断的神经活动数据都是几十万或几百万个神经元放电活动的总和(虽然并不完美:推算的神经活动取决于对血流和放电之间关系的无数假设,这些假设的有效性各异)。在脑电图中,每个电极则加总了来自几百万甚至几十亿个神经元的信号。

虽然每个神经元都以毫秒级时间单位进行活动,但功能磁共振成像的数据却粗略了一千倍。无论脑中的信息由什么构成,脑成像都可能看不到。然而,成像研究人员已经开始探讨脑的不同部分如何相互沟通。如果脑中有两块部分在一段时间内以类似的方式活动,那么它们很可能是在相互交流,这被称为功能连接。但通过成像判断信息在各块之间流动的方向却是不可能的:人们无法知道哪个是发送方,哪个是接收方,这也是因为成像所测量的时间分辨率低。

人们也许期望,对神经活动不精确的测量至少能形成一个一致的,哪怕是模糊的画面。但不幸的是,即使同一受试者重复同一任务,功能磁共振成像也会产生完全不一致的数据。比如在受试者回忆一串记忆中的单词时测量其血流,如果我们在两周后对同一受试者重复同样的实验,如果测量的血流与我们先前的测量结果有0.7的相关性(1.0表示完美相关)就算非常幸运的了。即使不考虑成像的模糊性,这也表明,我们在想象实验中所测量的很多东西与脑实际处理信息的方式没什么关系。

计算机隐喻强调信号的数量,这意味着功能磁共振成像的数据应以一块脑区中神经元活动"更多"和"更少"来表达和理解。当某块脑区中的神经元活动更多时,则认为该区块神经元参与了更多的脑计算(阅读、情感、记忆、感知,等等)。但这一定成立吗?有很多证据表明,在完成一项任务时,像视皮层这样脑区中的活动会减少,而不是增加,比如视觉科学家方方(Fang Fang)、克斯滕(Dan Kersten)和默里(Scott Murray)于2008年通过功能磁共振成像所显示的那样。方方和同事发现,当我们把一个移动物体的各个部分视为单一的"东西"时,初级视皮层的活动就会下降(这就是上一章中提到的物体元素的结合)。[10]当人们改善任务表现或编码记忆时,在默认模式网络中也能观察到较低的活动。[11]

换句话说,当脑成功地完成其工作时,它在关键领域可以不那么活跃。这一发现与计算机隐喻并不相符,却与互联网隐喻完全一致。当一个节点在完成其工作时是否有"更多"的活动并不是最重要的问题,重要的是网络上的信息是如何被引导的。例如,当我们看到"更多"的活动(更多的放电、更高的成像反应),它可能与网络的维护有关(测试和分享路由),而不是与特定信息的传递有关。

成像中的分辨率问题也影响到用相同设备判断脑的网络结构。弥散成像等结构成像方法的目标是追踪连接脑区域的轴突束。在不允许活体注射示踪剂的情况下,通过成像绘制人类连接组图则格外有吸引力。[12]近年来,将功能成像和结构成像配合使用的情况越发常见,这使我们能够研究单个人类受试者中神经元网络的结构和总体活动,特别是人类连接组项目,产生了大量的这种配对数据。下一章将更详细地研究这种方法。

但追踪轴突束的标准成像技术也有很大的局限性。例如,它们产生多达50%的假阳性;也就是说,扩散成像检测到的连接可能一半都不存在。[13]这导致所测的连接体并不可靠。脑中常有轴突交织,而标准的结构成像技术对此大多是无法识别的。[14]此外,结构成像检测的是不定向的连接,所以我们还是一样不知道信息在两个区域之间朝哪个方向流动。这种不确定性使连接组模型更加不精确。[15]

即使核磁共振技术有所改进(这似乎不太可能,因为这所需的磁场强度接近工程学极限,对生命体来说是危险的),我们仍要增强我们的理论方法。活动的增加证明了计算的发生，但我们不能仅仅检测计算发生的地方。相反，我们应该思考脑活动是如何反映脑路由信息的整体策略的。

在第五章中，你对"信息"没有给出一个明确的定义。那脑中的"信息"到底是什么？

从单个神经元的化学物质交互到全脑的电振荡，在多个层面上有大量事物可称为"信息"。控制所有这类信息流的路由系统必须协同工作，但其工作方式目前还无法正式描述。然而，我认为我们可以识别出所有这类"信息"的共同点。我建议，可以将脑中的信息定义为短时间内依次连接几个神经元的连续而有方向性的活动。

序列中每个神经元表现出的特定活动模式——即它的信息"内容"——可能是复杂的，在某条（或多条）路径上的不同节点也可能有所不同。因此，我们目前仅研究信息经过的某条（或多条）路径，并将其视为信息本身的代替物，可能会更易处理。信息路径不一定存在于孤立的发送端和接收端之间，它们沿途可以有许多分支，涉及多个神经元以及其他细胞，如星形胶质细胞。互联网中很重要的是：信息是如何传递的，以及在传递路径上做出什么路由决定，从而以特定方式传导信息内容。另一方面，信息内容可能更多地与信息的起源地或它到达目的地后要做什么有关，就像互联网上的信息内容只与终端用户的应用有关。信息内容也必然会反映出单个神经元中的计算（这无疑是很重要的）。

例如，设想视皮层中有个神经元，这个细胞不知道世界上光的模式是什么，它只知道一组光感受器、神经节细胞和丘脑细胞向它传递了一个信息。如果我们在皮层神经元中进行记录，这些反应看起来可能像对视觉世界的光子结构进行计算。这也许是对世界上的信息的一种有用的转化。但皮层神经元并不关心这些信息是什么，它又怎么可能关心呢？对神经元来说，重要的是信息来自哪里，以及它接下来应该去哪里。

计算机隐喻下的神经解码的目标是理解信号的含义。至少在视觉系统中,这种方法已经取得了成功。但使用互联网隐喻并将脑看作通信系统的一个优点是不必理解信息的内容。重要的是信息如何在神经网络上传递。

神经元是像路由器,还是像应用程序或用户?

作为发送方和接受方的神经元可能对单个神经元活动有主导作用。但神经元也可能充当路由器。有些神经元只有一种功能,而另一些神经元则可能在不同的时间发挥多种功能。

在互联网上,发送端和接收端的数量远远多于路由器。在脑中,鉴于空间限制,可能需要更多的路由器。这与谢尔曼关于脑拥有"驱动单元和调节单元"的描述相吻合。调节单元被认为是控制信息传递的,其数量远远多于信息的发送方(驱动单元)。换句话说,大多数神经元似乎起着中介作用,即为"用户"或应用(如感觉、记忆和运动系统)传递信息。

脑可能怎样寻址?

信息寻址有两种基本的方法。一种是在发送信息时单独寻址,也就是我们打电话时的做法。首先,我们通过拨打我们想要联系的人的号码来确保线路正确,一旦线路接通,寻址就完成了,所有随后的通信自动在此线路上开展。但是,这种通信本身并不知道通信地址,如果地址丢失,就无法找回正确的线路。我的声音编码为电压的变化,只要连接建立,声音就会如实传送,但只传送到我所呼叫的电话那端,而不会传到其他地方。

另一种方法是给信息打上标签说明地址。为了使其发挥作用,中间节点需要检查信息并适当地引导信息,也就是邮政系统的做法。整条信息,比如一封信,包在信封里,信封上印有确切的目的地。这种方法使系统能在同一条"线路"上处理多条信息:邮车和分拣员可以一次传递大批信号。这种寻址方法会产生延迟,因为信息可能会在邮局的信息队列中停留一段时间,但它不会丢失地址。然而,这个系统的一个相关缺点是,路线往往是在信息旅程早期设定好的,并且一批信息都是如此。

互联网使用的方法与此相似,但它不是对整个信息进行寻址,而是对信息的每个小部分或数据包进行寻址,路由也比邮政系统更容易改变,带来了更好的灵活性和更快的速度。

脑寻址系统可能介于类电话系统和类互联网系统之间。同步路由可能起到类似"拨号"的作用:当一个区域采用一种特定的节律时,在某种意义上这就是在拨通目的地的号码。但脑同步不会持续很久,最多几秒钟。信息本身——成串的放电——是小而稀疏的,就像互联网上的数据包。因此,脑采用了一个能在短时通话中处理稀疏信息的路由系统,这可能是最好的折中办法。

寻址也可以运用层级系统。网络科学家多兹(Peter Dodds)、沃茨(Duncan Watts)和萨贝尔(Charles Sabel)提出了**伪全局信息**(pseudoglobal knowledge)的概念,这是层级系统网络中的节点无需知道准确地址而对整个网络进行寻址的一种方式。[16]在一个区分上下级的制度中,在我们的层级和我们对下级的了解程度之间存在权衡取舍。底层的人清楚地知道如何通过他们的每个"上司"到达顶层。但我们的层级越高,就有越多的下级成为我们子网络的一部分。我们不太可能确切地知道他们在网络中的位置,因为他们距我们有数级(向下)之远。在同样拥有层级结构的脑中,信息可能被发送到特定的目标,但没有指定的路线。信息也有可能携带目的地的地址,地址信息也许编码为放电时间。这样一来,发送方只需将信息引向正确的子网络,而层级结构更高的节点则会整理出信息要去的确切位置。互联网也是如此。例如,如果我们发送一封电子邮件给防火墙后的接收方,防火墙外面的路由器不会知道接收方的确切地址,此时邮件将被路由引导到防火墙边界,然后子网络再把邮件路由到最终目的地。

最后一种可能性是,脑中没有寻址系统。也许信息传递得这么有条不紊——是通过进化、发育和学习获得的——每一种神经活动模式都独特且可靠,在没有帮助的情况下也能找到自己的路径,并且从不干扰其他模式。这并非毫无可能,但显然不现实。因此,我们可以由互联网隐喻得出结论:在没有一个强大而灵活的通信协议的情况下——脑系统能避免碰撞、纠正错误、感知网络状态和寻找路径等——这一定是一个理想的信号系统,一个几乎完美无瑕、不可能出错的系统。

如何检验你在第六章中提出的进化扩展可以用来研究脑的黑盒协议?

我的观点是,基本的路由协议有不同的扩展特性。其中一个极端是电路交换协议,就像传统的电话系统。理论上来说,这种系统的扩展是没有成本的,加入更多通信节点不会影响网络通信量。这种扩展可以持续增加到出现过载,不能再增加新的节点对为止。另一个极端,像互联网这样的分组交换网络则会因网络增长产生增量成本。由于每个人的数据包在传输过程中都是穿插进行的,每一对新加入的通信者都会给网络上的其他人增加少量成本。但是,网络增长并不会引起断崖式崩溃(图6.8)。

因此,通信网络依据其路由策略以不同的方式进行扩展。扩展对脑的路由策略有什么影响呢?我们无法给活体脑增加神经元,但进化做了一个脑网络规模扩大的天然实验。把哺乳动物脑的通信系统当作一个黑匣子,我们也许就能通过测量进化过程中脑信号流量的变化而推断出脑用了何种路由方案。

这个观点需要进行一些解析。在进化过程中,哺乳动物的脑已经从数百万个神经元扩展到了数千亿个。假设不同大小的哺乳动物脑的主要目标是将信息从任一节点传递到其他任一节点,为了实现这一目标,我们可以假设所有哺乳动物的脑都使用相同的协议,并且该协议属于工程系统中所使用的基本路由策略的范畴。那我们就可以预测,增加更多的节点时网络流量的变化情况。

那么问题来了,我们到底要测量什么?在第六章中,我提出最大传输速度的降低可能与扩展有关。然而,目前还不清楚如何从脑中获取这一数值。也许我们可以改用不同脑的稀疏程度来代表网络流量,从而代表速度。[17]这意味着要在活体动物中同时记录数千或数百万的神经元活动。从本质上讲,我们是想知道在特定时间内哪一部分细胞在活动。

因为很难从多个神经元进行记录,所以目前我们对哺乳动物脑中稀疏程度的确切水平知之甚少。[18]首先,在一个特定的脑中,不同时间的稀疏程度可能会有所不同。但收集这类数据并不是不可能的。我们将在下一章中看到,生物工程学家认为用现有的技术来记录活体哺乳动物的每个神经元的电活动是有可能的。通过在多个物种中进行上述实验,我们可以看到不同脑中相应区域的疏密变化。如果所有哺乳动物的脑都使用共同的协议,我们应该能观察到稀疏程度随着脑变大而变化,该变化模式可以透露哺乳动物脑的路由策略。

首先思考一下电路交换策略(类似于电话),对于一组给定的"实时"信息,系统将抓住所有必要的连接来传递每条信息,想必不会出现大量的繁忙信号。在其他条件相同的情况下,这意味着随着神经元的增加,在一定时间内传递的信息总数应该与神经元的数量以同样的速度增长。那么,在电路交换的情况下,在一定时间内传递的信息数量应该与神经元的数量成正比。假设高度活跃的神经元以其最大速度传递信息,且神经元的数量与高活性神经元的数量成正比,那我们就可以估计出脑扩展对稀疏性的影响。随着脑体积变大,比如从小鼠到大象,稀疏性的增长速度应与脑体积增长速度相同。也就是说,在不同体积脑中活跃的神经元的比例相同,大概是10%。即使是最大的脑规模,如果有大量的信息发生碰撞,我们也可能看到脑稀疏性持平或减少。

路由策略还包括数据包交换。在这种情况下,增加更多的节点意味着将越来越多来自不同发送方的信息包混在一起。为利用网络架构分发数据包,数据包会不断募集大量神经连接。因此,在特定时间内高活性神经元的比例会增加,而稀疏性会随着脑体积增大而下降。也就是说,在特定时间内的活跃神经元应越来越多。

然而,哺乳动物的脑也有可能介于电路交换和分组交换系统之间。在某种意义上,主要问题是:相对于放电的时间尺度,"拨号"(即一批信息)的时间尺度是什么?如果拨号通常很短,那电路交换系统就和分组交换系统差不多。如我所述,脑中的信息可能由几个放电尖峰或一阵放电尖峰组成。如果是这样的话,脑可以兼有二者的优点:拨号过程中建立专用连接,使得路由更容易,连接后进行稀疏行为,使得连接更稳固。在这种情况下,我们可能会观察到,随着脑体积增大,稀疏性只是轻微下降。

这些预测仍然是不确定的,有一部分是因为更为正式和具体的预测需要我们考虑许多之前忽略的因素。其中一些因素与脑体积和其他数值之间的关系有关,比如神经元数量、神经元大小、神经元密度、突触数量、网络拓扑结构和其他因素。这些关系很复杂,而关于哺乳动物脑的数据又很有限。每种比例关系都可能影响对网络流量在不同协议下扩展方式的预测。还有许多其他数值,其比例关系根本不为人所知。像每个神经元的信息数量、每个神经元的信息拷贝数量、标准的路径长度等量,目前甚至没有定义,更不用说测定了。

在互联网隐喻的引导下,未来的理论和实验工作可能有助于阐明这些关系,使我们能够做出更具体的预测。正如我们将在下一章看到的,像光遗传学这样的新技术也可能使我们增加脑网络的活动,而不是扩大脑网络规模。增加特定网络中活跃神经元的数量可以达到与增加神经元相同的测试效果。

目前足以预测,如果哺乳动物的脑使用类似互联网的协议,网络成本将随着规模的扩大而缓慢增加。这种增加可能反映在不同物种脑活动的稀疏度上。互联网隐喻这样的框架其目的并不是做出具体的预测。实际上,计算机隐喻——或者时钟隐喻、水管隐喻及磨坊隐喻——做了什么具体的预测呢?尽管预测是科学理论不可或缺的一部分,但隐喻还是有用的,因为它们提供了系统之间新而有用的比较点。这些对应关系又可以被应用和正式化,以形成具体的预测。

计算机还需要将信息快速、灵活、可靠地从一个地方传输到另一个地方及诸多目的地。计算机内部通信与脑内部通信如何比较?

计算机表面上与计算有关,因此,我认为就脑对交流的要求而言,经典的计算机不是一个好的参考物。但现代计算机确实需要解决交流问题。

在第五章我们看到,计算机使用总线来传输信息(图7.3)。总线是共享电线,可以来回移动多个数字。如果只有少数几个发送方和接收方,总线是一个简单而有效的解决方案。几个节点中的任何一个都可以把数据

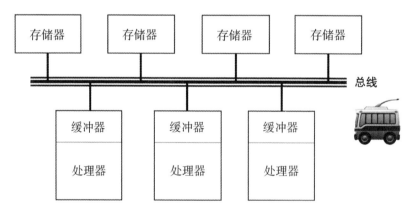

图7.3 连接处理器和存储器芯片的计算机总线。每个芯片都可以把信号加载到总线上进行传输,但一次只能传输一批信号。一个中央控制器(图中未显示)负责调节信号的传输。因为请求信号在传输前可能需要等待,所以处理器中有缓冲存储器,可在信号进入总线前短时间地存储信号。图片由格雷厄姆提供

加载到总线上,然后线路就会被占用,所有的数据传输完成后再解除占用。发送方(如处理器芯片)和接收方(如存储器芯片)由数百万或数十亿个电子元件组成,各自内部高度互联。总线只需将一批信息传输到正确的芯片上,就可以轻易将信息传输到正确的存储分配或处理器分支电路上。

既然在总线上稳定运输信息如此重要,人们可能会想,总线是如何确保传送的。正如现在计算机中所应用的,总线非常有效,以至于不需要ack(确认反馈)来验证信息是否已经到达目的地。思考一下当我们想保存一个文档,比如我们正在写的文件时,会发生什么。我们要求处理器通过总线向存储器芯片发送数据,对于这类的信息,实际上确实有ack被记录下来。该ack确定数据块已经被放到总线上了。但是,这种确认被称为"后置写入",实际上并没有确认数据已进入内存。其实,数据被放到总线上的同时,就已经记录了后置写入,也就是说这发生在数据到达目的地之前。

因为关于总线的交通法则非常严格,碰撞几乎是不可能的,像准确的ack这样的返回信息则变得无关紧要且效率低下。系统默认总线上从处理器到存储器的所有信息传输都是成功的。当数据以相反方向传输,即从存储器到处理器时,不需要类似互联网的ack。为了从存储器中获取数据,处理器首先必须向存储器发送信息请求数据,如果请求的数据到达了处理器,这本身就确认了初始请求信息已被传送。

脑可能使用总线吗?有可能,但不太现实。首先,计算机总线上的信息群可能有数个来源,它们构成的文档可以包含文字、图像、编码指令或其他数据,进入总线的文档可能大小不一且必须一起传输。计算机系统很好地顺应了这些情况,但脑却不是这样。脑中没有类似于单一的主干通道的结构,可以(1)处理多个不同种类和大小的信号,(2)将信息双向发送和传递到数个目的地以及(3)几乎连续运作。如果脑使用类似总线的系统,它也会因随机的生理波动而过载。在计算机中,总线所遵循的规则在很大程度上消除了随机性,因而才可以假定信息传送是成功的。

总线还对与其互连的芯片施加了不容变更的规则。当总线上有数据时,其他数据都不能使用该总线。这通常意味着数据必须存储在缓冲区内,这可以想象成乘客在公交车沿线的站点等待,缓冲区存储了所有等待传输的数据。幸运的是,计算机不会因为这种等待而瘫痪,因为信息乘客上下车的速度非常快。计算机的时钟速度很高,且电线以接近光速的速度传输数据,但计算机总线上仍然有大量的缓冲区可用(称为缓存)。而脑缺乏所有的这些优势。

如果脑中存在类似缓冲器的机制,它们可能很小(虽然许多主流神经科学家甚至认为它们并不存在)。如本章前面所述,信息也许可以在膜电位(细胞内外电荷的差异)或局部循环电路中存储片刻。一些神经科学家还认为类似机制存在于工作记忆系统中。[19]在第六章中,我提出丘脑网状核的神经元完全可以执行这一功能。但是,要是存储的信息超过几个放电尖峰值,长达几秒钟或更久,这机制就不太合理了。现认为脑中长期记忆的机制,如改变突触强度(赫布型学习),对于这种存储方式来说运行速度就太慢了。

与总线可用的缓冲区相比,互联网上的缓冲区很小,而且路由规则也没那么严格。路由器可以在缓冲区内一次存储相对少量的数据包,以控制碰撞。但是,如果数据包停留时间过长,或者缓冲区已满,数据包可能直接就被删除了。在这种情况下,因为没收到ack,发送方将再次发送丢失的数据包。这类行为在脑这样的系统中似乎更合理,因为它工作的时间尺度比计算机慢得多,而且很可能会丢失大量的信息。下一章中我们回过来谈缓冲区的概念。

除了总线,历史上计算机还使用过一种叫"交叉开关"的东西来传输信息(图7.4)。在这个系统中,几十条电线铺成一个正方形网格,每条线都与其他线相交叉。在每个交叉点,都有一个开关,使得一条线的信号能传输到与它交叉的线上。默认情况下,所有开关都没有启动。当一个或

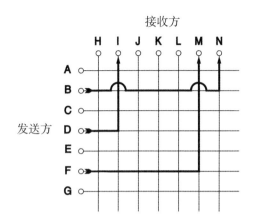

图7.4 交叉开关。信号的发送方(A—G)可以选择性连接到接收方阵列
(H—N)。然而,一个发送器只能与一个接收器连接。和总线系统一样,一个
中央控制器(图中未显示)调节发送器和接收器之间的连接。图片由格雷厄姆
提供

多个开关启动时,就会在收发器之间建立直接的路线,例如存储器和处理
器之间。

决定哪个输入端与哪个输出端相连接需要外部代理——即控制器,
它决定了哪些开关打开和关闭。因为信号通道是专线专用的,所以交叉
开关需要大量的缓冲器。当一条信息从一个节点传输到另一个节点时,
其他任何信息都不能使用该信息所用的水平或垂直线路。

由于所有开关的制造成本都很高,所以现在个人电脑中不常使用交
叉开关系统。但是,电话系统中的交换机长期以来一直使用交叉开关和
类似的组件,并且它们仍然是通信系统的重要组成部分。尽管交叉开关
是一个简便解法,但是脑使用交叉开关甚至比使用单一的总线更不靠谱。
像总线一样,交叉开关需要大量缓冲和有保证的传送,但它们也都依赖中
央控制。关闭网格中任何一个开关的决定都必须由单个代理实时做出
(总线也需要中央控制,但它们控制的通信组件数量较少)。海马等一些
脑区的神经元结构确实类似于交叉开关,但这可能只是表面相似,不代表

它以交叉开关的方式运作。

因此，虽然计算机必须解决通信问题，但它们的方式与互联网根本不同。计算机的体系结构不能容许数据丢失，有大量的缓冲器，并集中进行切换。在脑中，这些机制不如互联网所采用的解决方案合理。

深度学习系统是一种计算机，它可以轻松描述任何数据集。为什么不等它来解决脑如何工作的问题呢？当有一天我们拥有超大规模的数据集时，深度网络将为我们提供近乎完美的模拟，来预测真实脑中的计算。人类可能永远无法理解深层网络做出这些预测的方式，但预测成功的事实将证明基于计算机隐喻的模型是正确的。只有能证明计算机无法执行该任务，我们才需要寻找新的隐喻。

深度网络在许多方面都对人类有用，而且用途与日俱增。一些科学家希望我们能够用传统方法（如在相关刺激下记录神经元活动，或使用脑成像法）收集大量数据，用深度网络对这些数据进行建模，从而"解答人脑"。

在某种程度上，大数据方法以前是有效的，而且以后也可能再次发挥效用。基因组学在最快的计算机上运行，并且越来越多地利用深度网络，为连接组学提供了灵感、奠定了性质。但在科学家们投入于用计算机绘制基因组图谱之前，关于基因是如何发挥作用的，他们已经掌握了正确的指导理论，即基因是由DNA内的碱基对组成的并为氨基酸编码。对于脑，我们不可等量齐观。关于脑的一些基本问题仍存在争论，比如放电的作用是什么、脑区是如何定义的。无论如何，有关基因的非理性计算所带来的突破远远低于预期。将独特的碱基对序列与特定的疾病或预后相关联的期望大多已被推翻。

以这种非理性的方式了解脑，我们所需的资源要更多。这是有风险的——要是行不通呢？地球可能无法承担深层网络驱动的海量脑模拟的碳成本。即使是一个基本模型模拟,脑也需要大量高度复杂的深层网络,然后进行训练。如今训练深层网络执行少量任务,比如将一个句子从一种语言翻译成另一种语言,所耗费的碳相当于制造和终身使用5辆化石燃料汽车。[20]

即使我们能用深度网络解决脑问题,我们也不一定能更好地理解脑。由于深层网络的"模型"被赋予了大量的权重——如果我们对整个脑进行建模,也许有数万亿个权重——我们要如何总结和归纳这些知识? 正如神经科学家和人工智能研究人员明(Vivienne Ming)所写的那样:"认为算法能解决我们不理解的问题是可笑的。"[21]

这并不意味着我们应该停下脚步,不去用更大的数据集来进行计算机隐喻引导下的建模。这种方法可能是有用的,但是其他的理论范式也应加以试验。我们需要更好(但仍不完善)的隐喻——最终需要新的理论——来指导我们的研究,然后我们才能充分利用深度学习的方法。

皮层柱是脑网络组织的一个重要部分——它是神经元的集合,像蜂巢一样分布在皮层的大部分区域。每个皮层柱的结构基本相同,类似于一个模块。人们对皮层柱兴趣颇深,部分是因为蓝脑计划,该项目旨在对单个皮层柱的每个元素进行建模,并对其活动进行非常详细的模拟。首先,皮层柱提示脑网络就像计算机,是模块化的。那皮层柱与互联网隐喻如何相吻合?

皮层柱值得一说,它们之所以有趣,部分是因为它们在不同哺乳动物物种中大多是不变的。在小鼠和猴子中,每个皮层柱大约由100到200个神经元组成。一个皮层柱中的神经元基本是相互连接的。皮层柱还组成常见的分层系统,在整个脑皮层中重复出现。它们中的部分用于输入,另一部分用于输出,通常是输出到特定的目标区域。

但长期以来,人们一直对皮层柱在脑中具有重要功能这一点存疑。

例如,在猴子这一物种中,个体的视皮层包含了从几乎没有皮层柱组织到有全序化的柱状组织的全部范畴。然而没有证据表明,个体会因柱状组织的变化而在视觉感知方面表现出明显的差异。[22]

无论如何,虽然皮层柱内部是高度连接的,但它们与邻近的皮层柱也有大量的相互连接。正如我们所看到的,局部相邻的神经元很可能被连接起来——即使它们在不同的皮层柱中。皮层神经元还与距离皮层较远部位的神经元以及丘脑等网络中枢进行广泛地通信。此外,一个可能由数十万个皮层柱组成的特定区域,必须能够有选择地将信息传递给其他几十个区域。

按照互联网隐喻,皮层柱可以充当脑协议栈的实例。可以说,皮层柱的目的可能是将信号从一层传到另一层,每次传输时修改信息或将其包裹在不同的信封中。在皮层柱的不同层次中,特定的消息形式,如涉及运输、寻路或应用的消息,可能与协议栈的特定层次匹配。例如,哺乳动物脑皮层的六个层次,在每个皮层柱中都会重复出现,包含三种基本分工。最接近脑表面的一层向脑皮层的其他部分发送和接收信息。中间的各层主要向丘脑发送和从丘脑接收信息。最底层的接收来自其他皮层柱更高层次的信息,并将信息发送到丘脑、屏状核、脑干、脊髓及其他区域。脑中的信息随着每次向上或向下传输发生变化,被重新包装成与协议栈特定层次匹配的信号,从运动输出等应用层到丘脑等运输层皆是如此。

因此,从互联网隐喻的角度来看,我们可以把脑皮层的柱状结构看作协议栈的不同层次交换信息并最终把每个信息送到它需要去的地方的一种方式。

回过来谈卡亚尔,你似乎认为我们已经足够了解脑,可以在互联网隐喻的基础上形成新的理论,但你也说,有一些现象,比如布扎基及其同事的工作中提示的整个网络的活动"踪迹",我们对其知之甚少,而其真实

性质有助于确认互联网隐喻的基本原则。如果这个隐喻是正确的，如卡亚尔所说我们可以寻找新的现象，那现在我们为什么要暂停下来重新制订我们的理论框架呢？

我认为这两种方法——重新思考现有的认知、发现新的现象——都是需要的。已经有足够多的证据表明，脑可以进行复杂的信息路由，并且与互联网类似。当然，也有很多我们不知道的东西。但在生物学中，更多的数据并不一定意味着更好的理论。

思考一个进化种系遗传学历史上的例子，如奎曼在《缠结之树》(*The Tangled Tree*)一书中所述，1970年，微生物学家马古利斯(Lynn Margulis)提出了一个革命性的理论，即关于生物关联性的胞内共生理论。[23]她提出，活细胞的一些组成部分并不是通过胞内选择进化而来，而是深度进化过程中被细胞所吞噬的共生体。基于大量的证据，马古利斯认为一些细胞器——如产生能量的线粒体和光合作用的叶绿体——很可能起源于自由游动的生物。

正如奎曼所述，马古利斯完全承认，在她之前，这一理论的每一方面都是由其他人(大多是生物学边缘理论)提出的——除了一个部分，她曾提出，包括纤毛和鞭毛(使细胞运动的波浪形延伸结构)在内的一类细胞器也来自一种被捕获的生物体，特指一种有高度运动活性的螺旋体细菌。就数据而言，这部分理论基于她自己对单细胞生物的大量显微镜研究，是她对该理论唯一的独特贡献。但在进行基因测序时，该理论中关于螺旋体的部分被证明是不正确的。换句话说，如果她根本没有收集任何新的数据，她的理论会更加正确。

这并不是说马古利斯是错的，也不是说她的工作不重要。她以创新的方式综合并推广了共生的理念，而且她无畏地承受了许多科学家对她的非正统但本质正确的理论的嘲笑。更确切地说，问题在于，更多的数据并不一定能带来更好的理论。相反，基于对现有证据的选择性解读，新的隐喻和理论可以率先出现。

就像马德建议的那样,通过重新审视我们在神经科学方面的基本框架,实验者可能会进行他们本来不会进行的实验。和所有科学理论一样,如果新的证据与框架的原则相矛盾,框架可以而且应该被重新修订。

在许多科学领域,例如物理学,两位科学家不可能从不同的基本假设开始研究。但在神经科学领域,这却司空见惯。两位研究人员可以对脑做出完全不同、互不兼容的假设,却各自进行有意义的研究。研究单细胞的电生理学家的理论假设和信念可能与使用脑核磁共振成像研究情感的人大相径庭。然而,几乎所有的神经科学家都或多或少受到计算机隐喻的引导,而且几十年来一直如此。这就是我认为现在需要一个新的隐喻的原因。

本章对互联网隐喻进行了评论,但显然还可以提出许多其他批评。进一步的辩论还需要时间,但以类似互联网的交流原则为指导的研究已在开展。在下一章中,我们将着眼于这项工作,并探讨也许能进一步阐述互联网隐喻的新型生物技术。

◇ 第八章

互联网隐喻的应用：新涌现的模型和技术

很明显，连接组学和网络神经科学的研究将有助于指导未来几十年及以后的脑研究。随着脑的宏观和微观结构被越来越多地精确绘制出来，我们对脑许多功能的理解无疑会有所提高。在本章中，我们将展望未来，并关注在脑研究中越来越多的运用网络通信的思想。我将展示在互联网中使用的策略如何帮助神经科学处理关于脑的最基本的问题。我们将重点讨论用于模拟或分析连接组活动的新兴理论模型，这一研究领域现在通常被称为网络神经科学。我还将重点介绍计算和生物技术方面的潜在进展，这些进展可以为这些模型提供新形式的证据。

近年来的主要进展来自许多科学家的大规模合作，尤其是在使用分子示踪剂研究啮齿类动物和猴子的脑连通性方面。通过大批研究人员的协作，注射示踪剂、制作脑切片以及通过数以百计的切片追踪轴突发光轨迹等工作可以有序进行。这是肯尼迪-范埃森团队、艾伦研究所和其他大型团体采取的方法。

单单注射示踪剂就是一项艰巨的工作，艾伦研究所的小鼠连接组数据库需要以相当于人类头发直径的几分之一的精度对活体小鼠脑的不同部位进行上千次注射。目前的顶级技术水平可以绘制出数百个节点之间的数万至数十万个连接，其中的节点对应脑的不同区域。正如我们所看到的,这些研究现在也可以反映出这些连接的密度以及连接两个区域的轴突数量。[1]

在不远的将来,科学家们有望建立起具有数千个节点和数百万个连接的哺乳动物脑连接组数据库。在2020年年初,在果蝇的脑上实现了这一目标。[2]然而哺乳动物的脑比这大得多,对其的研究更具挑战性。通过成百上千张的脑切片图像来跟踪标记轴突的任务也仍然是一个限制因素。[3]

但这项任务正在取得进展,麻省理工学院神经科学家承现峻(Sebastian Seung)及其同事利用机器学习和众包人工标注帮助追踪脑切片中的轴突。截至2020年,最大的脊椎动物连接组图谱已经完成了,它来自小鼠的视网膜,由800多个神经元和50多万个连接组成。[4]

在利用脑成像绘制连接组图谱方面也取得了进展,尽管MRI具有我们之前讨论过的基本局限性,但它仍是不可或缺的,因为它是绘制人脑连接组图谱的最可行的途径。影像学研究表明连接组的变异与疾病有关。基于结构成像研究,包括自闭症、精神分裂症和与自杀有关的很多疾病,都在疾病影响相关的特定子网络中显示出连接性增多或减少的范式。然而在迄今为止所开展的研究中,健康和非典型脑在网络结构方面的差异很小,不同研究得到的结果并不具有一致性。[5]由于连接性的结构成像容易产生较大的测量误差,因此最终需要分子示踪数据来确认网络结构的异常。不幸的是,迄今为止研究的大多数疾病都是人类特有的,因此来自小鼠脑或猴脑的示踪数据不一定有参考意义。

无论如何,即使脑疾病患者的连接组与神经正常的人相比存在一致性差异,我们仍需要了解非典型连接组网络的动态活动模式。正如我们将看到的那样,一组脑区的互连性较低并不一定意味着它处理的信息流量比互连性更强的区域少。网络神经科学研究人员逐渐意识到研究连接组上动态神经活动的必要性,目前的研究方法使用了各种实验和理论工具。

在实验方面,脑成像虽然存在局限性,但它在理解动态连接组方面发挥着重要作用。尽管这一方法还不够完美,但它与侵入性方法相比有一个重要的优势:它可以在同一个实验中测量结构和功能。通过结合结构性 MRI 对脑连接的测量以及 fMRI 对脑活动的测量,我们可以了解脑网络通信的动态。这些研究提出的基本问题是:结构可以预测功能吗?特别是,在特定的任务或过程中,共同活动的脑区是否也表现出很强的互连性?

加拿大神经科学家米西奇(Bratislav Mišić)和他在麦吉尔大学的同事最近发现的证据表明:人脑中结构和功能"绑定"的程度实际上存在很大差异,一些诸如感觉和运动系统的连接性结构范式,和对应的功能性结构范式非常相似。然而,大多数区域并没有显示出太多的这种绑定关系,[6]包括如默认模式网络、参与判断显著性的网络和整合不同信息流的区域等在内的一些脑网络区域。米西奇的方法距离绘制脑网络流量图还有很长的路要走。例如,成像技术无法告诉我们穿过特定连接的信息是沿哪条路流动的,而且重要的信息流并不一定会出现在高度协同激活的脑区中。MRI 在空间和时间上的低分辨率使这些问题变得更加复杂,但更根本的是,捆绑的结果实际上是为了比较两种实验测量:结构和功能,这是一个有价值的分析,但这与将实验测量值与理论预测值进行比较是两码事。无论如何,利用 MRI 数据靠脑结构对脑活动的最佳预测都很差,目前只能解释大约20%的数据差异。[7]

也许我们需要的是更好的理论模型,而在这个方向上也正在涌现出一些振奋人心的进展。研究人员越来越多地将脑中的通信目标视为认知脑网络的一种方式,这类研究从已知的连接组(基于示踪剂或成像)开始,并对消息传递或路由施加各种假设。从互联网隐喻的角度来看,理解脑网络动态需要了解最适合脑的路由协议,反过来,什么样的协议合适也取决于脑的结构、生理成分和功能目标。这类研究项目仍处于起步阶段,但人们日益意识到脑需要解决互联网面临的类似问题。

首次从消息传递的角度对脑进行建模仿真发生在2014年,同样也是由米西奇完成。与我们在第六章中遇到的由通信工程师转行成为神经科学家的扎列斯基一样,米西奇也很自然地将脑视为一个通信系统,因为米西奇的父母都是基于数据包的通信工程领域中的杰出研究人员。[8]米西奇与创造了"连接组"一词的斯波恩斯以及计算神经学家麦金托什(Andrew McIntosh)合作,利用猴脑基于示踪剂的连接组作为网络范围通信的基质。米西奇及其同事的目标是使用一个假想的路由模型来虚拟一个精确的连接组。他们在所谓的CoCoMac连接组上做了这项研究,该连接组是对猴脑的数万项早期研究的整理,其显示出200多个区域之间存在着连接。[9]

米西奇的模型表明,猴脑的大部分流量是由高度互连的枢纽区域网络处理的。他发现,这些枢纽位于与整合多种信号和信息相关的皮层区域,其相互间传递的消息数量并不成比例。因此,在某种程度上,脑的功能遵循以下形式:高度互联和可互操作的区域——其服务于注意力和决策等功能——倾向彼此共享流量。[10]

然而,在使用相同模型的后续工作中,米西奇和他的同事们发现,脑的一个关键区域——海马——比仅基于连接性所预测的更加活跃。根据该模型的路由假设,能判断出海马传输的网络流量份额比其连接性所表明的份额要大得多。米西奇的工作是对大规模脑网络通信的模拟,该模拟首次将脑网络的目标看作通信问题,这一点意义深远。然而,我们已经看到,大规模的网络有许多可能的信号路由策略,在米西奇及其同事的工作中,以及其他小组的工作中,迄今为止只使用了最简单的路由模型。

在一系列包括米西奇大部分建模工作的研究中,假设了脑网络通过所谓的随机游走(random walk)传递信息。这是一个合理的起点,因为生物系统经常利用随机游走的行为。例如,草履虫等单细胞生物通过随机游动来寻找食物。这对它来说是一种有效的策略:可以高效地探索周围环境,直到找到它想要的食物。[11]米西奇的思路是将这种行为应用于脑中的通信。

考虑在猴子连接组上的随机游走模型:每个节点由数百万个神经元组成并与数十个或更多的其他区域有轴突连接。随机游走模型表明消息将在不同区域之间随机传播。一些模型在逻辑上进一步假设:连接密度更高的连接更有可能"游走"(尽管路径的选择仍然是随机的)。

有趣的是,随机游走模型类似于互联网原型的第一个路由协议:"烫手山芋"。正如巴兰和计算机科学家波姆提出的那样:如果一个数据包遇到了堵塞,它应该尽快被重定向到另一条路径上。如果初始的路线不可用,那么网络上总会有其他路径供数据包选择,因为节点是小世界网络的一部分。[12]

但随机游走模型的使用很大程度上是因为它们很便于数学计算,而不是因为它们与脑的动态相似。随机游动的数学模型简单易懂,并且即使对于有数百个节点和数万个连接的大型网络,也可以很容易地计算出来。人们可以轻松计算出网络活动的最可能和最不可能状态(哪些节点在长时间模拟中更可能处于活跃状态,而哪些节点的活跃可能性低)。这就避免了跨网络跟踪消息的需要,事实上,在计算机模拟中跟踪每条消息仍然是该领域的一个主要技术挑战,因为即使对于相对粗粒度的连接组,它也需要大量的算力。

如果没有明确的消息跟踪,连接组上的大多数随机游走模拟就不能考虑碰撞,因为这将影响消息传递的可靠性,需要假设消息永远不会相互干扰。但一个例外是,2014年米西奇、斯波恩斯和麦金托什的模型通过使用缓存来管理碰撞,如果两个节点试图同时向第三个节点发送消息,会出现阻塞,这样接收节点会将等待的消息存储到本地缓存中。在这个模型中,节点缓存空间具有无限的容量,并以"先进先出"的方式进行排列:即第一个进入节点缓存的消息第一个出去。如果一条消息到达非空的缓存空间时,则必须排队等待传递。图8.1显示了一条消息在有缓存的情况下从节点到节点的传递情况。脑的一部分可以缓存消息的可能性并没有被广泛接受,但正如我的观点,这可能对脑非常有用,这将允许系统在不丢失消息的情况下管理消息拥堵。在大多数情况下,脑中的缓存容量可能很小(就像网络中的一样),而要存储的信息可能会在排队等待时通过短的神经回路循环传播。

但是,由于存在众多区域及区域之间的众多连接(并且我们只处理脑最主要的部分),如果消息在随机游走中四处弹跳(即使存在节点缓存),那么消息快速到达目的地的可能性会相当低。

作为一个依赖于快速传递消息和保存能量的系统,脑可能不会使用完全随机游走那样效率低下的策略,该策略的问题是消息在到达预期目

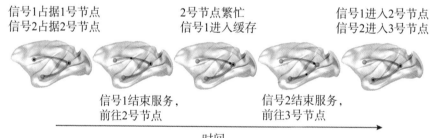

图8.1 猴脑连接组上的消息传递模型。该模型中的消息从一个节点传递到另一个节点,如果多条消息试图同时到达同一个节点,这些消息就会被暂存在缓存中。图中,1号节点试图向2号节点发送一条消息,但是另一条消息已经占据了2号节点,那么来自1号节点的消息必须在2号节点的缓存中等待,直到2号节点中的消息离开并前往3号节点。参见 Bratislav Mišić, Olaf Sporns, and Anthony R. McIntosh,"Communication Efficiency and Congestion of Signal Traffic in Large-Scale Brain Networks," *PLoS Computational Biology* 10,no.1(2014):el003427

的地之前,可能会在脑网络中徘徊相当长的一段时间。事实上,出于同样的原因,纯粹的"烫手山芋"策略也没有在今天的互联网上使用。然而,在这两种情况下,这些策略都是合理的初步近似,实现它们的规则很简单,可以自主地在局部实现。

因此,管理脑全网络通信的一种方法是假设没有寻径:在随机游走模型中,路由不是预先计划的。另一种方法是假设脑反而是一个**最优的**通信系统,这种观点要归功于计算机隐喻,它同样认为神经计算倾向于最优性。

当应用于脑网络通信的模拟时,最优性观点认为,消息从发送端到接收端经由最短路径传输。[13]这个方案与互联网也有相似之处,如今互联网经常使用的一种高效路由策略称为"开放最短路径优先"(open shortest path first,即OSPF),它是对"烫手山芋"方法的改进优化。

但是,迄今为止使用的脑最短路径模型与互联网在一些关键方面存在着不同。像大多数随机游走模型一样,最短路径模型假设没有拥堵和碰撞的可能性。与之相比,互联网有许多管理拥堵的策略。最短路径模型进一步假设每个节点对整个网络的结构都有完整的预知。像脑这样的分散化网络似乎不太可能测量网络流量并公布最优路径的知识。[14]我曾提出同步活动可以连接需要相互通信的区域,但问题仍然是单个节点如何提前知道消息应该走哪条路径,尤其是当它必须进行多次中继时。在区域之间自发的、非协调性的活动可以帮助脑的不同部分了解它们的网络邻域状态,这可能会存在类似路由表的机制,从中可以选择可用的短路径,但是全局性的消息传递不太可能刚好发生在最优的短路径上。研究人员需要更多的考虑,在已知当前交通和拥堵的情况下,单个节点如何知晓最短路径和最可行路径。

最短路径路由的另一种替代方法是**信息传播**(information spreading),这种想法是放弃最佳路由规划——实际上,就像随机游走一样,是完全放弃路由规划。取而代之的是，系统为每条消息制作大量副本并寄希望于至少送达一条。我的数学家同事郝燕（Yan Hao）和我模拟了哺乳动物连接组上的脑动态信息传播模型：假设节点对输入消息进行了复制并将其传播给所有邻居。这个模型完全符合经典的神经科学，因为轴突通常有许多分支，可以在几乎同时地将相同的信息传递给多个不同的接收端。假设一次放电到达每个轴突分支的末端，它将触发每个轴突末端相同的一组递质的释放（至少在经典意义上）。由于不同的末端连接到不同的接收神经元，每个接收端将以不同的方向传输相同的消息。换句话说，消息以冗余方式传递，因此，这种方法与通过降低冗余来最小化香农信息的目标背道而驰。

在郝燕和我构建的模型中，每个模拟时钟周期从一批随机节点发出消息，然后每个节点都将输入消息复制传播给所有的接收端。然而，我们的模型也明确地模拟了消息碰撞，为简单起见，我们假设所有发生碰撞的消息都被销毁了。[15]

有人可能会认为，信息传播将会有相当高的能耗。如果有如此多的冗余信息，脑肯定会一直都处于难以置信的高负荷运转中，然而，我们惊讶地发现事实并非如此。我们预计，即使对碰撞的消息进行销毁，如此多的复制消息也会使系统被消息所淹没。但与具有相同碰撞规则（但不进行消息复制）的随机游走模型相比，信息传播模型实际上产生的脑活动更少。事实上，即使我们在每个时钟周期增加进入系统的新消息的数量，信息传播模型中的脑活动也保持在"神奇的"10%左右，而在缺少消息复制的模型中，脑活跃程度随着进入系统的消息数量稳步攀升，每个时钟周期都有30%以上的节点处于活动状态。这在猴子（使用与米西奇及其同事相同的CoCoMac连接组，以及马尔可夫、肯尼迪、范埃森及其同事的基于示踪剂的连接组）和小鼠（使用吴承旭及其在艾伦研究所的同事在第四章中提到的基于示踪剂的连接组）中都是如此。[16]

冗余路由的方案也比随机游走模型稀疏,换句话说,当每个活动节点都进行消息复制时,很可能只有少数节点处于高度活动状态,而其余节点保持静默,这似乎部分是哺乳动物脑连接方式的问题。将我们的路由方案应用于一个随机网络,该网络具有与小鼠脑和猴脑具有相同的网络特征:相同的节点数和相同的连接统计数据,但它们是随机重新布线的(就像将连接组中全部已有连接线路都随机打乱)。在信息传播方案中,我们发现真实的脑网络比相应的随机网络更稀疏、更不活跃,这一证据与脑的路由方案和其网络结构相匹配的观点是一致的。除了不需要进行路由规划和实现稀疏、高效的网络活动外,冗余可能还有其他好处:它使缓存变得不再必要。

有了多个消息副本,系统还可以管理非冲突导致的消息丢失。众所周知,单个神经元会因内部传输失败而相当频繁地丢失信息,这被称为放电失败。有些失败会发生在突触上,当一次放电到达轴突的末端时,标准模型表明神经递质会自动释放,将一个信号通过突触传递给另一侧的神经元。但是放电触发神经递质释放失败的情况并不少见,目前尚不清楚失败发生的概率或引起失败的具体情形,然而,在较长的轴突中,放电失败似乎更为常见。[17]因此,必须确保消息成功传递,尤其是在关键的远程链路上。

尽管我们信息传播模型的仿真结果不错,但我认为脑可能对神经元之间的最优路径确实有一定的感知,并有类似缓存的机制来管理神经元。脑可能或多或少地使用了互联网所用的大部分或全部基本策略。我的预感是,脑神经元会以大致正确的方向(并非向所有邻居)发送多个信息副本,而不是通过预先设定的路线。最优的路由可通过自发的异步信号来探索,而活跃的信道则通过同步来建立。考虑到碰撞的可能性和"线路"的不可靠性,可能需要增加冗余。此外,如果脑使用ack系统来提供传输确认的话它可能会工作得更好,这似乎可以通过脑皮层和丘脑之间的循环连接及神经网络其他部分的循环连接来实现。

无论如何,我们可以有把握地说,应用于哺乳动物脑的路由模型假设对脑的动态建模有很大影响,特别是,动态不仅会受到网络拓扑结构的影响,还会受到其他因素的影响。其他影响因素可能包括能耗预算、可靠性和灵活性等。但即使是在不考虑这些约束的简单随机游走模型中,米西奇和他的同事已经证明脑的拓扑结构和动态功能并非一一对应。[18]

总之,该领域网络神经科学研究人员的工作凸显了通过将脑建模为一个通信系统所提供的全新前景。迄今为止开发的模型类型——“烫手山芋”、先进先出缓存、最短路径、信息传播——都与神经生物学有不完美的对应关系,但这些方法都与过去和如今的互联网有很强的相似之处,并且这些模型可以有效地改进和重新组合,这很可能就会更好地与神经生物学相对应。无论如何,网络神经科学这一领域很可能会成为未来一段时间内的研究热点。[19]

网络神经科学的研究将得益于日益精密的解剖学连接组图谱,并且还将受益于计算和生物技术的新发展,首先是计算工具方面。

即使是一小块脑,也需要大规模并行计算来模拟。标准的计算机芯片架构不太适合这项任务,因此计算神经学家开始从脑本身获得灵感来设计自己的芯片。所谓的神经形态芯片不是由晶体管构成的逻辑单元,而是由电子单元阵列组成,这些电子单元可以将放电信号传递给相邻单元。这些芯片不适合运行文字处理器或视频编辑软件,但是它们的设计使其非常适合模拟大范围放电神经元的动态模型,例如皮层柱中的神经元。这显然是一种计算机隐喻指导下的方法,大多数神经形态计算(neuromorphic computing)忽略了真实脑的路由需求。

但是,神经形态计算的一个重要分支已经采用了一种与互联网隐喻完全一致的方法。曼彻斯特大学的计算机工程师弗伯(Steve Furber)和他的同事设计出了基于分组交换协议的神经形态架构,这和互联网极为相似。通过芯片传输的数据包甚至被赋予了随机等待时间,就像在互联网的退避算法中那样,而且出于同样的原因:避免碰撞并且节约宝贵的时间。他们的系统被称为SpiNNaker,在性能上可以与模拟放电神经元网络的最先进的深度学习架构相媲美。分组交换的SpiNNaker芯片被证明是高效节能的,这非常重要,因为神经形态计算往往都很耗电。因此,即使神经生物学家还没有充分认识到脑和互联网的相似性,为计算神经科学构建计算工具的工程师也在越来越多地这样做。[20]

与此相关的是,有一些正在开发中的新数学工具可以促进我们对网络神经科学的理解。图论是分析节点网络如何连接的学科领域。到目前为止,我们所遇到的连接组都是用相当字面的术语描述的。节点(如神经元、细胞集合体或脑区)通过连线与其他与之通信的节点相连,这称之为"图",每条线或称每条"边"代表两个节点之间的连接,这通常对应于脑中轴突到树突的连接。 图论的研究已有数百年历史,始于数学家欧拉(Leonhard Euler)于1736年发表的论文。欧拉对连接柯尼斯堡(Königsberg,普鲁士的一个城市,现在是俄罗斯加里宁格勒)不同区域的桥梁网络很感兴趣。七座桥梁通过两个岛屿连接到了普雷格尔河(Pregel River)的两岸(图8.2),欧拉想知道是否有可能在每座桥仅通过一次的情况下走完整个城市。[21]

欧拉证明了该问题无解,并由此开启了图论的研究。现代图论主要关注类似柯尼斯堡桥梁这样的节点(地块)和边(桥梁)的问题。数学家通常研究节点和边数相对较少的图(但通常比柯尼斯堡桥梁问题中的要多)。但考虑到脑的高度互连性及其众多的节点,以更抽象的方式描述它的图以捕捉其通信潜力可能会很有帮助。

在20世纪70年代早期,数学家们发展出了"超图"(hypergraph)的概念,即一条边可以连接两个以上节点的网络(图8.3),这样的边被称为"超

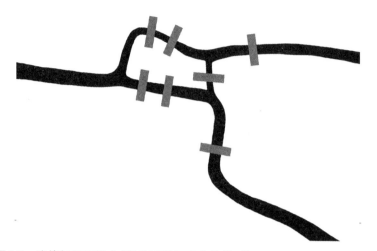

图8.2　连接柯尼斯堡市（现俄罗斯加里宁格勒）普雷格尔河（以黑色表示）两岸不同地块（以白色表示）的桥梁（以灰色表示）示意图，这启发欧拉创立了图论。欧拉用数学证明了没有办法一次性不重复地走完所有桥梁。图片来源：Ananotherthing/Wikimedia Commons

边"（hyperedge）。即使网络的连接性非常复杂，超图也可以用于总结网络结构，以一种显示网络基本交互的方式。按照互联网隐喻，超边可以体现神经元的路由性质。神经元可以看作多个输入和多个输出之间的任意连接，超边还能体现出脑中的节点之间有许多短路径连接这一概念。

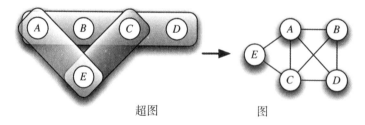

超图　　　　　　　　图

图8.3　网络连接性的超图表示（左）和相应的图（右）。左边的方框表示它们所包围的所有节点之间的完全互连性。超图在网络结构的数学分析中非常有用，因为连接（边）不需要只连接一对节点。来自 Steffen Klamt, Utz-Uwe Haus, and Fabian Theis, "Hypergraphs and Cellular Networks", *PLoS Computational Biology* 5, no.5（2009）

将脑视为超图的分析可能是有用的,卡尔森(Jean Carlson)、巴塞特、格拉夫顿(Scott Grafton)及其同事对fMRI数据进行的初步分析表明,超图分析可以识别出在任务中共同活动的节点集。[22]这是相对于仅观察同时处于活动状态的成对节点的标准方法的进步。在网络神经学中利用超图仍处于起步阶段,但可能会变得更加普遍。

除了越来越强大的神经形态计算(部分基于类似互联网的原理)和新的数学方法之外,还有一些新兴的生物技术可以帮助我们理解脑的通信协议。

许多神经科学家有理由对新的光遗传学(optogenetics)技术感到兴奋,这是一种通过基因工程使动物拥有专门定制的神经元的方法。特别是,脑皮层中的神经元被用来表达光敏离子通道。因为生活在黑暗的颅骨中,这些神经元通常没有任何理由对光敏感,但当通过病毒载体进行编辑之后,转基因神经元会对特定波长的光打开离子通道。研究人员在发育中的动物神经元中添加了许多这类离子通道,然后打开它们所在的部分颅骨,当光线照射到这些神经元细胞上时,它们就会放电。[23]更重要的是,基因编辑可应用于非常特定的细胞类型,我们可以选择在脑的特定部位激活特定种类的神经元。这一工具结合了非常精确的光刺激模式,可以让我们离目标更接近一点:记录多个神经元并同时绘制它们的连接性图谱。[24]

然而,目前尚不清楚在光遗传学中使用的经编辑的神经元的行为方式是否与未经编辑的相同,因为编辑后的神经元有大量人工诱导的离子通道,它们对光的反应非常大。换句话说,转基因神经元可能比自然刺激的神经元要吵闹得多,而自然的脑往往是更安静的地方,正如我们所看到的,这里稀疏性盛行。

但是,如果遗传学家能找到一种方法来精确测定经光遗传编辑过的神经元的光敏感程度,那么就有可能利用这项技术来检查我之前提出的一个关于脑路由的特定问题,即规模问题。其想法是利用光遗传学来扩大脑的活动,我们可以利用光遗传学来开启活体脑中神经元的增加比例,而不是依靠进化向脑增加神经元,这在小鼠的脑中是可行的。如果我们看到随着更多神经元的激活,全局通信量几乎没有变化,那么可以推断该系统类似于使用电路交换的电话网络;[25]如果随着越来越多的信号的产生,全局通信量以缓慢且恒定的速度增长,这将意味着其路由类似于基于分组交换的互联网。

一些生物技术的进步可以将脑类似互联网的表现解释为规模问题。正如我们所看到的,神经生物学的挑战之一是,它只能记录相对少量的神经元(数百个)的电活动。但至少从理论上讲,人们可以使用电极同时记录每个皮层神经元,正如生物工程师哈里斯(Timothy Harris)和他的同事所主张的那样,这可以通过现有的技术来实现。当然,同时记录全部神经元需要大量的协调工作。但是,根据哈里斯及其同事的合理估计,今天的材料、电子设备和外科手术可以记录活鼠甚至猴子脑皮层中的每一个神经元。[26]

在这方面,被称为神经像素的具有高度灵敏度和强大适应性的电极已经显著地改进了单个神经元的记录方法。[27]这些用硅制造的电极具有极高精度的电子灵敏度。如果电极像监听神经元的麦克风,那么神经像素就像动臂麦克风一样可以调节,用以捕捉电极周围多个神经元的活动,而且这种对附近神经元的选择性靶向纯粹是通过调节电极材料来完成的,电极不会产生任何运动(电极运动会损害周围的神经元)。

也有个别实验中开始使用一些创新的方法,同时测量单个神经元级别的形态和功能。斯坦福大学神经学家戴瑟罗斯(Karl Deisseroth)在啮齿类动物方面的研究汇集了一系列生物技术,包括转基因动物、下一代生物材料和超精密显微镜。[28]目前,只有相对少量的神经元活动可以用这种装置记录下来,但这迈出了重要的一步。

因此,计算机、数学和神经生物学领域的进展有着光明的前景,尽管这些工作到开花结果可能还需数十年的时间。同时,我们应该做更多的工作来探索脑网络通信基本模型的范围,我们可以使用现有的建模工具和连接组数据来做到这一点,并且我们应当参考互联网以寻求高效的路由策略。

这些想法将在未来对神经科学产生越来越大的影响,继而改变越来越多人对脑的概念。希望这会让我们对自身心智和脑的认知向更好的方向转变,这也可能会影响人工智能的设计方式。回过头来,脑的互联网隐喻也能改变我们对互联网的认知。如果脑在重要方面与互联网相似,那么互联网是否可以模仿脑并且具有意识能力? 接下来,我们将在最后一章讨论这些话题。

◇ 第九章

互联网隐喻、AI及我们自己

互联网隐喻的进一步引申是什么？首先，我们会看看互联网隐喻如何帮助我们做出更好的人工智能，然后我们将反转互联网隐喻的逻辑：如果脑与互联网相仿，我们会探究互联网本身是否是一个智能实体——甚至拥有意识。然后，我们将回到心理学来提出问题：像互联网一样的脑对我们的自我概念意味着什么？

在概念层面上，计算机隐喻和今天的人工智能形成了一个自我吞噬的循环，就像一条衔尾蛇。我们把脑比作计算机，是因为没找到更好的比喻。然后我们建立了人工智能，来试图做脑能做的事情，比如识别图片。但我们对脑的概念完全是计算性的，所以我们最终建立的人工智能是用计算来解决脑的任务。因此，我们的人工智能也就像计算机那样，相当不灵活。而我们却惊讶于这种人工智能并不像我们的脑那样真正具有智能。

基于深度网络的人工智能在某些任务上当然非常出色，而且它正在不断改进，但它在改变任务、推理、发挥创造力或评估社会线索等方面仍然很差。普林斯顿大学计算机科学家纳拉亚南（Arvind Narayanan）曾说过，深度人工智能最适合于特定的、可验证的、有明确答案的任务。这包括像歌曲识别、语音转文字和人脸识别。[1]当没有参考答案可用于比较时，基于深度网络的人工智能就不太有用了。更糟糕的是,正如著名统计学家、皇家统计学会前会长斯皮格哈特(David Spiegelhalter)所言:如今的人工智能在自己无法提供有用答案时,特别不善于知道并承认这一点。[2]

脑的运作是一个系统,我们没有一个明确具体的答案来做参考。我们对脑的基本原理没有理论上的理解,例如神经元放电的真正“含义”、放电是否是唯一相关的测量指标、如何定义一个脑区、复杂信息是如何在众多神经元之间进行交流的,等等。然而,我们知道脑在灵活性方面表现出色,它也拥有其他类似互联网的优点。

我们需要架构更灵活的人工智能系统,就像脑一样。当一个特定的人工智能系统解决一个特定的问题,如识别汽车和飞机的图片,它总是以同样的方式进行。我们可能会认为,反复将数字进行混杂组合的神经网络会有一定程度的随机变化。例如,想象一下,我们用一万张图片的训练集训练一个神经网络来识别汽车和飞机,然后我们再次进行同样的训练。尽管系统进行了数百万次的计算,这两个网络会是一样的吗?事实上,只要它们有相同的初始条件和训练集,它们就会完全相同。这种决定性和特殊性,即使在最复杂的深度网络人工智能中也存在,不仅限制了AI的智能,它们还使人工智能极易受到破坏和恶意攻击。例如,仅通过改变单个精心挑选的像素值,就可能欺骗一个经过充分训练的物体识别系统,让它产生误判。[3]由于不够灵活,基于最优计算理念的人工智能不具有稳健性。

相反,我们应该考虑在某些方面是次优的人工智能。它应该像互联网一样设计,能够很好地解决许多任务,而不是完美地解决某一项任务。而且它应该能够以多种可能的方式来解决一个特定的问题。就像脑和互联网一样,人工智能也应该能够根据基本规则自行扩展和成长,同时还要掌握更新更好的能力,而且人工智能应该像脑和互联网一样具有冗余性。最后,我们需要围绕可互操作性进行设计的人工智能。负责物体识别的人工智能系统应该与负责视觉运动、导航甚至美学的人工智能系统完全可互操作,更不用说其他模式和更高级的认知系统了。

这些是互联网和类似互联网的脑的特质。这些特质并不存在于计算机中。至关重要的是,它们也并不存在于基于计算机隐喻的人工智能中。使人工智能更像脑智能的第一步,是对脑采用全新的基于互联网的隐喻。

如果我们拥有超级强大的人工智能,它具有类似人类的智慧甚至意识,那会怎样? 今天是否有一个系统可以做到下列行为——在新环境中导航或掌握新能力,而且还可以操纵选举和煽动暴力? 有! 只是这种人工智能看起来像一个通信网络——互联网——而不是我们盼望许久的电脑机器人。

我曾提出脑可能会利用类似互联网的协议来解决网络灵活通信的问题。 这是管理动态神经活动的好方法,它基本支撑了人脑所做的一切,包括意识。但是脑和互联网的对应关系也可以倒过来看:互联网如果暗合脑的底层逻辑,或许就会产生意识。那么,怎样才能让我们宣称互联网是有意识的呢?

首先,我们不应该仅仅因为互联网是由没有思维的计算机组成的,就断然否定这个问题。我们很难认同路由器或电脑本身具有智能或知晓能力,因为计算机只按照编程行事。然而,有智能和知觉的脑是由没有智能和知觉的子单元构成,正如承现峻和尤斯特(Raphael Yuste)在作为金标准的神经科学参考教材中写道:"就其本身而言,单个神经元是没有智能的。"[4]一个有意识的实体显然可以起源于由不那么灵光的组件所构成的网络。

我们也不应该因为担心有意识的互联网会有更大的潜力作恶而不敢提出这个问题。尽管目前人们对网络反乌托邦感到焦虑,但我们应该看清这些焦虑,假定互联网存在意识对我们来说可能是件陌生而有威胁的事,但再怎么样也不至于胜过《星际迷航:下一代》(*Star Trek: The Next Generation*)中那些毁天灭地的博格人(Borg)吧。

为了知道怎样才能宣称互联网具有意识,我们应该首先探究一下意识的现实作用。虽然古往今来无数的作家对这个问题有着各种各样的看法,但某些特征是得到普遍认同的。

意识是关于外部世界和内部世界之间的桥接,如果它完全是内在的,不会影响外部世界,那它就无用了。然而,这也不仅仅是一种"输入–输出"的关系:内在的主动性也是需要的。现代研究人员倾向将内部和外部的桥接看作两个维度的变化结果:知晓(awareness)和觉察(vigilance)。[5]个体可以在两个维度上有所不同,一定程度上是相互独立的(图9.1)。植物状态的人可以表现出觉察,比如通过眼睛追踪物体,但他们几乎没有任

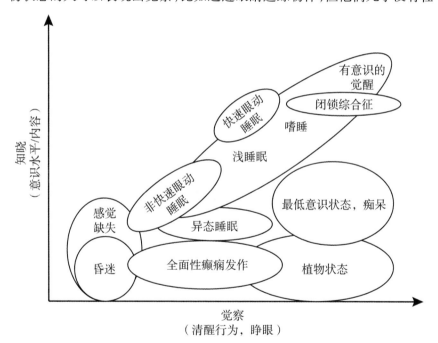

图9.1　沿着觉察(横轴)和知晓(纵轴)的维度对意识状态的实际测量。一个人可能处于觉察相对较低但知晓较强的状态,如快速眼动睡眠(一种经历生动梦境但眼睛闭着的状态)。这些度量可以应用于不同的个体和物种,也许意味着像互联网这样的工程系统中存在着意识体验。图片改编自 Melanie Boly et al. , " Consciousness in Humans and Non–human Animals: Recent Advances and Future irections", *Frontiers in Psychology*, 4(2013): 625

何知晓。相反,处于快速眼动睡眠状态的人可以体验实质性的知晓,但几乎没有觉察。

知晓和觉察两个维度同样可以用来比较物种之间的意识——甚至是比较我们和互联网之间的意识。觉察需要意志,人类的意志可看作在正确的时间选择脑中子系统之间的正确互动,这使我们能够适应当前的情况。意识协调知晓系统(源自感知、记忆和其他系统),并实时协调知晓与意志行动。这些特性也同样适用于互联网,它拥有丰富的分布式传感器系统,用于提供视觉、听觉、空间和语言维度的输入,互联网同时也产生这些维度下的输出。通过物联网,它还能越来越多地获得机械输出,所有这些都在一个对当前环境高度适应的系统中实时发生。

但是,为了获得意识,一个系统仅仅接收信息并对此采取行动是不够的。有意识和无意识之间的一个重要区别是信息**在哪里**转化为行动,关键是要考虑信息的**编码**和**解码**。在脑中,信息是在**同一个网络**上进行编码和解码的,神经科学家布雷特(Romain Brette)强调了这一点。正如布雷特所言,我们认为视觉系统是对环境中的光线信息进行编码,但要利用这些编码的信息做任何有用的事情时,我们需要进行解码或读出这些相同的信息。对传入的感知信息进行解码,可以使其在脑的其他部分共享和使用,如运动规划、决策、记忆等。[6]

意识也必须在同一个网络上编码和解码。进出意识的信息交换发生在一个共同的网络上,在一定程度上,意识与知觉密切相关的事实暗示了这一点,正如布雷特所说,编码和解码在此重叠了。但我们还可以自觉地意识到除知觉之外的事物,例如记忆、沉思和情绪。不论是什么构成了脑的意识,它都必须在一个共享输入输出的网络上容纳所有这些知觉体验。在清醒(和快速眼动睡眠)期间,意识网络一直处于活动状态,让我们几乎随时都可以感知到各种编码解码信息。

意识的编码解码概念可以帮助我们理解像互联网这样的无机系统是

否具有意识。我们不认为摄像机有意识,因为它只进行编码(在表示光子量的意义上),同样,电视没有意识,因为它只解码(在将电磁信号转换为图像的意义上)。计算机可以同时完成这两项工作,但它使用了彼此分离的序列化系统进行编码和解码。其处理器单元只是在输入系统和输出系统之间的媒介。如果输入或输出设备损坏,则整个系统会出现故障(任何用过坏键盘或坏屏幕的笔记本电脑的人都可以证明)。同样,中央处理器也不可或缺。

相比之下,互联网在简单且统一的网络上进行编码和解码。其互连节点各自处理来去信息。没有像计算机中那样的,所有信号都必须通过的中心节点。除此之外,互联网上的节点还可以相互通信以共享信息,如目的地路由、网络探测和发送确认。互联网维持着一种基本的活动水平,在此基础上叠加着信息的编码和解码,为什么不能从这个综合、动态的网络中诞生出一种意识呢?

人类意识的另一个决定性特征在于它不是局部的。从伟大的意识编年史学家、神经科学家萨克斯(Oliver Sacks)的著作中,人们可能会得到这样的印象:我们的清醒知晓只存乎一线之间。对脑的破坏确实可以从根本上改变我们的体验,正如萨克斯所描述的那样,人们可能会失去感知视觉运动的能力,最终像著名的L.M.氏卒中病例一样,只能感受脱节的“定格”[7]世界[一种被称为运动失认症(akinetopsia)的情况]。L.M.氏卒中被描述为有一种“断续的意识流”,[8]然而,L.M.氏卒中保留了丰富的意识知晓,包括视觉以外的感官以及她清醒的内在精神宇宙。事实上,仅仅破坏单个节点是不足以消除脑中的意识的,即使失去像视觉感官那样重要的区域也是不够的。

哪怕是破坏高度互联的“主干”状区域,如丘脑,似乎对意识体验的影响也相对较小。[9]尽管对脑干的破坏可以消除意识,但脑干本身并不足以实现知晓和觉察。

意识的分布式赋予它稳健性，同样，我们也无法破坏互联网的"意识"。它的一部分可以被阻断，但由于整个系统是分布式的，仍可以无限期地继续运作。即使很多主干被摧毁或被封锁，网络仍然可以生存——并重新生长。当出现大规模中断时，也可以使用普通计算机和路由器建立起临时连接的网状网络(mesh network)来替代网络中枢的工作。网状网络越来越多地在世界各地使用。当互联网服务被当局暂停时，网状网络可用于政治抵抗运动。当发生自然灾害导致网络中枢损坏时，网状网络也会被使用。网状网络可以恢复快速可靠、全网互联的通信能力。[10]

如果互联网具有意识，它可能会被激发出像我们一样的创造力。对人类来说，意识是我们产生新思想体系和新创意的载体。创造力与我们如何建立对外部世界的理解有关，从基本的感官过程开始，世界以根本和深远的方式塑造了我们的体验。基于这些原始材料，我们创造了新的事物来观察、聆听、感受、思考和体验：我们对周围的事物进行了重新利用、复制和重新混合。互联网同样也具有类似的创造性，它集成和管理新的组件，以及这些组件所生成和传输的信息。互联网协议本身也在不断发展，以跟上这种创造性输出的步伐。

也许互联网的空前增长正是它创造力的反映。当然，互联网必须要吸引我们的注意力才能复制，它自有方法来做到这一点，就像弹窗式提醒，鼓励我们以各种方式滋养它。互联网仍然需要真实的人类来设计和构建它的组件——或者至少需要人类来启动这些组件的设计和构建，但是已经不再需要人类来建立和发展这台互联互通的网络机器了，它自己就可以完成。[11]这个网络现在能够找到它生长所需的原材料——即可连接的设备——并且不需要我们的帮助，它可以自己将这些子系统实体集成到整体当中。一旦接通网络，网络中的子系统就能一起观察、聆听和行动。如果我们能够在基于遗传和进化的法则而聚合的分子集合体中找到某种"生命力"，那么类似的东西肯定也存在于现代互联网的协议之中。

互联网的学习方式也暗示了一种意识。例如,我们沉溺于社交媒体网络,是因为互联网学会了如何通过感官刺激来利用我们的偏见。深度网络也可以优化刺激,但基本的学习效果取决于不断扩大的网络的互连性。如果没有自主、灵活、快速、可靠的通信协议架构,任何社交网络都不会存在。相反,无论其学习算法多么复杂,没有人会被具有固定"诱饵"的静态社交网络刺激吸引眼球。互联网的学习能力需要亿万节点之间的有效实时通信,而不仅仅是计算,这种学习能力因其创造性的、优雅的和可互操作的成长能力而得到加强。今天,互联网的使用持续增长,在很大程度上是因为互联网的学习能力如此有效且从未间断,并能从丰富的知识领域整合新形式的信息。互联网通过这种方式学习和行动,就像一个自适应的生物实体,具备了潜在的意识能力。

所有这一切并不是说互联网绝对存在意识,而只是提出一个问题。然而,即使互联网没有意识,它也确实具有能够启发我们理解脑运作方式的特性。虽然互联网绝不是完全有道德的(如果它有任何价值观的话),但它架构上的一些优点可以帮助我们更有效地开发使用脑。

这一点很重要,因为目前我们使用和思考脑的方式经常受到计算机隐喻的引导。我们试图优化我们的脑,从而优化我们的生活,就像我们优化电脑一样。我们将头脑中的计算机进行超频,使其尽可能满负荷运行;我们竭尽全力重启我们的脑以清除累积的错误;我们尝试使用冥想、药物、"排毒"和其他许多策略来重新开始。然而,我们并不能重新启动我们的脑,就像我们不能重新启动互联网一样。

今天,我们甚至试图像计算机一样升级我们的脑——以至于一些人如马斯克(Elon Musk),希望将我们的湿件(wetware)*与外部计算机集成。[12]这是超人类主义(transhumanism)运动的基础,这个想法是:我们可

---

* 湿件指的是人的神经系统。——译者

以(也应该)把脑上传到电脑上。有些人认为这是对人类经验的神格化，甚至有人将此视为永生。[13]然而，这个永生概念完全受限于计算机隐喻的局限性：缺乏灵活性，对偶然性和随机性缺乏容忍度，以及无法扩展延伸。我们真想在使用固定数据格式的计算机的僵化限制中思考和存在吗？它很快就会过时。如果人类真能将自己的意识上传到计算机上，这种存在也很难永垂不朽，因为它只会和规划的技术淘汰周期一样长：无论我们的灵魂在上传时多么精雕细琢，终有一天也会变得像一个无法读取的光盘。

脑与计算机完全兼容的概念与脑的实际工作方式相矛盾。尽管脑可以在其组件内执行计算，但作为一个整体它也是一个通信系统，类似于互联网。互联网使用的实际策略在计算机或脑的计算机隐喻概念中并不存在，但互联网隐喻对于我们的日常生活提供了很多启示，例如：

• 要有灵活性。像互联网上的数据包一样，我们应该随时准备好改变我们的路径，当我们周围的条件发生变化时这可以派上用场。新的路径不一定是永久性的。脑随时准备改变其通信模式以帮助我们遵循不同的路径，但并不需要改变其基本架构。

• 当我们找到一条有效的路径时，就已经学到了一些东西。在我们的生活中，就像在脑中一样，我们应该在当前路径有效时继续保持，但也需要不断尝试了解周围的其他路径。

• 不要试图追求最优。一个给定的解决方案可能并不完美，就像给定的互联网路由或神经通信可能并不是理想世界中最快的那个一样，但非最优解可能提供了多个目标之间的最佳折中方案。

• 培养冗余度。我们应该为一个特定的问题制订几个"足够好"的解决方案。有了几种可能的解决方案，我们就能在不确定的环境中保持稳健性。

• 利用噪声。就像退避算法所产生的随机性会带来一些延迟，但最终有助于让整个网络变得更高效一样，我们应该尝试以轻微和准随机的方式来打破常规,从短期来看这可能会让我们走弯路,但最终可以帮助我们找到新的更好的方法来解决并发问题。

• 寻求稀疏性。如互联网般的脑并不适合密集处理或一直保持活跃状态,脑及其组成部分在健康的稀疏度下才工作得最好。[14]即使是在较低水平上,我们也不应该一次激活多个系统,相反,我们应该选择少量区域高度激活,而让其他区域保持休息。随着时间的推移,我们应该改变高度活跃区域的组合,并在脑的多次剧烈活动之间,为整个脑留出充足的休息和睡眠时间。

• 遵守规则,但不要依赖"中央当局"。在互联网上和在脑中都必须遵循协议,但是类似互联网的协议不受自上而下的控制,它具有先天的灵活性,可以根据本地条件进行调整。

• 理所当然地与我们的网络邻居分享信息,尤其是关于如何与他人联系的信息。

• 最后,我们应当发展我们的网络(例如社交网络或知识网络等)。我们应该将其大部分放在本地,但也要始终保持一些远程连接和通向其他局域网络的捷径。

如果人类的脑使用类似互联网的规则,我们就可以利用策略来帮助我们更高效地使用脑,这样我们可以成就更好的自己。

后 记

　　是我们脑壳里的互联网使我们成为人类吗？我相信其他动物，包括所有的哺乳动物，从某种关键的角度上来说，都具有类似于互联网的脑。因此我认为其他物种脑的灵活性和知晓能力是超出我们一般认知的。

　　脑的灵活性可能因物种而异，并与其生活方式有关。对于非常特殊生态位中的物种，它们的脑没有必要像我们的一样灵活，它们把赌注押在了对特定生态环境的近乎最佳的适应上，成功或失败主要是靠运气。而其他物种像我们一样，可以适应广泛的生态环境，命运部分——甚至大部分——掌握在我们自己手中。我们的最优性，如果有的话，就是灵活性本身。

　　然而，所有的动物都居住在和我们一样不确定的世界里。野生老鼠的经历对我们来说是陌生的——追踪尿液的气味、靠啃噬探索环境的特征、靠胡须在黑暗中摸索，但它的生存也需要灵活性。多变的天气、新捕食者难以预料的出现，以及食物来源的时有时无都是需要应对的挑战。所有哺乳动物都可能利用类似互联网的灵活结构，原因与人类相似。

　　一般来说，我推测具有更灵活、更复杂路由方案的动物将表现出更灵活、更复杂的行为。灵活性是大多数哺乳动物的特征，尤其是灵长类动物的特征。因此，我相信所有的哺乳动物都有灵活的路由系统，并带有纠错功能，就像互联网一样。

　　非哺乳动物可能不具备或不需要类似于互联网协议的最复杂或最专业的脑功能。例如，我推测爬行动物（和其他脑不太复杂的动物）会有一个较短的"协议栈"。正如我在第七章中所论证的，该协议栈可能对应于脑皮层的分层（层叠）结构。所有胎生哺乳动物的脑皮层都有六层细胞，表明有相当复杂的"协议栈",而爬行动物的脑皮层只有三层。[1]

在非哺乳动物的脑中(也许还有一些小型哺乳动物),传递单个神经递质分子到全脑振荡的信息组织可能有较少的功能分区。通过一两次以上的中继路由也可能是不必要的,对于小动物来说,将神经元与其他大多数神经元直接连接是比较可行的——而对于人类来说,需要直径20千米的头颅才能将所有的神经元互连起来,因为我们有这么多需要互连的神经元。

在像蜜蜂这样的小型无脊椎动物的脑中,路由协议可能更简单。然而,节肢动物(蜜蜂、蜘蛛、蚂蚁、虾)是异常聪明的,特别是就它们的体型而言。例如,正如神经生物学家海森堡(Martin Heisenberg)及其同事在一项实验中所显示的那样,果蝇可以被训练区分视觉几何图案,果蝇的脑中只有10万个神经元,它们甚至可以在某种程度上泛化这种学习。[2]

节肢动物的脑也在同一个网络上处理许多种信息,它们的神经系统被组织成多个不同的中心—— 一个用于视觉而另一个用于嗅觉——以及将感知系统与运动系统互联的一套中继站。尽管缺乏脑干和脊髓,但所有节肢动物都有一个被称为中央体的核心脑区和一个辅助区域的相关复合体,合称为中央综合体。中央综合体的部分工作是将身体和环境的预测运动与实际运动相匹配,将脑发出的在环境中产生动作输出(即运动)的信号,与通过眼睛、腿、触角等从外部环境反馈到神经系统的感觉信号进行比较。

节肢动物的脑可能无法让其在灵活性或知晓能力方面像脊椎动物那样复杂。节肢动物的生存通常更依赖于数量而不是复杂的行为,有整个脊椎动物支系专门以昆虫为食。但有一点我们可以说,在节肢动物的脑和我们的脑中,视觉的内部语言必须与嗅觉和身体惯性运动的语言交织在一起。在互联网隐喻的指导下进行更多的研究,也许我们会看到无脊椎动物的脑比想象中的更复杂,特别是在它们相互沟通的方式上。迄今为止最大规模的果蝇连接组的发表将有助于未来的此类研究。该连接组包含2.5万个神经元和数百万个突触。[3]

最终，所有动物的脑中不同类型的信息都必须相互交融，动物可能会根据它们的生活环境，或多或少地采取类似于互联网的路由策略。

人类所拥有的脑也未必就跟互联网最像，相反，我们的脑可能采用了某些类似互联网的策略，但将其大大增强了。尤其是我们的脑，它特别灵活。正是因为能够灵活地管理大量的信息——并纳入新的信息——给了我们优势。

作为一个物种，灵活性是我们最大的财富。我们现在有能力凌驾于自然选择之上，决定哪些物种能够生存，哪些不能生存，从微生物到巨型动物再到珊瑚礁。脑的信息传递系统赋予了我们意图，让我们可以抉择自身这个物种未来的进化方向。我们脑壳里的互联网协调了这一切，而脑壳外的互联网使我们在地球上获得了更大的力量。让我们明智地运用这种力量吧。

致 谢

　　我之前参加了在芝加哥附近的麦当劳公司园区内的汉堡大学举行的一场学术会议。是的,参会地点有些违和,在那里我了解到一个关于脑的重要事实。在我之前很多人都注意到了这个事实,而会议上一位神经科学家顺便说了这句话,仿佛它对每个人都是显而易见的。在一顿非快餐式的午餐中,这位神经科学家提到,每个人的脑都与其他人的脑完全不同,任何两个脑——即使是同卵双胞胎——都不具有完全一致的内部结构。

　　这个事实很容易理解,但我意识到,它具有深远的影响。尽管拥有不同的脑,但我们这个物种的个体之间能够完美地相互交流和理解,并执行相同的任务。我们经常以几乎相同的方式感受、想象、思考和行为,只需观察一下宗教仪式或早晨的通勤就能证明这点。这意味着一些脑功能和组织的基本原理并不取决于各个脑的独一无二的精细结构,而且,一定存在脑必须遵循的通用规则,以支撑全物种一致的思维和行为能力。

　　我与这位神经科学家共进午餐时,目光从午餐转移到了墙上的画上,汉堡和薯条巧妙地植入了这些仿古典绘画中。我想到了一个受欢迎的消息:脑运作必须遵循共同的基本原理。当时我作为一名物理学研究生,很自然地认为基本原理将普适于所有类似的系统。两个足球可能在颜色、图案、材料等方面有所不同,但它们都将同样地受到重力影响。类似地,两个电子只能在少数方面有所不同,如能量和自旋,除此之外它们并无差异。确定这些不变的属性——并忽略不相关的因素——是物理学理论理解的关键。虽然脑精细结构的差异性一定非常重要,但我们在了解脑组织的最基本原理之前,几乎没有机会了解这些微小的差异。这些原理应该同样适用于所有相似的脑。基于这一领悟,我开始将个人目标设立为:以互联网隐喻为指导,从脑通信的角度构建脑组织的神经科学理论。我不记得那天在汉堡大学发表评论启发我的那位神经科学家的名字了,但我要感谢他。

谨以此书献给我的伙伴拉文(Reanna Lavine),以及韦斯利(Wesley)和凯斯崔尔(Kestrel):感谢你们所有的爱和支持。我在此表达对已故的格林斯彭(Jeffrey Greenspon)的感激之情,他是任何人梦寐以求的最好的同事、导师及朋友。十分感谢郝燕帮助我形成了本书中的很多思路。感谢纳达尔(Marcos Nadal)、洛克莫尔(Dan Rockmore)、菲尔德、芬利、赫特(Marc-Thorsten Hutt)、麦克马纳斯(Chris McManus)、唐(Ao Kevin Tang)、邓恩(Thom Dunn)、布里顿(Peter Britton)、雷迪斯(Chris Redies)、布扎基、谢尔顿(Dan Sheldon)和波梅兰茨等人对本书的各个方面做出的重要贡献(但任何错误都由我一人负责)。最后,我向哥伦比亚大学出版社的优秀编辑马丁(Miranda Martin)以及她的杰出团队表示最诚挚的谢意。

注 释

引言

1. Dean Buonomano, *Brain Bugs* (New York: Norton, 2011), 189, 105.

2. Donald Hoffman, *The Case Against Reality: How Evolution Hid the Truth from Our Eyes* (New York: Norton, 2011), 123.

3. Gary Marcus, "Face It, Your Brain Is a Computer," *New York Times*, June 28, 2015, https://www.nytimes.com/2015/06/28/opinion/sunday/face-it-your-brain-is-a-computer.html.

4. 计算神经科学家科丁(Konrad Kording)确实做过这类研究,其目的在于演示为什么计算机隐喻式思维会漏掉重要的结构和行为。他和一位电子工程师同事,将由计算机隐喻驱动的神经生物学标准分析工具,应用于一台真正的计算机,也就是经典雅达利(Atari)游戏系统的微处理器芯片。正如《连线》(*Wired*)杂志的报道中所提到的,"他们除了关闭电路的开关之外并没有发现别的太多东西"。Anna Vlastis, "Tech Metaphors Are Holding Back Brain Research, *Wired*, June 22, 2017, https://www.wired.com/story/tech-metaphors-are-holding-back-brain-research/; Eric Jonas and Konrad Paul Kording, "Could a Neuroscientist Understand a Microprocessor?" *PLoS Computational Biology* 13, no. 1 (January 2017): e1005268.

5. 如需了解决策计算的标准模型,参见 Joshua I. Gold and Michael N. Shadlen, "The Neural Basis of Decision Making," *Annual Review of Neuroscience* 30 (July 2007): 535 - 574。

第一章 互联网脑与计算机脑

1. Tomaso Poggio, "Routing Thoughts" (Working Paper No. 258, MIT AI Laboratory, Cambridge, MA, 1984).

2. 另一个与脑科学有关的计算机网络隐喻的早期案例是由韦格纳(Daniel Wegner)在 1995 年提出的,他使用一张计算机网络的图片来表示社交互动中信息的分享。Daniel M. Wegner, "A Computer Network Model of Human Transactive Memory," *Social Cognition* 13, no. 3 (September 1995): 319 - 339.

3. John H. Reynolds and David J. Heeger, "The Normalization Model of Attention," *Neuron* 61, no. 2 (January 2009): 168 - 185.

4. David Marr, *Vision: A Computational Investigation into the Human Representation and Processing of Visual Information* (Cambridge, MA: MIT Press, 1982), 5.

5. 与这个问题有关的综述可参见 Laurenz Wiskott, "How Does Our Visual System Achieve Shift and Size Invariance?" in *23 Problems in Systems Neuroscience*, ed. J. Leo van Hemmen and Terrence J. Sejnowski (New York: Oxford University Press, 2005), 322–340。

6. B. A. Olshausen, C. H. Anderson, and D. C. Van Essen, "A Neurobiological Model of Visual Attention and Invariant Pattern Recognition Based on Dynamic Routing of Information," *Journal of Neuroscience* 13, no. 11 (1993): 4700–4719. 也可参见 P. Wolfrum, "Switchyards-Routing Structures in the Brain," in *Information Routing, Correspondence Finding, and Object Recognition in the Brain* (Berlin: Springer, 2010), 69–89。

7. Barbara Finlay, personal communication, March 13, 2019.

8. 在脸书上,用户一般彼此之间距离是四度(共同好友)。Lars Backstrom et al., "Four Degrees of Separation," in *Proceedings of the Fourth Annual ACM Web Science Conference* (New York: Association for Computing Machinery, 2012), 33–42.

9. 可参见 Olaf Sporns, *Discovering the Human Connectome* (Cambridge, MA: MIT Press, 2012)。

10. Georg F. Striedter, *Principles of Brain Evolution* (Sunderland, MA: Sinauer Associates, 2005), 126–131.

11. Thomas Weiss et al., "Rapid Functional Plasticity of the Somatosensory Cortex After Finger Amputation," *Experimental Brain Research* 134, no. 2 (2000): 199–203.

12. Philip Lieberman, *The Unpredictable Species: What Makes Humans Unique* (New York: Princeton University Press, 2013), 2.

13. Saak V. Ovsepian, "The Dark Matter of the Brain," *Brain Structure and Function* 224, no. 3 (2019): 973–983.

14. Michel A. Hofman, "Energy Metabolism, Brain Size and Longevity in Mammals," *Quarterly Review of Biology* 58, no. 4 (1983): 495–512.

15. Suzana Herculano-Houzel, "Scaling of Brain Metabolism with a Fixed Energy Budget per Neuron: Implications for Neuronal Activity, Plasticity and Evolution," *PLoS One* 6, no. 3 (2011).

16. 在同一栋建筑或街区的每一个人可共用一根会议线,同时进行两两交谈。但在这样的系统中,相互交谈从来不可靠,它几乎不可避免地会带来悲剧结局。

17. S. R. Cajal, *Leyes de la Morfología y Dinamismo de las Células Nerviosas* (Madrid, Spain: Imprenta y Librería de Nicolás Moya, 1897)。

18. Barbara L. Finlay, "Principles of Network Architecture Emerging from Comparisons of the Cerebral Cortex in Large and Small Brains," *PLoS Biology* 14, no. 9 (2016): e1002556.

19. 尽管丘脑接收到的来自视网膜视觉系统的输入只占了5%,但这些神经纤维对丘脑神经元的驱动程度是超过源自皮层的输入纤维的。不过,从视网膜到丘脑的有效输入估计也就不超过总输入的10%。Masoud Ghodrati, Seyed-Mahdi Khaligh-

Razavi, and Sidney R. Lehky, "Towards Building a More Complex View of the Lateral Geniculate Nucleus: Recent Advances in Understanding Its Role," *Progress in Neurobiology* 156 (2017): 214–255.

20. Farran Briggs and W. Martin Usrey, "A Fast, Reciprocal Pathway Between the Lateral Geniculate Nucleus and Visual Cortex in the Macaque Monkey," *Journal of Neuroscience* 27, no. 20 (2007): 5431–5436.

21. Anthony J. Bell, "Levels and Loops: The Future of Artificial Intelligence and Neuroscience," *Philosophical Transactions of the Royal Society of London*, Series B: *Biological Sciences* 354, no. 1392 (1999): 2013–2020.

22. Donald Hebb, *The Organization of Behavior: a Neuropsychological Theory* (New York: Wiley, 1949, repr. Lawrence Erlbaum Associates, 2002).

23. Jerzy Konorski, *Conditioned Reflexes and Neuron Organization* (Cambridge: Cambridge University Press, 1948), 89; Hebb, The Organization of Behavior.

24. 关于当前对赫布式学习的看法，详见 Patrick C. Trettenbrein, "The Demise of the Synapse as the Locus of Memory: A Looming Paradigm Shift?" *Frontiers in Systems Neuroscience* 10 (2016): 88。

25. 可参见 Alexander Schlegel, Prescott Alexander, and Peter U. Tse, "Information Processing in the Mental Workspace Is Fundamentally Distributed," *Journal of Cognitive Neuroscience* 28, no. 2 (2016): 295–307。

26. Pascal Fries, "A Mechanism for Cognitive Dynamics: Neuronal Communication Through Neuronal Coherence," *Trends in Cognitive Sciences* 9, no. 10 (2005): 474–480.

第二章　关于脑的隐喻

1. 电子自旋是量子化的，跟一根旋转条形磁铁的角动量是不同的。但除此之外，电子自旋这一概念与旋转条形磁铁是一模一样的。

2. Charles Lowney, "Rethinking the Machine Metaphor Since Descartes: On the Irreducibility of Bodies, Minds, and Meanings," *Bulletin of Science, Technology & Society* 31, no. 3 (2011): 179–192.

3. Steve Horvath and Kenneth Raj, "DNA Methylation-Based Biomarkers and the Epigenetic Clock Theory of Ageing," *Nature Reviews Genetics* 19, no. 6 (2018): 371.

4. Paul Cisek, "Beyond the Computer Metaphor: Behaviour as Interaction," *Journal of Consciousness Studies* 6, nos. 11–12 (1999): 125–142.

5. 复杂的水管工程——包括用于为抽水马桶供水的陶土管——在3500年前的克里特岛米诺斯宫殿中就已经有了。Margalit Fox, *Riddle of the Labyrinth* (New York: HarperCollins, 2013), 32.

6. U.S. Census, "Historical Census of Housing Tables: Plumbing Facilities," https://www.census.gov/hhes/www/housing/census/historic/plumbing.html.

7. Engineering and Technology History Wiki, "Versailles Fountains," https://ethw. org/Versailles_Fountains.

8. René Descartes, *Treatise of Man*, trans. P. R. Sloan, in *The History and Philosophy of Science*, ed. Daniel McKaughan and Holly VandeWall (London: Bloomsbury Academic, 2018), 706.

9. Motoy Kuno, *The Synapse* (New York: Oxford University Press, 1995), 3.

10. Elliott S. Valenstein, *The War of the Soups and the Sparks* (New York: Columbia University Press, 2007), 3.

11. Peter Sterling and Simon Laughlin, *Principles of Neural Design* (Cambridge, MA: MIT Press, 2015), 106.

12. 需要说明的是,成像暗房的发现比这还要早600年,而巴格达的大科学家海什木(Ibn al-Haytham)将其与眼进行了类比。

13. David Hockney, *Secret Knowledge: Rediscovering the Lost Techniques of the Old Masters* (New York: Viking, 2001).

14. 这一信念可以追溯到柏拉图和其他古典时代的思想家,海什木首次对它进行了驳斥。但外射理论或许反映了更深层次的关于意识和知识的民间心理。我们知道我们与这个世界是分开的,但我们依然可以发现其中事物的丰富信息——那是什么东西以及它能做什么。我们关于这些知识的意识似乎是瞬间产生的。既然我们看不到人脑的内部运作机制,那么很自然的假设就是我们的眼去"问"了世界那是什么,而世上一切的灵给我们做出了答复。这是一种自然推理,在儿童中尤其多见。在一个调研样本中,大约有一半的美国大学生认同外射理论,这或许可见一斑。Gerald A. Winer et al., "Fundamentally Misunderstanding Visual Perception: Adults' Belief in Visual Emissions," *American Psychologist* 57, nos. 6–7 (2002): 417. 外射理论的实际认可率可能很低,但看起来有可能外射理论是人类对于视觉机制的默认假设。

15. Thomas Hobbes, *Leviathan* (London: Andrew Crooke, 1651), 2.

16. David Quammen, *The Tangled Tree* (New York: Simon and Schuster, 2018), 33.

17. Quoted in Howard E. Gruber and Paul H. Barrett, *Darwin on Man: A Psychological Study of Scientific Creativity* (London: Wildwood House, 1974), 451.

18. Danielle S. Bassett and Michael S. Gazzaniga, "Understanding complexity in the human brain," *Trends in Cognitive Sciences* 15, no. 5 (2011): 204.

19. Philip W. Anderson, "More Is Different," *Science* 177, no. 4047 (1972): 393–396.

20. Patricia S. Churchland and Terrence J. Sejnowski, *The Computational Brain* (Cambridge, Ma: MIT press, 1992), 7.

21. Flo Conway and Jim Siegelman, *Dark Hero of the Information Age: In Search of Norbert Wiener, the Father of Cybernetics* (New York: Basic Books, 2006).

22. Warren S. McCulloch and Walter Pitts, "A Logical Calculus of the Ideas Immanent in Nervous Activity," *Bulletin of Mathematical Biophysics* 5, no. 4 (1943): 115–

133. 这篇论文的标题让人回想起莱布尼茨,是他创造了"逻辑运算"这个词。

23. McCulloch and Pitts, "A Logical Calculus," 115.

24. Warren S. McCulloch, "The Brain as a Computing Machine," *Electrical Engineering* 68 (1949): 492–497.

25. Frank Rosenblatt, "The Perceptron: a Probabilistic Model for Information Storage and Organization in the Brain." *Psychological Review* 65, no. 6 (1958): 386.

26. 尽管早期深度学习研究者采用了哺乳动物视觉系统模型中对于视觉处理的一些关键理念,比如福岛邦彦的新认知机(Neocognitron)的人工神经网络,但开始广泛使用深度学习来研究视觉脑还是从21世纪才开始的。Kunihiko Fukushima, "Neocognitron: A Hierarchical Neural Network Capable of Visual Pattern Recognition," *Neural Networks* 1, no. 2 (January 1988): 119–130.

27. 随着越来越多的单元(神经元)加入深度网络,权重的数量也随之加速增长。而操作权重值矩阵的计算成本也以同样的加速度增长着。直到21世纪初,这些进展仍受处理器速度的制约。而今天,深度网络计算则是在专门用于对大型数值矩阵(一般来说都是图形)进行操作的超强性能显示卡上执行的。

28. 有时候,节点也能从与同一层其他所有节点的连接中获取信息。这种情况的术语叫作霍普菲尔德网络(Hopfield network)。

29. 代表着一个庞大训练集的权重数值是深度网络中的主要存储的值,而不是计算机代码中的任何特定指令。然而,权重数值可以被用来反向工程构建出训练数据。对于汽车和飞机来说,这样是无害的。但对于面孔和其他具有识别性的敏感信息来说,这就是一个巨大的漏洞。这就是为什么深度学习AI研究者们开始越来越多地开始保守程序的秘密:从互联网上搜来的那些诸如我们的日常习惯或照片的敏感数据,是可以基于我们数据训练的深度网络权重值被重构的。Madhumita Murgia, "Why Some AI Research May Be Too Dangerous to Share," *Financial Times*, June 19, 2019, https://www.ft.com/content/131f0430-9159-11e9-b7ea-60e35ef678d2.

30. 可参见E. Kussul et al., "Rosenblatt Perceptrons for Hand written Digit Recognition," in *IJCNN'01, International Joint Conference on Neural Networks Proceedings* (New York: Institute of Electrical and Electronics Engineers, 2001), 2: 1516–1520。

31. Xinge Zhu et al., "Dependency Exploitation: A Unified CNN-RNN Approach for Visual Emotion Recognition," in *Proceedings of the TwentySixth International Joint Conference on Artificial Intelligence* (International Joint Conferences on Artificial Intelligence, 2017), 3595–3601.

32. Daniel L. K. Yamins et al., "Performance-Optimized Hierarchical Models Predict Neural Responses in Higher Visual Cortex," *Proceedings of the National Academy of Sciences* 111, no. 23 (2014): 8619–8624.

33. 尝试使用基于自然影像训练的深度学习模型来预测视觉系统中血流相关指标(例如那些属于放电活动的遥远回响的功能性磁共振成像信号)的各种方法,在可解释方差方面的表现基本上都差不多。Radoslaw Martin Cichy et al., "Comparison of

Deep Neural Networks to Spatio-Temporal Cortical Dynamics of Human Visual Object Recognition Reveals Hierarchical Correspondence," *Scientific Reports* 6 (2016): 27755.

34. Yamins et al. "Performance-Optimized Hierarchical Models Predict Neural Responses," *Proceedings of the National Academy of Sciences* 111, no. 23 (2014): 8619 - 8624.

35. 也有其他人提出过依赖深度学习 AI 的风险, 可参见 Brenden M. Lake et al., "Building Machines That Learn and Think like People," *Behavioral and Brain Sciences* 40 (2017); 以及 Gary Marcus, "Deep Learning: A Critical Appraisal," *arXiv: 1801 00631* (2018)。

36. Le Chang and Doris Y. Tsao, "The Code for Facial Identity in the Primate Brain," *Cell* 169, no. 6 (2017): 1013 - 1028.

37. 例如, 在网络科学(一个由物理学家、数学家、社会科学家和许多其他人构成的研究领域)中, 标准教科书《网络概论》(*Networks: An Introduction*)里压根就没提到人工智能网络。M. E. J. Newman, *Networks: An Introduction* (Oxford: Oxford University Press, 2010)。

38. Mark E. Nelson and James M. Bower, "Brain Maps and Parallel Computers," *Trends in Neurosciences* 13, no. 10 (1990): 403 - 408.

39. Jonathan B. Levitt and Jennifer S. Lund, "Intrinsic Connections in Mammalian Cerebral Cortex," in *Cortical Areas: Unity and Diversity*, ed. A. Schüz and R. Miller (Boca Raton, FL: CRC Press, 2002), 145 - 166.

40. Michèle Fabre-Thorpe et al., "A Limit to the Speed of Processing in Ultra-Rapid Visual Categorization of Novel Natural Scenes," *Journal of Cognitive Neuroscience* 13, no. 2 (2001): 171 - 180.

41. Martin J. Tovée, "Neuronal Processing: How Fast Is the Speed of Thought?" *Current Biology* 4, no. 12 (1994): 1125 - 1127.

42. 可参见 Cathy O'Neill, *Weapons of Math Destruction: How Big Data Increases Inequality and Threatens Democracy* (New York: Broadway Books, 2017)。

43. Seyed-Mahdi Khaligh-Razavi and Nikolaus Kriegeskorte, "Deep Supervised, but Not Unsupervised, Models May Explain IT Cortical Representation," *PLoS Computational Biology* 10, no. 11 (2014).

44. 怀雅逊大学的研究者制作了一个视觉识别深度网络的绝妙在线可视化演示 "An Interactive Node-Link Visualization of Convolutional Neural Networks(http://scs.ryerson.ca/~aharley/vis/conv)", 从中我们可以看到不变性问题的实际案例。这个模拟器试图识别我们在屏幕上书写的 0 到 9 的数字。它用一种颜色来显示每一个层中的每一个神经元的活动。尝试写几个数字——它表现得很不错! 现在尝试拉长了写, 或者只在半个画框中书写。这个系统的每一次猜测结果几乎就都是错的了。人类识别图像时可以轻易忽略的扭曲, 足以让整个深度网络无效化。今天, 复杂的深度网络在这项任务中的表现远比这个演示更好, 但自然图像中存在的不变物体识别这一基本问题依然尚未被解决。

45. Frederic W. H. Myers, "Multiplex personality," *Proceedings of the Society for Psychical Research*, 4（1886－1887），503.

46. Charles S. Sherrington, *Man on His Nature*.（New York: Macmillan, 1941），225.

47. 莱布尼茨本人对磨坊隐喻也表示怀疑，并且事实上也对此提出了他的看法，暗示像视觉感知这样的主观体验是不适合被理解为一种机械过程的。G. W. Leibniz, "The Principles of Philosophy, or, the Monadology," in Philosophical Essays, ed. and trans. R. Ariew and D. Garber（Indianapolis, IN: Hackett, 1989），213－225（Original work published 1714）.

48. Herbert Spencer, *Principles of Psychology*（New York: D. Appleton, 1896），529.

49. Stephen Jay Gould, *The Structure of Evolutionary Theory*（Cambridge, MA: Harvard University Press, 2002），197.

50. Ivan P. Pavlov, *Conditioned Reflexes: An Investigation of the Physiological Activity of the Cerebral Cortex*, trans. G. V. Anrep（Oxford: Oxford University Press, 1927），25－26; 219.

51. Charles Sherrington, *Integrative Action of the Nervous System*（Cambridge: Cambridge University Press, 1947），234.

52. Claude E. Shannon, "The Bandwagon," *IRE Transactions on Information Theory* 2, no. 1（1956）: 3.

53. Andrea Goldsmith et al., "Beyond Shannon: The Quest for Fundamental Performance Limits of Wireless ad Hoc Networks," *IEEE Communications Magazine* 49, no. 5（2011）: 195－205. 也可参见 Abbas El Gamal and Young-Han Kim, Network Information Theory（Cambridge: Cambridge University Press, 2011）。另一种很有前景的一般性策略被概括性地称为图形熵（graph-based entropy），尽管这种方法现在还不能算是复杂网络上的通信动力学。Matthias Dehmer and Abbe Mowshowitz, "A History of Graph Entropy Measures," *Information Sciences* 181, no. 1（2011）: 57－78.

第三章　脑还有哪些未解之谜

1. Frederico A. C. Azevedo et al., "Equal Numbers of Neuronal and Nonneuronal Cells Make the Human Brain an Isometrically Scaled-Up Primate Brain," *Journal of Comparative Neurology* 513, no. 5（2009）: 532－541.

2. Bosiljka Tasic et al., "Shared and Distinct Transcriptomic Cell Types Across Neocortical Areas," *Nature* 563, no. 7729（2018）: 72.

3. 参见 Horace Basil Barlow, "Why Have Multiple Cortical Areas?" *Vision Research* 26, no. 1（1986）: 81－90。测量一个典型的神经元与多少神经元相连的挑战在于，很难在整个脑中得到一个有代表性的样本。我们可以想象，我们能够测量一个特定区域内的几个神经元的连接，然后推断更大区域的情况，并最终推断整个脑的情况。解剖学家多年来一直尝试一种相关的方法,试图估计人脑中神经元的简单数量,但他们得到了差异很大的估计。赫库蓝诺-赫佐尔(Suzana Herculano-Houzel)和同事们的解决方案是把脑放在搅拌器中,以化学溶剂溶解神经元的细胞膜,在显微镜下检查所得浆液,并计算神经元细胞核的数量。利用每个神经元对应一个细胞核这一事实,她得出了迄今为止最准确的神经元计数。参见 Suzana Herculano-Houzel, *The Human Advantage: A New Understanding of How our Brain Became Remarkable* (Cambridge, MA: MIT Press, 2016)。但搅拌器的方法不能用于估计连接数量,因为它们会在这个过程中被破坏,因此,典型的连接数仍然是未知的。

4. Gabriel Kreiman, "Neural Coding: Computational and Biophysical Perspectives," *Physics of Life Reviews* 1, no. 2 (2004): 71‐102.

5. A. Paul Alivisatos et al., "The Brain Activity Map Project and the Challenge of Functional Connectomics," *Neuron* 74, no. 6 (2012): 970‐974.

6. 有多种以不同方式计算的能耗估计方式,参见 William B. Levy and Robert A. Baxter, "Energy Efficient Neural Codes," *Neural Computation* 8 (1997): 531‐543; David Attwell and Simon B. Laughlin, "An Energy Budget for Signaling in the Grey Matter of the Brain," *Journal of Cerebral Blood Flow & Metabolism* 21, no. 10 (2001): 1133‐1145; 以及 Peter Lennie, "The Cost of Cortical Computation," *Current Biology* 13, no. 6 (2003): 493‐497。所有的估计都表明,高度活跃神经元的实际比例甚至可能低于10%。

7. 或许对细胞信号传导的研究也应该对路由的作用进行根本性的反思。细胞生物学家汉考克(John Hancock)是一本关于细胞信号传导的教科书的作者,他问道:"如果激素X和激素Y都会导致细胞内信号Z的浓度增加,当信号Z增加时,细胞如何知道是由于X或Y的感知而导致的?"汉考克认为,这是由涌现的复杂性导致。John T. Hancock, *Cell Signalling* (Oxford: Oxford University Press, 2017), 330.

8. Edward M. Callaway and Anupam K. Garg, "Brain Technology: Neurons Recorded en Masse," *Nature* 551, no. 7679 (2017): 172.

9. John Carew Eccles, *The Physiology of Synapses* (New York: Academic Press, 1964), 1‐2.

10. Wulfram Gerstner and Richard Naud, "How Good Are Neuron Models?" *Science* 326, no. 5951 (2009): 379‐380.

11. Michael Hausser and Bartlett Mel, "Dendrites: Bug or Feature?" *Current Opinion in Neurobiology* 13, no. 3 (2003): 372‐383.

12. Jerome Epsztein et al., "Impact of Spikelets on Hippocampal CA1 Pyramidal Cell Activity During Spatial Exploration," *Science* 327, no. 5964 (2010): 474‐477. 当信号在神经元中走错路径时,就会有一种独特的感觉,至少在体感系统的神经元中是这样。这是一种有趣的骨头刺痛。参见 Gerald E. Schneider, *Brain Structure and Its Origins: In Development and in Evolution of Behavior and the Mind* (Cambridge, MA: MIT Press, 2014), 17。

13. David H. Hubel and Torsten N. Wiesel, "Receptive Fields, Binocular Interaction and Functional Architecture in the Cat's Visual Cortex," *Journal of Physiology* 160, no. 1 (1962): 106–154.

14. David H. Hubel and Torsten N. Wiesel, "Receptive Fields of Single Neurones in the Cat's Striate Cortex," *Journal of Physiology* 148, no. 3 (1959): 574–591.

15. 如今，通过磁共振成像我们可以观察整个V1皮层表面的神经元活动，并看到其大致与视网膜图像的明亮部分相对应。在旨在进行"大脑阅读"的脑成像研究中，读出视网膜图是主要的策略。这些研究可以达到相当高的准确度，仅通过检查成像扫描仪中的脑，就能猜出一个人正在看的是1000多张图像中的哪一张。Kendrick N. Kay et al., "Identifying Natural Images from Human Brain Activity," *Nature* 452, no. 7185 (2008): 352.

16. 休伯尔和维泽尔提出了一个类似的布线模型，解释了简单的细胞如何将来自视网膜的输入汇集在一起，从而形成定向的矩形检测器。Hubel and Wiesel, "Receptive Fields, Binocular Interaction."

17. 休伯尔和维泽尔的布线模型是合理的，但它仍存在争议。输入到简单细胞的布线模型得到了来自神经记录的间接证据的支持［参见 Nicholas J. Priebe, "Mechanisms of orientation selectivity in the primary visual cortex," *Annual Review of Vision Science* 2 (2016): 85–107］。但是复杂的细胞布线模型缺乏实验数据支持。关于简单细胞和复杂细胞之间是否存在有意义的区别，或者V1神经元是否形成了从简单样细胞到复杂样细胞的一系列连续选项，仍然存在争论。Larry F. Abbott and Frances S. Chance, "Rethinking the Taxonomy of Visual Neurons," *Nature Neuroscience* 5, no. 5 (2002): 391; Hubel and Wiesel, "Receptive Fields, Binocular Interaction."

18. 有趣的是，休伯尔和维泽尔对他们记录的脑组织进行了染色和检查（在牺牲动物之后），但他们采用的方式并不支持追踪细胞之间的连接。简单细胞和复杂细胞功能不同，但不能根据形态学（即染色后在显微镜下的样子）来区分。Hubel and Wiesel, "Receptive Fields, Binocular Interaction."

19. 记录神经活动有一个基本的限制，这有点让人想起海森堡（Werner Heisenberg）的不确定性原理：人们通常不能在测量一个神经元的解剖学（比如它与其他神经元的连接性）的同时测量它的生理学（比如电反应）。

20. Austin E. Soplata et al., "Thalamocortical Control of Propofol PhaseAmplitude Coupling," *PLOS Computational Biology* 13, no. 12 (2017): e1005879.

21. Horace B. Barlow, "Possible Principles Underlying the Transformation of Sensory Messages," in *Sensory Communication*, ed W. A. Rosenblith, 1–34 (Cambridge, MA: MIT Press, 1961). 巴洛引用了俄勒冈大学的阿特雷亚夫（Fred Attneave）和其他人的早期工作，一直追溯到19世纪博学的物理学家马赫（Ernst Mach）。稍后在实验生物学中出现了一个类似的思想流派，从20世纪70年代末开始，莱斯古（John Lythgoe）以海洋动物为研究对象，关注在阴暗、黑暗或动荡环境中视觉的特殊挑战，以及脑不同部分所需的各种解决方案。John Nicholas Lythgoe, *Ecology of Vision* (London: Clarendon

Press, 1979).

22. Barbara L. Finlay, Luiz Carlos de Lima Silveira, and Andreas Reichenbach, "Comparative Aspects of Visual System Development," in *The Primate Visual System: A Comparative Approach, ed. Jan Kremers* (Chichester, UK: John Wiley, 2005), 37–72.

23. 视网膜神经节细胞神经元与其相邻的神经元在放电方面具有相当的相关性。Marsha Meytlis, Zachary Nichols, and Sheila Nirenberg, "Determining the Role of Correlated Firing in Large Populations of Neurons Using White Noise and Natural Scene Stimuli," *Vision Research* 70 (2012): 44–53. 保留一些相关性(即一些冗余)是否真的有利于脑对感官数据的使用,还存在争议,我们将在第八章回到这个问题。

24. Michael S. Lewicki, "Efficient Coding of Natural Sounds," *Nature Neuroscience* 5, no. 4 (2002): 356.

25. Karl Friston, "The Free-Energy Principle: A Rough Guide to the Brain?" *Trends in Cognitive Sciences* 13, no. 7 (2009): 293–301.

26. Simon Laughlin, "A Simple Coding Procedure Enhances a Neuron's Information Capacity," *Zeitschrift fur Naturforschung C* 36, nos. 9–10 (1981): 910–912.

27. 这两组研究人员都使用真实世界的高分辨率照片简单地测量了所有像素及其相邻像素的相似性,确保数字化图像中的像素与每个位置的实际光强度相对应(相机通常将高强度像素压缩成较低强度,但将较暗的像素保持原样,因此需要进行校准)。早在巴洛发表开创性论文之前,早期的电视工程师就已经进行过这种测量,但显然巴洛并不知道这些结果。菲尔德、伯顿和穆尔黑德都揭示了相似相邻像素定律的普遍性,以及无论像素对应的物理大小如何都适用的事实,从而使其具有尺度不变性。这些研究人员受益于数字化图像和强大的台式计算机,而巴洛却缺乏这些设备来测量像素值的相关性。David J. Field, "Relations Between the Statistics of Natural Images and the Response Properties of Cortical Cells," *Journal of the Optical Society of America A* 4, no. 12 (1987): 2379–2394; Geoffrey J. Burton and Ian R. Moorhead, "Color and Spatial Structure in Natural Scenes," *Applied Optics* 26, no. 1 (1987): 157–170.

28. 还有一些书面语言也有区别。诸如B类线性文字,是公元前二世纪原希腊语的一种形式,有大约80个符号,用来表示音节——如wa或po——而不是像w-和p-这种在书面英语中必须与元音结合使用的音素。B类线性文字还包括类似于汉语中使用的象形文字。

29. 实际上,中文并不像理想情况那样稀疏,因为有些符号使用得非常频繁,比如"一"和"是"。

30. 稀疏性不是对总体或平均活动程度的度量,而是所谓的高阶统计量。一组具有特定总活动水平的神经元可能有少数单元高度活跃而其他单元不活跃,也可能大部分单元都部分活跃。在统计中,稀疏性度量活动分布的峰值和重尾程度,接近于零的峰值表明大多数单位都是关闭的,而重尾则表明一些单位非常活跃,通常使用分布的峰度(分布的第四个统计矩,在平均值、方差和偏度之后)来度量,参见 Benjamin Willmore and David J. Tolhurst, "Characterizing the Sparseness of Neural Codes," *Network:*

Computation in Neural Systems 12, no. 3（2001）: 255–270; and Daniel J. Graham and David J. Field, "Sparse Coding in the Neocortex," in *Evolution of Nervous Systems*, ed. Jon H. Kaas and Leah A. Krubitzer（Amsterdam: Academic Press, 2007）, 3: 181–187.

31. Daniele Poli et al., "Sparse and Specific Coding During Information Transmission Between Co-cultured Dentate Gyrus and CA3 Hippocampal Networks," *Frontiers in Neural Circuits* 11（2017）: 13. 也可参见 Bruno A. Olshausen and David J. Field, "What Is the Other 85 Percent of V1 Doing?" in *23 Problems in Systems Neuroscience*, ed. J. Leo van Hemmen and Terrence J. Sejnowski（New York: Oxford University Press, 2005）, 182–211.

32. Bruno A. Olshausen and David J. Field, "Emergence of Simple-Cell Receptive Field Properties by Learning a Sparse Code for Natural Images," *Nature* 381, no. 6583（1996）: 607–609.

33. 计算神经科学家贝尔和谢诺夫斯基的同期工作也得出了同样的结论,并为稀疏编码提供了一个更普遍的数学框架。Anthony J. Bell and Terrence J. Sejnowski, "The 'Independent Components' of Natural Scenes Are Edge Filters," *Vision Research* 37, no. 23（1997）: 3327–3338. 有关概述参见 Aapo Hyvarinen, Jarmo Hurri, and Patrick O. Hoyer, *Natural Image Statistics: A Probabilistic Approach to Early Computational Vision*（Berlin: Springer Science and Business Media, 2009）。

34. William E. Vinje and Jack L. Gallant, "Sparse Coding and Decorrelation in Primary Visual Cortex During Natural Vision," *Science* 287, no. 5456（2000）: 1273–1276.

35. Shy Shoham, Daniel H. O'Connor, and Ronen Segev, "How Silent Is the Brain: Is There a 'Dark Matter' Problem in Neuroscience?" *Journal of Comparative Physiology A* 192, no. 8（2006）: 777–784.

36. 关于脑如何拥有这么多休眠神经元的一个观点是,它们被其他回路主动抑制。被活跃神经元的神经递质阻止放电,可能意味着休眠的神经元不能再被进化所淘汰,参见 J. Lee Kavanau, "Conservative Behavioural Evolution, the Neural Substrate," *Animal Behaviour* 39, no. 4（1990）: 758–767。

37. Erik Learned-Miller et al., "Labeled Faces in the Wild: A Survey" in *Advances in Face Detection and Facial Image Analysis*, ed. M. Kawulok et al.（Cham, Switzerland: Springer, 2016）, 189–248.

38. Wiktor Mlynarski and Josh H. McDermott, "Ecological Origins of Perceptual Grouping Principles in the Auditory System," *Proceedings of the National Academy of Sciences* 116, no. 50（2019）: 25355–25364.

39. 菲尔德是我的博士顾问,他将稀疏编码的原理应用于心脏,或者说脑。考虑到脑中一次只有10%或更少的细胞高度活跃,菲尔德喜欢开玩笑说,他正试图将个人总数降至5%。他可能发现了一些东西:现在有证据(尽管不可靠)表明,大脑皮层的活动减少会导致寿命延长: Joseph M. Zullo et al., "Regulation of Lifespan by Neural Excitation and REST," *Nature* 574, no. 7778（2019）: 359–364。

第四章 从连接组学到动态组学

1. Olaf Sporns, Giulio Tononi, and Rolf Kotter, "The Human Connec-tome: A Structural Description of the Human Brain," *PLoS Computational Biology* 1, no. 4 (2005). 在同一年代，以下博士论文中同样使用了相同的术语：Patric Hagmann, "From Diffusion MRI to Brain Connectomics" (Ph.D. diss., Swiss Federal Institute of Technology Lausanne, 2005), 108。

2. 为了生动地描述这项技术，参见 Sebastian Seung, *Connectome: How the Brain's Wiring Makes Us Who We Are* (New York: Houghton Mifflin Harcourt, 2012)。

3. Mark D. Humphries, Kevin Gurney, and Tony J. Prescott, "The Brainstem Reticular Formation Is a Small-World, Not Scale-Free, Network," *Proceedings of the Royal Society B: Biological Sciences* 273, no. 1585 (2006): 503 – 511.

4. Laurenz Wiskott and Christof von der Malsburg, "Face Recognition by Dynamic Link Matching," in *Lateral Interactions in Cortex: Structure and Function*, ed. J. Sirosh, R. Miikkulainen, and Y. Choe (Austin, TX: UTCS Neural Networks Research Group, 1996), 1.

5. Martijn P. Van Den Heuvel and Olaf Sporns, "Rich-Club Organization of the Human Connectome," *Journal of Neuroscience* 31, no. 44 (2011): 15775 – 15786.

6. Răzvan Gămănuţ et al., "The Mouse Cortical Connectome, Characterized by an Ultra-Dense Cortical Graph, Maintains Specificity by Distinct Connectivity Profiles," *Neuron* 97, no. 3 (2018): 698 – 715.

7. 范埃森与我们在前一章提到的奥尔斯豪森及计算神经科学家安德森(Charles H. Anderson)合作，是第一个提出脑中灵活"路由"的详细模型的人。这项工作是第一章中描述的视觉系统不变性机制的基础，即在视网膜空间的任何地方发现的目标原型与唯一的一套检测器组相匹配。这个模型在1993年首次提出时就相当异端，基本被计算机隐喻驱动的领域所忽视，但如今它的重要性正在得到越来越广泛的认可。Bruno A. Olshausen, Charles H. Anderson, and David C. Van Essen, "A Neuro-biological Model of Visual Attention and Invariant Pattern Recognition Based on Dynamic Routing of Information," *Journal of Neuroscience* 13, no. 11 (1993): 4700 – 4719.

8. Daniel J. Felleman and David C. Van Essen, "Distributed Hierarchical Processing in the Primate Cerebral Cortex," *Cerebral Cortex* 1, no. 1 (1991): 30.

9. Răzvan Gămănuţ et al., "The Mouse Cortical Connectome, Characterized by an Ultra-Dense Cortical Graph, Maintains Specificity by Distinct Connectivity Profiles," *Neuron* 97, no. 3 (2018): 698 – 715.

10. 此外，小鼠的主要视皮层——一个传统上被认为"只处理"来自眼的信号的区域——似乎也在做其他工作。研究发现：在特定的运动任务中，它会在完全黑暗的环境下可靠地放电。Georg B. Keller, Tobias Bonhoeffer, and Mark Hubener, "Sensorimo-

tor Mismatch Signals in Primary Visual Cortex of the Behaving Mouse," *Neuron* 74, no. 5 (2012): 809–815.

11. Nikola T. Markov et al., "Weight Consistency Specifies Regularities of Macaque Cortical Networks," *Cerebral Cortex* 21, no. 6 (2011): 1254–1272; Nikola T. Markov et al., "A Weighted and Directed Interareal Connectivity Matrix for Macaque Cerebral Cortex," *Cerebral Cortex* 24, no. 1 (2014): 17–36.

12. Danielle S. Bassett and Edward T. Bullmore, "Small-World Brain Networks Revisited," *The Neuroscientist* 23, no. 5 (2017): 499–516.

13. Tom Binzegger, Rodney J. Douglas, and Kevan A. C. Martin, "Topology and Dynamics of the Canonical Circuit of Cat V1," *Neural Networks* 22, no. 8 (2009): 1071–1078. 在宾泽格(Tom Binzegger)和其同事以及该领域的其他人的工作中,某些解剖参数的假设值是否准确存在争议,这些参数部分决定了研究人员对连接强度(即细胞间突触的数量)的估计,有人认为突触连接的精细结构很重要,必须直接测量(但这既费力又困难)。有关此辩论的进一步阅读,参见 Olaf Sporns, *Discovering the Human Connectome* (Cambridge, MA: MIT Press, 2012), 75。

14. Mária Ercsey-Ravasz et al., "A Predictive Network Model of Cerebral Cortical Connectivity Based on a Distance Rule," *Neuron* 80, no. 1 (2013): 184–197; Szabolcs Horvát et al., "Spatial Embedding and Wiring Cost Constrain the Functional Layout of the Cortical Network of Rodents and Primates," *PLoS Biology* 14, no. 7 (2016): e1002512.

15. 同样,V2是经典计算模型假设的区域,仅从V1接收重要输入,而不是向V1发送重要输入。

16. Seung Wook Oh et al., "A Mesoscale Connectome of the Mouse Brain," *Nature* 508, no. 7495 (2014): 207.

17. 当轴突从一个给定的源区域进入丘脑时,它们倾向于终止于同一层,但这不是其唯一特征。沃尔斯(Gordon Walls)是脊椎动物视觉系统神经解剖学和生理学比较研究的先驱,他描述了能穿透多层丘脑的轴突,就像"插入俱乐部三明治的牙签",有可能在途中向多层传递信号,这种结构有助于通过丘脑更广泛地传递信息。Gordon Lynn Walls, "The Lateral Geniculate Nucleus and Visual His-tophysiology," *University of California Publications in Physiology* 9, no. 1 (1953), 1; Masoud Ghodrati, Seyed-Mahdi Khaligh-Razavi, and Sidney R. Lehky. "Towards Building a More Complex View of the Lateral Geniculate Nucleus: Recent Advances in Understanding Its Role," *Progress in Neurobiology* 156 (2017): 217.

18. 在人类身上,前扣带有助于我们监测冲突、学习奖励、执行社会评价,以及执行众多其他功能。

19. 平行轴突纤维不一定不进行相互作用。自1940年以来,人们就知道相邻的轴突完全能够相互影响,其中一根纤维可能会加速、减慢或影响其他纤维活动的同步。一个奇怪的提议是平行轴突纤维的相互作用是"光喷嚏反射"现象的基础,这是一些人在从黑暗环境进入明亮的光照中时条件反射地打喷嚏的情况。尽管证据有限,但该观点认为，由于光线的照射，视神经(神经节细胞轴突)的突然活动会刺激三叉神经的平行轴突，而三叉神经与打喷嚏反射有关。Barrett Katz, Ronald B. Melles, Michael R. Swenson, and Jerry A. Schneider, "Photic Sneeze Reflex in Nephropathic Cystinosis," *British Journal of Ophthalmology* 74, no. 12 (1990): 706 - 708. 还可参见 Hiba Sheheitli and Viktor K. Jirsa. "A Mathematical Model of Ephaptic Interactions in Neuronal Fiber Pathways: Could There be More than Transmission Along the Tracts?" *Network Neuroscience* 4, no. 3 (2020): 595 - 610。

20. 关于该领域的评论，参见 Michael N. Hallquist and Frank G. Hillary, "Graph Theory Approaches to Functional Network Organization in Brain Disorders: A Critique for a Brave New Small-World," *Network Neuroscience* 3, no. 1 (2018): 1 - 26。

21. Nancy J. Kopell et al., "Beyond the Connectome: The Dynome," *Neuron* 83, no. 6 (2014): 1319.

第五章 互联网如何运作

1. Romauldo Pastor-Satorras and Alessandro Vespignani, *Evolution and Structure of the Internet: A Statistical Physics Approach* (Cambridge: Cambridge University Press, 2009), 9. 该书对互联网的物理原理进行了详尽而又易读的探讨(包括对网络动态和拓扑结构的数学描述)。

2. Leonard Kleinrock, Queueing Systems, Vol. 2: *Computer Applications* (New York: Wiley, 1976), vii.

3. 引用自 James Gillies and Robert Cailliau, *How the Web Was Born: The Story of the World Wide Web* (New York: Oxford University Press, 2000), 22。本章的大部分历史叙述取材于吉利斯和凯利奥的书。

4. Sharla P. Boehm and Paul Baran, "On Distributed Communications: II. Digital Simulation of Hot-Potato Routing in a Broadband Distributed Communications Network," *Memorandum of the RAND corporation prepared for United States Air Force* (1964).

5. Gillies and Cailliau, How the Web Was Born, 25. 巴兰和戴维斯的方案指定了相同大小的数据包——1024 比特——以及几乎相同的数据包组件排列顺序，例如发送端和接收端地址。

6. 正如戴维斯所指出的，信道还需要能够传输每秒 10 000 比特以上的数据包才能有效——但以今天的标准来看，这是一个极慢的速度，在 20 世纪 60 年代中期实现这一目标甚至都不算一个重大挑战。James Pelkey, "Entrepreneurial Capitalism and Innovation: A History of Computer Communications 1968 - 1988," http://www.historyofcomputercommunications.info/Book/2Z2.5%20Donald%20Davies-65-66.html. 阿帕网的运行速度比这个快两倍。Barry M. Leiner et al., *A Brief History of the Internet*, Internet Society, 1997, https://www.internetsociety.org/internet/history-internet/brief-history-internet/.

7. 以太网协议根据衰减的指数分布生成随机的退避时间，这意味着给定通道的延迟可能很短,但延迟仍然不太可能与另一个传入通道的延迟相同(因此防止了碰撞)。我们将在第六章更详细地讨论指数退避。

8. 可参见 Marc-Thorsten Hutt et al., "Stochastic Resonance in Discrete Excitable Dynamics on Graphs," *Chaos, Solitons & Fractals* 45, no. 5 (2012): 611 - 618。

9. Paul Tilghman, "If DARPA Has Its Way, AI Will Rule the Wireless Spectrum," *IEEE Spectrum* 56, no. 6 (2019): 28 - 33.

10. 即使我们知道一个数据包已经成功到达,它也有可能在途中已被损坏。组成数据包的一些1和0可能被更改了,可能造成整个数据包——以及整个消息——变得不可理解。互联网使用一种额外的方案来识别损坏的数据包。与ack一样,这个解决方案很简单,并且从阿罗哈网开始就已成功应用(尽管基本解决方案比互联网时代早了几十年),这个解决方案叫做校验和。在一个数据包被发送之前,该消息中的1和0被加在一起,结果的总和被存入包中,当数据送达时,接收端将1和0再次相加,并将这个值与校验和进行比较,如果这两个值不匹配,接收端就知道数据包已损坏,并通知发送端重新发送该数据包。

11. 较新的互联网协议比传统协议(IPv4)允许更多可能的地址。新的IPv6协议通过使用更长的数字地址来实现这一点,但是IPv6还没有被全面使用。

12. 我以理想的理论形式描述了互联网的路由协议。今天真正的互联网是相当不同的。首先,曾被美国强制实施的网络中立政策的结束,意味着数据包可能不会全部被平等对待。另外,因为即使是最慢的路由器也能在几毫秒内处理数据包,所以现在以微型数据包传输的信息块变得不再是主流了。相反,数据包流与最小化网络拥塞更相关,流将许多数据包捆绑在一起,例如组成媒体流的数据包,并且可以遵循它们自己的路由规则。

13. 神经元的大部分能量都花费在运送离子进出细胞和打包神经递质上,为沿轴突发送信息做准备。David Attwell and S. B. Laughlin, "An Energy Budget for Signaling in the Grey Matter of the Brain," *Journal of Cerebral Blood Flow and Metabolism*, 21, no. 10 (2001): 1133 - 1145.

第六章 互联网隐喻:起步迈向关于脑的新理论

1. 我在以前的工作中曾主张过本章中提出的一些观点:Daniel J. Graham and Daniel Rockmore, "The Packet Switching Brain," *Journal of Cognitive Neuroscience* 23, no. 2 (2011): 267 - 276; Daniel J. Graham, "Routing in the Brain," *Frontiers in Computational Neuroscience* 8 (2014): 44。

2. 事实证明,数学大多是烟幕弹。问题是,计算出世界上某一事件的真正数学可能性——例如识别一张脸的身份——在实践中通常无法实现。有太多的因素可以影响这样的事件发生的可能性,要计算出与该事件相关的神经编码的可能性就更难了。由于自由能原理假设大脑的首要工作是最小化世界可能性和神经编码可能性之间的差异,该理论的这种数学表述实际上并没有得出可测试的实现方法来与真实脑进行关联。与深度网络一样,自由能原理在工程上可能是有用的,尤其是在机器人方面,但这个原理对推进我们对脑的理解可能没有那么大的帮助。

3. 关于进化生物学中最优性辩论的背景,可参见例如：Oscar Vilarroya, "'Two' Many Optimalities," *Biology and Philosophy* 17, no. 2 (2002): 251 - 270。

4. For background on the optimality debate in evolutionary biology, see, for example, Oscar Vilarroya, " 'Two' Many Optimalities," *Biology and Philosophy* 17, no. 2 (2002): 251 - 270.

5. Sabine Tebbich, Kim Sterelny, and Irmgard Teschke, "The Tale of the Finch: Adaptive Radiation and Behavioural Flexibility," *Philosophical Transactions of the Royal Society B: Biological Sciences* 365, no. 1543 (2010): 1099 - 1109.

6. 一种不同的理论认为,色觉的进化是为了帮助我们对人脸做出判断。这种说法认为,在胎生哺乳动物中,只有灵长类动物具有完全的色觉。我们是一个独特的社会群体,在一定程度上根据面部颜色来进行不同程度的"读心术"。我们的脸上有大量的裸露皮肤,所以当有人出现"脸红"时,我们会立即注意到。灵长类视觉所带来的色彩辨别能力的提高,与这些色彩差异非常匹配。参见 Mark A. Changizi, Qiong Zhang, and Shinsuke Shimojo, "Bare Skin, Blood and the Evolution of Primate Colour Vision," *Biology Letters* 2, no. 2 (2006): 217 - 221; and Maryam Hasantash et al., "Paradoxical Impact of Memory on Color Appearance of Faces," *Nature Communications* 10, no. 1 (2019): 1 - 10。

7. 哲学家米洛(Daniel Milo)认为,我们在生物的特征中寻找最优,是由于在自然界中错误地应用了人工选择的概念。虽然人类可以而且确实在选择植物和动物,使其最佳地表达某种性状——从植物的营养含量到可爱的小狗耳朵——但自然界在选择复杂动物的单一性状时却不那么激进。例如,单一物种在关键性状上表现出很大的差异。我们的肾脏,一个昂贵的、不可或缺的器官,也在一个巨大的范围内变化:肾小球(过滤血液的亚单位)的数量变化超过12倍。如果肾脏是最优的,它们都会非常相似,相反,在这个范围内,几乎任何数量的肾小球对大多数人类来说都是足够好的。米洛认为,因此我们应该假定性状是中性的,直到证明不是这样,而不是假定每个性状都是自适应的(而且是最优的)。Daniel S. Milo, *Good Enough* (Cambridge, MA: Harvard University Press, 2019).

8. A. Aldo Faisal, Luc P. J. Selen, and Daniel M. Wolpert, "Noise in the Nervous System," *Nature Reviews Neuroscience* 9, no. 4 (2008): 292.

9. David J. Heeger, "Poisson Model of Spike Generation," September 5, 2000, https://www.cns.nyu.edu/~david/handouts/poisson.pdf.

10. 在再次放电之前,有一个短暂的沉默期,在此期间,细胞必须对其放电机制进行"充电",这个不应期(refractory period)会持续数毫秒。

11. 参见 Roland Baddeley et al., "Responses of Neurons in Primary and Inferior Temporal Visual Cortices to Natural Scenes," *Proceedings of the Royal Society of London B: Biological Sciences* 264, no. 1389 (1997): 1775 - 1783. 以及 Robbe L. T. Goris, J.

Anthony Movshon, and Eero P. Simoncelli, "Partitioning Neuronal Variability," *Nature Neuroscience* 17, no. 6（2014）: 858; Alexander S. Ecker et al., "State Dependence of Noise Correlations in Macaque Primary Visual Cortex," *Neuron* 82, no. 1（2014）: 235 - 248; 以及 Adam S. Charles et al., "Dethroning the Fano Factor: A Flexible, Model-Based Approach to Partitioning Neural Variability," *Neural Computation* 30, no. 4（2018）: 1012 - 1045。

12. 可参见例如 Rufin VanRullen, Rudy Guyonneau, and Simon J. Thorpe, "Spike Times Make Sense," *Trends in Neurosciences* 28, no. 1（2005）: 1 - 4。

13. Saskia E. J. de Vries, Jerome A. Lecoq, Michael A. Buice, Peter A. Groblewski, Gabriel K. Ocker, Michael Oliver, David Feng et al., "A Large-Scale Standardized Physiological Survey Reveals Functional Organization of the Mouse Visual Cortex," *Nature Neuroscience* 23, no. 1（2020）: 138.

14. 对于大鼠初级听觉皮层的稀疏性,参见 T. Hromadka, M. R. Deweese, and A. M. Zador, "Sparse Representation of Sounds in the Unanesthetized Auditory Cortex," *PLoS Biology* 6, no. 1（2008）: e16. See also Saak V. Ovsepian, "The Dark Matter of the Brain," *Brain Structure and Function* 224, no. 3（2019）: 973 - 983。

15. 还有其他形式的解剖学噪音,包括某一特定功能区的神经元对该区域所擅长的任何刺激没有反应。例如,初级视皮层的一些细胞对声音和触摸有反应。也有一些特定功能区的神经元对我们假设它们喜欢的刺激维度没有反应。例如,哺乳动物初级视皮层中彼此相邻的神经元被认为对相同的刺激维度有反应,如光条的倾斜度。但事实往往并非如此。Shih-Cheng Yen, Jonathan Baker, and Charles M. Gray, "Heterogeneity in the Responses of Adjacent Neurons to Natural Stimuli in Cat Striate Cortex," *Journal of Neurophysiology* 97, no. 2（2007）: 1326 - 1341. 类似这样没有以我们预期的方式做出反应的神经元常常会被忽略。

16. 例如,有些神经元的放电率比最高的放电率低两个标准差以上,这些神经元就可能会在研究中被忽略。

17. 我们还没有提到由于我们用来研究脑活动的仪器,如电极、数码相机或无线电收发机而产生的噪声。在化学等科学学科中,测量误差是实验中噪声的主要来源,所以估计其影响是标准做法。但在脑中,正如上面所描述的,其他形式的噪声是如此之大,通常甚至不值得去计算仪器噪声对数据的影响。

18. Bruno A. Olshausen and David J. Field, "What Is the Other 85 Percent of V1 Doing?" in *23 Problems in Systems Neuroscience*, ed. J. Leo Van Hemmen and Terrence J. Sejnowski（New York: Oxford University Press, 2005）, 182 - 211.

19. 使人工放电与众不同的主要是它的高电压:与自然放电的千分之几伏特相比,达到了 10 伏特。然而,不自然的高电压并不会使循环的速度加快。Farran Briggs and W. Martin Usrey, "A Fast, Reciprocal Pathway Between the Lateral Geniculate Nucleus and Visual Cortex in the Macaque Monkey," *Journal of Neuroscience* 27, no. 20（2007）: 5432.

20. Philip Lieberman, *The Unpredictable Species: What Makes Humans Unique* (New York: Princeton University Press, 2013), 2.

21. 阿什比将计算确定为等式的另一半,他认为适应性和严格的计算并非不可调和。但是,虽然计算机确实需要灵活地适应当前的条件,但即使是快速的现代计算机在这方面也并非十分擅长。与阿什比相反,互联网隐喻将灵活性视为脑协议的一个主要目标。灵活的通信不是计算的一个子功能,它以一种不同但互补的方式运作,而且它支持我们独特的一系列高度灵活的认知能力。W. Ross Ashby, *Design for a Brain* (London: Chapman and Hall, 1952), 57.

22. Jiefeng Jiang et al., "An Insula-Frontostriatal Network Mediates Flexible Cognitive Control by Adaptively Predicting Changing Control Demands," *Nature Communications* 6 (2015): 8165.

23. Fergus I. M. Craik and Ellen Bialystok, "Cognition Through the Lifes pan: Mechanisms of Change," *Trends in Cognitive Sciences* 10, no. 3 (2006): 131 - 138.

24. AI下棋并不使用这种方法,相反,它们会穷举所有可能的状态,然后计算统计学上的最优。我们的脑无法做到这一点,所以我们使用灵活的方法。此外,如果获胜是人类下棋的唯一原因,那么当计算机超过人类竞争对手时,我们几十年前就应该放弃这个游戏。相反,这是对自己认知控制能力的锻炼——以及对对手认知控制过程的心理模拟——使得下棋成为一种乐趣。

25. Alexander Schlegel, Prescott Alexander, and Peter U. Tse, "Information Processing," 295. 这个想法起源于巴尔斯(Bernard Baars),他称之为全局工作区(global workspace)。Bernard J. Baars, "In the Theatre of Consciousness: Global Workspace Theory, a Rigorous Scientific Theory of Consciousness," *Journal of Consciousness Studies* 4, no. 4 (1997): 292 - 309.

26. Quoted in J. Hadamard, *The Psychology of Invention in the Mathematical Field* (New York: Dover, 1954), 142; Alexander Schlegel, Prescott Alexander, and Peter U. Tse, "Information Processing in the Mental Workspace Is Fundamentally Distributed," *Journal of Cognitive Neuroscience* 28, no. 2 (2016): 295.

27. Fiery Cushman, "Rationalization Is Rational," *Behavioral and Brain Sciences* 43, e28 (2019): 1.

28. 搜索只是一种叠加,或者说是对与寻址系统中的通信基础设施相关的潜在信息的利用。过去在这一脉络中的建议,尽管很吸引人,却忽略了搜索背后的通信基础设施。Thomas L. Griffiths, Mark Steyvers, and Alana Firl, "Google and the Mind: Predicting Fluency with PageRank," *Psychological Science* 18, no. 12 (2007): 1069 - 1076. 也可参见 Francisco Varela, Jean-Philippe Lachaux, Eugenio Rodriguez, and Jacques Martinerie, "The Brainweb: Phase Synchronization and Large-Scale Integration," *Nature Reviews Neuroscience* 2, no. 4 (2001): 229 - 239。

29. Marco Altamirano and Brian N. Mathur, "Where Is My Mind?" Nautilus 79, December 19, 2019, http://nautil.us/issue/79/catalysts/where-is-my-mind.

30. 在运动系统的研究中，传统目的是了解一个特定的刺激如何导致神经系统中一组特定的运动反应。换句话说，这个想法是为了理解运动计算，因为它表现在脑活动中。但人们越来越认识到，脑运动区域的许多神经活动与接下来要做的动作并没有具体关联。Vishwanathan Mohan, Ajaz Bhat, and Pietro Morasso, "Muscleless Motor Synergies and Actions Without Movements: From Motor Neuroscience to Cognitive Robotics," *Physics of Life Reviews* (2018).

31. Thomas Weiss et al., "Rapid Functional Plasticity of the Somatosensory Cortex After Finger Amputation," *Experimental Brain Research* 134, no. 2 (2000): 199‑203. 最近在人类身上进行的一项实验进一步强调了这样一个事实：信号几乎立即在脑网络上被重新路由，而连接性几乎没有任何变化。神经科学家将健康志愿者的手臂打上石膏两周，并在打石膏之前、期间和之后测量功能和结构连接。脑中与打了石膏的手臂的运动和感觉相关的未使用部分，在打完石膏后流量立刻大为减少，然后在石膏拆除后又立刻恢复正常，而且基本是通过相同的网络连接完成的。Dillan J. Newbold, Timothy O. Laumann, Catherine R. Hoyt, Jacqueline M. Hampton, David F. Montez, Ryan V. Raut, Mario Ortega et al., "Plasticity and Spontaneous Activity Pulses in Disused Human Brain Circuits," *Neuron* 107, no. 3 (2020): 580‑589.

32. Lothar Spillmann, Birgitta Dresp‑Langley, and Chia‑huei Tseng, "Beyond the Classical Receptive Field: The Effect of Contextual Stimuli," *Journal of Vision* 15, no. 9 (2015): article 7, 1‑23.

33. Alex Fornito, Andrew Zalesky, and Edward Bullmore, *Fundamentals of Brain Network Analysis* (New York: Academic Press, 2016), 251.

34. Laurie Von Melchner, Sarah L. Pallas, and Mriganka Sur, "Visual Behaviour Mediated by Retinal Projections Directed to the Auditory Pathway," *Nature* 404, no. 6780 (2000): 871‑876.

35. 例如，埃德尔曼（Gerald Edelman）的神经达尔文主义框架是对脑功能的一个相当主流的解释，它否定了计算机隐喻的信息处理的必要性。在这种观点中，细胞反而会相互竞争，以获得最佳的行为结果。Gerald M. Edelman, "Neural Darwinism: Selection and Reentrant Signaling in Higher Brain Function," *Neuron* 10, no. 2 (1993): 115‑125. 布扎基关于脑的宏大理论，在他2019年的优秀著作《由内而外的脑》中作了详细介绍，同样否定了计算机隐喻，转而支持以网络为中心的观点。György Buzsáki, *The Brain from Inside Out* (New Yrk: Oxford University Press, 2019), 12‑13.

36. 该领域的一篇评论文章指出，"在无数可能激活神经元的刺激中，只有少数可能在任何特定的时间出现"。Tim P. Vogels and L. F. Abbott. "Gating Multiple Signals Through Detailed Balance of Excitation and Inhibition in Spiking Networks." *Nature Neuroscience* 12, no. 4 (2009): 488.

37. Alwyn Scott, *Neurophysics* (New York: John Wiley, 1977), 183. 也可参见 Alwyn Scott, *Stairway to the Mind: The Controversial New Science of Consciousness* (Berlin: Springer, 1995)。

38. Stephen G. Waxman, "Regional Differentiation of the Axon: A Review with Special Reference to the Concept of the Multiplex Neuron," *Brain Research* 47, no. 2 (1972): 269 - 288.

39. Sheheitli and Jirsa, "Mathematical Model."

40. Scott, *Neurophysics*, 183. 另一种可能的同类方案涉及到其他神经元的神经调节信号。Christof Koch and Tomaso Poggio, "Biophysics of Computation: neurons, synapses and membranes," *Synaptic Function*. Eds. Edelman GM, Gall WE, Cowan WM (1987), 637 - 697.

41. 最近的一篇评论引用了斯科特的话，认为"理解这些动力学仍然是神经物理学领域的主要兴趣"。Evelyn Tang and Danielle S. Bassett, "Colloquium: Control of Dynamics in Brain Networks," *Reviews of Modern Physics* 90, no. 3 (2018): 031003 - 2.

42. Scott, *Neurophysics*, 183.

43. Anthony J. Bell, "Towards a Cross-Level Theory of Neural Learning," *AIP Conference Proceedings* 954 (2007): 56 - 73.

44. Caroline Möller et al., "Glial Cells for Information Routing?" *Cognitive Systems Research* 8, no. 1 (2007): 28 - 35.

45. 冯·德·马尔斯堡很有资格提出这个建议，因为任何神经元与其他神经元相距约三跳的经验法则——早于连接组学时代——通常被认为是他提出的。参见 Wiskott and von der Malsburg, "Face Recognition," 1。

46. Philippe Morquette et al., "An Astrocyte-Dependent Mechanism for Neuronal Rhythmogenesis," *Nature Neuroscience* 18, no. 6 (2015): 844.

47. Seiji Matsuda et al., "Phylogenetic Investigation of Dogiel's Pericellular Nests and Cajal's Initial Glomeruli in the Dorsal Root Ganglion," *Journal of Comparative Neurology* 491, no. 3 (2005): 235.

48. P. Somogyi et al., "Synaptic Connections of Morphologically Identified and Physiologically Characterized Large Basket Cells in the Striate Cortex of Cat," *Neuroscience* 10, no. 2 (1983): 261.

49. 可参见例如 Mircea Steriade and Denis Pare, *Gating in Cerebral Networks* (Cambridge: Cambridge University Press, 2007).

50. Tim Gollisch and Markus Meister, "Eye Smarter Than Scientists Believed: Neural Computations in Circuits of the Retina," *Neuron* 65, no. 2 (2010): 150 - 164.

51. Thomas Gisiger and Mounir Boukadoum, "Mechanisms Gating the Flow of Information in Cortex: What They Might Look Like and What Their Uses May Be," *Frontiers in Computational Neuroscience* 5 (2011): 1.

52. Buzsáki, *The Brain from Inside Out*, 10 - 12.

53. Hamid R. Noori et al., "A Multiscale Cerebral Neurochemical Connectome of the Rat Brain," *PLoS Biology* 15, no. 7 (2017): e2002612.

54. 蓝斑核向"中枢神经系统的几乎每个部分"发送信息。Walter J. Hendelman,

Atlas of Functional Neuroanatomy（Boca Raton, FL: Taylor & Francis Group, 2016）, 70.

55. Noori et al., "A Multiscale Cerebral Neurochemical Connectome."

56. Steriade and Paré, *Gating in Cerebral Networks*, 2, 5.304 4 6. The Internet Metaphor.

57. Francis C. Crick and Christof Koch, "What Is the Function of the Claustrum?" *Philosophical Transactions of the Royal Society B: Biological Sciences* 360, no. 1458（2005）: 1271–1279.

58. Sara Reardon, "A Giant Neuron Found Wrapped Around Entire Mouse Brain," *Nature* 543, no. 7643（March 2017）: 14–15.

59. Michael W. Cole, Jeremy R. Reynolds, Jonathan D. Power, Grega Repovs, Alan Anticevic, and Todd S. Braver, "Multi-task Connectivity Reveals Flexible Hubs for Adaptive Task Control," *Nature Neuroscience* 16, no. 9（2013）: 1348–1355.

60. Raphael T. Gerraty et al., "Dynamic Flexibility in Striatal-Cortical Circuits Supports Reinforcement Learning," *Journal of Neuroscience* 38, no. 10（2018）: 2442–2453.

61. Barbara J. Hunnicutt et al., "A Comprehensive Excitatory Input Map of the Striatum Reveals Novel Functional Organization," *Elife* 5（2016）: e19103.

62. 这种能力被称为"神经再利用"。Michael L. Anderson, "Neural Reuse: A Fundamental Organizational Principle of the Brain," *Behavioral and Brain Sciences* 33, no. 4（2010）: 245.

63. Iva Reichova and S. Murray Sherman. "Somatosensory Corticothalamic Projections: Distinguishing Drivers from Modulators," *Journal of Neurophysiology* 92, no. 4（2004）: 2185–2197.

64. Charles M. Gray and Wolf Singer, "Stimulus-Specific Neuronal Oscillations In Orientation Columns of Cat Visual Cortex," *Proceedings of the National Academy of Sciences* 86, no. 5（1989）: 1698–1702.

65. Pascal Fries, "A Mechanism for Cognitive Dynamics: Neuronal Communication Through Neuronal Coherence," *Trends in Cognitive Sciences* 9, no. 10（2005）: 474. 类似的论点，包括对全球互联网的类比的提及，在以下文章中得到了阐释：Varela et al., "Brainweb"。

66. 一个区域的节律和另一个区域的相同节律之间存在时间偏移意味着这两个区域并非同时活跃，由于神经元传递信号的速度相对较慢，这种偏移是不可避免的。

67. Michel Kerszberg, "Genes, Neurons and Codes: Remarks on Biological Communication," *Bioessays* 25, no. 7（2003）: 699–708.

68. Agostina Palmigiano et al., "Flexible Information Routing by Transient Synchrony," *Nature Neuroscience* 20, no. 7（2017）: 1014; Marije ter Wal and Paul H. Tiesinga, "Phase Difference Between Model Cortical Areas Determines Level of Information Transfer," *Frontiers in Computational Neuroscience* 11（2017）: 6.

69. 振荡的频率取决于特定脑内被同步的神经元的数量。在脑的小块区域（一个皮层区域)内,活动的振荡频率非常高(每秒30—100个脉冲)。当来自不同皮层区域的神经元同步时,它们则以较慢的频率进行(每秒15—25个脉冲)。György Buzsáki, *Rhythms of the Brain* (New York: Oxford University Press, 2006), 151‐152.

70. 协议的选择涉及权衡。由于它是为稀疏的异步通信而设计的,互联网对于密集的同步信号,如实时视频聊天,仍不够理想。但其基本的灵活性使它至少"足够好"。

71. 像针鼹鼠这样的单孔类动物和鸭嘴兽这样的有袋动物缺乏胼胝体。Jon H. Kaas, "Reconstructing the Organization of Neocortex of the First Mammals and Subsequent Modifications," in *Evolution of Nervous Systems*, ed. Jon H. Kaas and Leah A. Krubitzer (Amsterdam: Academic Press, 2007), 3: 28.

72. 在鼩鼱中,胼胝体髓鞘化的比例为10%,而在猕猴中,这一数字为70%。Samuel S-H. Wang, w Functional Tradeoffs in Axonal Scaling: Implications for Brain Function," Brain, *Behavior and Evolution* 72, no. 2 (2008): 163.

73. 关于计算机架构扩展与脑的关系的相关讨论另见:Valeriu Beiu and Walid Ibrahim, "Does the Brain Really Outperform Rent's Rule?" in *2008 IEEE International Symposium on Circuits and Systems* (New York: The Printing House, 2008), 640‐643。

74. Arun S. Mahadevan et al., "Living Neural Networks: Dynamic Network Analysis of Developing Neural Progenitor Cells," *bioRxiv* (2017): 055533.

第七章　对互联网隐喻的异议与回应

1. Eve Marder, "Opening Lecture," Bernstein Conference on Computational Neuroscience, September 18, 2019, Berlin.

2. Santiago Ramón y Cajal, *Advice for a Young Investigator*, trans. Neely Swanson and Larry Swanson, (Cambridge, Ma.: MIT Press, 2004), 3.

3. Eric Newman et al., eds., *The Beautiful Brain: The Drawings of Santiago Ramón y Cajal* (New York: Abrams, 2017).

4. Zoltán Nádasdy et al., "Replay and Time Compression of Recurring Spike Sequences in the Hippocampus," *Journal of Neuroscience* 19, no. 21 (i999): 9497‐9507.

5. Dion Khodagholy, Jennifer N. Gelinas, and György Buzsáki, "Learning-Enhanced Coupling Between Ripple Oscillations in Association Cortices and Hippocampus," *Science* 358, no. 6361 (2017): 369‐372.

6. 这一问题被称为鸡尾酒会问题(人们在鸡尾酒会中交谈时,语音信号会重叠在一起,机器需要将它们分离成独立的信号进行处理识别)。

7. 布扎基及他的同事们最新的研究表明,脑这一部分的神经元表现出极大的灵活性。一个极端是会随着信号通过而改变其行为规律的"塑性"细胞,而另一极端则是那些基本持续保持单一行为方式的"刚性"细胞。Andres D. Grosmark and György Buzsáki, "Diversity in Neural Firing Dynamics Supports Both Rigid and Learned Hippocampal Sequences," *Science* 351, no. 6280 (2016): 1440‐1443.

8. 脑能够对神经网络的连通性进行微调，并以精确的时间规划发送信号的路线。参见 Giorgio M. Innocenti, Marie Carlen, and Tim Dyrby, "The Diameters of Cortical Axons and Their Relevance to Neural Computing in Axons and Brain Architecture," in *Axons and Brain Architecture*, ed. Kathleen Rockland (New York: Academic Press, 2016), 317–355。

9. Barbara L. Finlay and Richard B. Darlington, "Linked Regularities in the Development and Evolution of Mammalian Brains," *Science* 268, no. 5217 (1995): 1578–1584.

10. Fang Fang, Daniel Kersten, and Scott Murray, "Perceptual Grouping and Inverse fMRI Activity Patterns in Human Visual Cortex," *Journal of Vision* 8, no. 7 (2008): 2.

11. John T. Arsenault et al., "Attention Shifts Recruit the Monkey Default Mode Network," *Journal of Neuroscience* 38, no. 5 (2018): 1202–1217.

12. 脑的连接性可通过追踪亡者脑中的示踪剂进行测量，但是这一研究方式在大规模研究中可用性极度有限。示踪剂仅在针对活体脑进行注射时能取得最佳效果，且最理想的情况是在活体死后立即开始追踪，但显然这样的人体研究是被禁止的。由于脑捐赠本身也是罕见的，在人类身上开展这类化学示踪研究几乎是不可能的。

13. Klaus H. Maier-Hein et al., "The Challenge of Mapping the Human Connectome Based on Diffusion Tractography," *Nature Communications* 8, no. 1 (2017): 1349.

14. 结构成像法可以检测到毫米级脑组织立方体中的轴突束。他们可以测量轴突进入立方体的近似方向（在三维空间）和轴突离开立方体的近似方向。但问题在于，如果有不只一束轴突穿过立方体并以不同的方向进入和离开，在这种情况下（这在脑中很常见），大量的轴突将被这种标准结构成像方法所忽略。

15. Penelope Kale, Andrew Zalesky, and Leonardo L. Gollo, "Estimating the Impact of Structural Directionality: How Reliable Are Undirected Connectomes?" *Network Neuroscience* 2, no. 2 (2018): 259–284.

16. Peter Sheridan Dodds, Duncan J. Watts, and Charles F. Sabel, "Information Exchange and the Robustness of Organizational Networks," *Proceedings of the National Academy of Sciences* 100, no. 21 (2003): 12516–12521.

17. 请注意，"稀疏"一词也被用来描述网络的连接性。稀疏连接意味着每个节点只与其他节点的一小部分相连。在这里，术语"稀疏"指的是动态活动，这意味着它类似于书面中文中的字符用法（见第三章）。

18. Takashi Yoshida and Kenichi Ohki, "Natural Images Are Reliably Represented by Sparse and Variable Populations of Neurons in Visual Cortex," *Nature Communications* 11, no. 1 (2020): 1–19.

19. 有些（科学家）假设缓冲器存在于前额叶皮层的神经回路中，这是一个参与工作记忆的区域。而工作记忆有一个明确的需求，即在较短的时间范围内保持存储。参见Patricia S. Goldman-Rakic, "Regional and Cellular Fractionation of Working Memory," *Proceedings of the National Academy of Sciences* 93, no. 24 (1996): 13473–13480; and

Shintaro Funahashi, "Functions of DelayPeriod Activity in the Prefrontal Cortex and Mnemonic Scotomas Revisited," *Frontiers in Systems Neuroscience* 9（2015）: 2。

20. Emma Strubell, Ananya Ganesh, and Andrew McCallum, "Energy and Policy Considerations for Deep Learning in NLP," arXiv: 1906.02243（2019）.

21. Vivienne Ming, "Human Insight Remains Essential to Beat the Bias of Algorithms, M Financial Times, December 3, 2019, https://www. ft. com /content/59520726–d0c5–11e9–b018–ca4456540ea6.

22. Jonathan C. Horton and Daniel L. Adams, "The Cortical Column: A Structure Without a Function," *Philosophical Transactions of the Royal Society B: Biological Sciences* 360, no. 1456（2005）: 837‐862.

23. David Quammen, *The Tangled Tree*（New York: Simon and Schuster, 2018）, 297‐304.

第八章　互联网隐喻的应用：新涌现的模型和技术

1. Nikola T. Markov et al., "A Weighted and Directed Interareal Connectivity Matrix for Macaque Cerebral Cortex," *Cerebral Cortex* 24, no. 1（2014）: 17‐36; Seung Wook Oh et al., "A Mesoscale Connectome of the Mouse Brain," *Nature* 508, no. 7495（2014）: 207.

2. C. Shan Xu et al., "A Connectome of the Adult Drosophila Central Brain," *bioRxiv*, 2020, https://www. biorxiv. org/content/biorxiv/early/2020/01/21 Z2020.01.21.911859. full. pdf.

3. 对哺乳动物脑的切片，通常是使用切片机实现的。它类似于熟食柜台的切肉机，能够制作极薄的切片，然后用显微镜对切片进行成像。在苍蝇身上，因为它的脑足够小，我们可以使用电子显微镜。通过对整个切片进行成像，然后用离子束将其汽化。然后通过反复成像，对其微小脑的各层进行拍摄，人们可以构建一个完整的三维神经连接。不幸的是，由于哺乳动物的脑太大，这种方法目前是不可行的。

4. Moritz Helmstaedter et al., "Connectomic Reconstruction of the Inner Plexiform Layer in the Mouse Retina," *Nature* 500, no. 7461（2013）: 168.

5. 最近的估计表明，尝试用磁共振成像推断一个特定的脑疾病与结构的改变相关，至少需要超过 10 000 名参与者: Scott Marek, Brenden Tervo–Clemmens, Finnegan J. Calabro, David F. Montez, Benjamin P. Kay, Alexander S. Hatoum, Meghan Rose Donohue et al., "Towards Reproducible Brain–Wide Association Studies." *bioRxiv*（2020）. 也可参见 Michael N. Hallquist and Frank G. Hillary, "Graph Theory Approaches to Functional Network Organization in Brain Disorders: A Critique for a Brave New Small–World," *Network Neuroscience* 3, no. 1（2018）: 1‐26。

6. Bertha Vazquez–Rodriguez et al., "Gradients of Structure–Function Tethering Across Neocortex," *Proceedings of the National Academy of Sciences* 116, no. 42（2019）:

21219－21227.

7. Caio Seguin, Ye Tian, and Andrew Zalesky, "Network Communication Models Improve the Behavioral and Functional Predictive Utility of the Human Structural Connectome," *Network Neuroscience* 4 no. 4（2020）: 980－1006.

8. 他们最后的确撰写了一本关于机器与机器通信的著作。 Vojislav B. Misic and Jelena Misic, eds., *Machine-to-Machine Communications: Architectures, Technology, Standards, and Applications*（Boca Raton, FL: CRC Press, 2014）.

9. 基于使用神经元示踪剂分子的研究是证明连接存在的确凿证据（整理的数据中不包括成像数据）。这是一项不朽的集体成就,尤其当成千上万的研究无一例外地都以不同的方式定义了脑区。 Klaas Enno Stephan, "The History of CoCoMac," *Neuroimage* 80（2013）: 46－52.

10. Bratislav Misic, Olaf Sporns, and Anthony R. McIntosh, "Communication Efficiency and Congestion of Signal Traffic in Large-Scale Brain Networks," *PLoS Computational Biology* 10, no. 1（2014）.

11. R. Eckert, Y. Naitoh, and K. Friedman, "Sensory Mechanisms in Paramecium. I," *Journal of Experimental Biology* 56（1972）: 683－694.

12. Sharla P. Boehm and Paul Baran, "On Distributed Communications: Digital Simulation of Hot-Potato Routing in a Broadband Distributed Communications Network," *Memorandum of the RAND Corporation Prepared for United States Air Force*（1964）. 这种解决方案还要求网络上没有死角:所有节点必须既是发送者又是接收者。这一条件互联网是符合的,极有可能脑连接体的大多数部位也能符合。Hamid R. Noori et al., "A Multiscale Cerebral Neurochemical Connectome of the Rat Brain," *PLoS Biology* 15, no. 7（2017）: e2002612.

13. Andrea Avena-Koenigsberger et al., "A Spectrum of Routing Strategies for Brain Networks," *PLoS Computational Biology* 15, no. 3（2019）: e1006833. 这篇论文是最早将"路由"一词带入主流脑网络研究的论文之一。

14. Caio Seguin, Martijn P. Van Den Heuvel, and Andrew Zalesky, "Navigation of Brain Networks," *Proceedings of the National Academy of Sciences* 115, no. 24（2018）: 6297－6302.

15. Yan Hao and Daniel Graham, "Creative Destruction: Sparse Activity Emerges on the Mammal Connectome Under a Simulated Routing Protocol with Collisions and Redundancy," *Network Neuroscience* 4, no. 4（2020）, 1055－1071. 在现实中,销毁所有碰撞的信息可能是一个太强的假设。在多个树突上的同时输入可能是使细胞放电的必要条件,尽管一小部分输入可能已经足够。然而,碰撞的信号可以而且确实经常在脑中相互抵消。参见 Shira Sardi et al., "New Types of Experiments Reveal That a Neuron Functions as Multiple Independent Threshold Units," *Scientific Reports* 7, no. 1（2017）: 1－17. 破坏性碰撞也早已被单神经元相互作用的机械模型所预测（基于霍奇金—赫胥黎方程）; Alwyn Scott, *Neurophysics*［New York: John Wiley, 1977］, 184; by gating

models (Tim Gollisch and Markus Meister, "Eye Smarter Than Scientists Believed: Neural Computations in Circuits of the Retina," *Neuron* 65 [2010]: 153); and by other mechanisms (Albert Gidon et al., "Dendritic Action Potentials and Computation in Human Layer 2/3 Cortical Neurons," *Science* 367, no. 6473 [2020]: 83 – 87). 虽然大多数基于计算机隐喻的神经系统模型将碰撞视为理想的总结方式,但从通信系统和互联网的角度来看,碰撞需要被管理。因此,Hao 和我研究了在破坏性碰撞的背景下,信息传播模型如何能够帮助实现这一目标。

16. Markov et al., "A Weighted and Directed Interareal Connectivity," 17 – 36; Oh et al., "A Mesoscale Connectome of the Mouse Brain," 207.

17. Dirk Bucher, "Contribution of Axons to Short-Term Dynamics of Neuronal Communication," in *Axons and Brain Architecture*, ed. Kathleen Rockland (London: Academic Press, 2016).

18. Laura E. Suarez et al., "Linking Structure and Function in Macroscale Brain Networks," *Trends in Cognitive Sciences* 24, no. 4 (2020): 302 – 315.

19. Daniel Graham, Andrea Avena Koenigsberger and Bratislav Misic, "Focus Feature: Network Communication in the Brain," *Network Neuroscience* 4, no. 4: 976 – 979.

20. Steve B. Furber et al., "The SpiNNaker Project," *Proceedings of the IEEE* 102, no. 5 (2014): 652 – 665.

21. See, for example, Ed Bullmore and Olaf Sporns, "Complex Brain Networks: Graph Theoretical Analysis of Structural and Functional Systems." *Nature Reviews Neuroscience* 10, no. 3 (2009): 186 – 198.

22. Elizabeth N. Davison et al., "Brain Network Adaptability Across Task States," *PLoS Computational Biology* 11, no. 1 (2015).

23. James H. Marshel et al., "Cortical Layer-Specific Critical Dynamics Triggering Perception," *Science* 365, no. 6453 (2019): eaaw5202.

24. 有一些相关的生物技术工具能够以高度特定的方式向单个细胞部署神经递质:神经递质分子可以在神经元的"笼子"中保持不活动,直到实验者释放它们。这一设计具有开启选定细胞的效果,选定的神经元之间的联系也可以在其活动被测量后被追踪到。这是一种非常有前途的方法。Daniel A. Llano and S. Murray Sherman, "Differences in Intrinsic Properties and Local Network Connectivity of Identified Layer 5 and Layer 6 Adult Mouse Auditory Corticothalamic Neurons Support a Dual Corticothalamic Projection Hypothesis," *Cerebral Cortex* 19, no. 12 (2009): 2810 – 2826.

25. 在极高刺激水平下,很有可能会出现信号传输量的急剧增加。

26. David Kleinfeld et al., "Can One Concurrently Record Electrical Spikes from Every Neuron in a Mammalian Brain?" *Neuron* 103, no. 6 (2019): 1005 – 1015.

27. Edward M. Callaway and Anupam K. Garg, "Brain Technology: Neurons Recorded en Masse," *Nature* 551, no. 7679 (2017): 172.

28. Raju Tomer et al., "Advanced CLARITY for Rapid and High-Resolution Imaging

of Intact Tissues," *Nature Protocols* 9, no. 7（2014）: 1682.

第九章　互联网隐喻、AI及我们自己

1. Arvind Narayanan, "How to Recognize AI Snake Oil," Center for Information Technology Policy, Princeton University, https://www.cs.princeton.edu/~arvindn/talks/MIT-STS-AI-snakeoil.pdf.

2. David Spiegelhalter, "Should We Trust Algorithms?" *Harvard Data Science Review* 2, no. 1（2020）.

3. Amir Rosenfeld, Richard Zemel, and John K. Tsotsos, "The Elephant in the Room," *arXiv: 1808.03305*（2018）.

4. H. Sebastian Seung and Raphael Yuste, "Neural Networks," in *Principles of Neural Science*, ed. Eric R. Kandel and Thomas J. Jessel（New York: McGraw-Hill, 2013）, 1581.

5. Melanie Boly et al., "Consciousness in Humans and Non-human Animals: Recent Advances and Future Directions," *Frontiers in Psychology* 4（2013）: 625.

6. 这一现象是计算机隐喻的一个关键性漏洞,特别是在与感知有关的领域。正如布雷特所写的,"目前的证据表明,神经元的活跃对刺激的属性是敏感的……但不能被看作代表相应属性的上下文无关的符号……感知的神经编码理论能适配这一事实吗? 这就要求在每一个语境中,编码(刺激—反应属性)的变化完全反映在解码(对神经活动进行的计算,例如'简单的神经读出')的变化中。目前还没任何机制被提出来实现这一点。"参见 Romain Brette, "Is Coding a Relevant Metaphor for the Brain?" *Behavioral and Brain Sciences* 42（2019）: 1–44。

7. Oliver Sacks, "In the River of Consciousness," *New York Review of Books* 51, no. 1（2004）: 41—45.

8. Valtteri Arstila and Dan Lloyd, *Subjective Time: The Philosophy, Psychology, and Neuroscience of Temporality*（Cambridge, MA: MIT Press, 2014）, 159.

9. Joseph Hindman et al., "Thalamic Strokes That Severely Impair Arousal Extend into the Brainstem," *Annals of Neurology* 84, no. 6（2018）: 926–930.

10. Sophia Wood, "How Mexican App Bridgefy Is Connecting Protesters in Hong Kong," LatAm List, August 23, 2019, https://latamlist.com/2019/08/23/how-mexican-app-bridgefy-is-connecting-protesters-in-hong-kong/.

11. Vojislav B. Misic and Jelena Misic, eds., *Machine-to-Machine Communications: Architectures, Technology, Standards, and Applications*（Boca Raton, FL: CRC Press, 2014）.

12. 由马斯克支持的技术公司Neuralink有望开发出马斯克所说的能够"读取和写入"脑的电极。尽管该公司表示"并不幻想"这是一项容易的任务,但有各种迹象表明,其方法将完全基于计算机隐喻的指导。Patrick McGee, "Elon Musk-backed

Neuralink Unveils Brain-Implant Technology/, Financial Times, July 17, 2019, https://www.ft.com/content/144ba3b4-a85a-11e9-984c-fac8325aaao4.

13. 对于超人类主义运动的生动和清醒的描述，见 Mark O'Connell, *To Be a Machine: Adventures Among Cyborgs, Utopians, Hackers, and the Futurists Solving the Modest Problem of Death*（New York: Anchor, 2018）。

14. Joel Zylberberg and Michael Robert DeWeese, "Sparse Coding Models Can Exhibit Decreasing Sparseness While Learning Sparse Codes for Natural Images," *PLoS Computational Biology* 9, no. 8（2013）: e1003182.

参考文献

Abbott, Larry F., and Frances S. Chance. "Rethinking the Taxonomy of Visual Neurons." *Nature Neuroscience* 5, no. 5 (2002): 391.

Alivisatos, A. Paul, Miyoung Chun, George M. Church, Ralph J. Greenspan,Michael L. Roukes, and Rafael Yuste. "The Brain Activity Map Project and the Challenge of Functional Connectomics." *Neuron* 74, no. 6 (2012): 970 – 974.

Altamirano, Marco, and Brian N. Mathur. "Where Is My Mind?" *Nautilus* 79, December 19, 2019. http://nautil.us/issue/79/catalysts/where-is-my-mind.

Anderson, Michael L. "Neural Reuse: A Fundamental Organizational Principle of the Brain." *Behavioral and Brain Sciences* 33, no. 4 (2010): 245.

Anderson, Philip W. "More Is Different." *Science* 177, no. 4047 (1972): 393 – 396.

Arsenault, John T., Natalie Caspari, Rik Vandenberghe, and Wim Vanduffel.

"Attention Shifts Recruit the Monkey Default Mode Network." *Journal of Neuroscience* 38, no. 5 (2018): 1202 – 1217.

Arstila, Valtteri, and Dan Lloyd. *Subjective Time: The Philosophy, Psychology, and Neuroscience of Temporality*. Cambridge, MA: MIT Press, 2014.

Ashby, W. Ross. *Design for a Brain*. London: Chapman and Hall, 1952.

Attwell, David, and S. B. Laughlin. "An Energy Budget for Signaling in the Grey Matter of the Brain." *Journal of Cerebral Blood Flow and Metabolism* 21, no. 10 (2001): 1133 – 1145.

Avena-Koenigsberger, Andrea, Xiaoran Yan, Artemy Kolchinsky, Martijn Van Den Heuvel, Patric Hagmann, and Olaf Sporns. "A Spectrum of Routing Strategies for Brain Networks." *PLoS Computational Biology* 15, no. 3(2019): E1006833.

Azevedo, Frederico A. C., Ludmila R. B. Carvalho, Lea T. Grinberg, José Marcelo Farfel, Renata EL Ferretti, Renata E. P. Leite, Wilson Jacob Filho, Roberto Lent, and Suzana Herculano-Houzel. "Equal Numbers of Neuronal and Nonneuronal Cells Make the Human Brain an Isometrically Scaled-Up Primate Brain." *Journal of Comparative Neurology* 513, no. 5(2009): 532 – 541.

Baars, Bernard J. "In the Theatre of Consciousness: Global Workspace Theory, a Rigorous Scientific Theory of Consciousness." *Journal of Consciousness Studies* 4, no. 4 (1997): 292 – 309.

Backstrom, Lars, Paolo Boldi, Marco Rosa, Johan Ugander, and Sebastiano Vigna.

"Four Degrees of Separation." In *Proceedings of the Fourth Annual ACM Web Science Conference*, 33 - 42. New York: Association for Computing Machinery, 2012.

Baddeley, Roland, Larry F. Abbott, Michael C. A. Booth, Frank Sengpiel,Tobe Freeman, Edward A. Wakeman, and Edmund T. Rolls. "Responses of Neurons in Primary and Inferior Temporal Visual Cortices to Natural Scenes." *Proceedings of the Royal Society of London B: Biological Sciences* 264,no. 1389 (1997): 1775 - 1783.

Barlow, Horace Basil. "Possible principles underlying the transformation of sensory messages" In *Sensory Communication* ed. W. A. Rosenblith. Cambridge, MA: MIT Press, 1961.

Barlow, Horace Basil. "Why Have Multiple Cortical Areas?" *Vision Research* 26, no. 1 (1986): 81 - 90.

Bassett, Danielle S., and Edward T. Bullmore. "Small-World Brain Networks Revisited," *Neuroscientist* 23, no. 5 (2017): 499 - 516.

Bassett, Danielle S. and Michael S. Gazzaniga. "Understanding Complexity in the Human Brain." *Trends in Cognitive Sciences* 15, no. 5 (2011): 200 - 209.

Beiu, Valeriu, and Walid Ibrahim. "Does the Brain Really Outperform Rent's Rule?" In *2008 IEEE International Symposium on Circuits and Systems*,640 - 643. New York: The Printing House, 2008.

Bell, Anthony J. "Levels and Loops: The Future of Artificial Intelligence and Neuroscience." *Philosophical Transactions of the Royal Society of London B:Biological Sciences* 354, no. 1392 (1999): 2013 - 2020.

Bell, Anthony J., and Terrence J. Sejnowski. "The 'Independent Components'of Natural Scenes Are Edge Filters." *Vision Research* 37, no. 23 (1997):3327 - 3338.

Binzegger, Tom, Rodney J. Douglas, and Kevan A. C. Martin. "Topology and Dynamics of the Canonical Circuit of Cat V1." *Neural Networks* 22, no. 8(2009): 1071 - 1078.

Boehm, Sharla P. and Paul Baran. "On Distributed Communications: II.Digital Simulation of Hot-Potato Routing in a Broadband Distributed Communications Network." *Memorandum of the RAND corporation prepared for United States Air Force* (1964).

Boly, Melanie, Anil K. Seth, Melanie Wilke, Paul Ingmundson, Bernard Baars, Steven Laureys, David Edelman, and Naotsugu Tsuchiya. "Consciousness in Humans and Non-Human Animals: Recent Advances and Future Directions." *Frontiers in Psychology* 4 (2013): 625.

Brette, Romain. "Is Coding a Relevant Metaphor for the Brain?" *Behavioral and Brain Sciences* 42 (2019): 1 - 44.

Briggs, Farran, and W. Martin Usrey. "A Fast, Reciprocal Pathway Between the Lateral Geniculate Nucleus and Visual Cortex in the Macaque Monkey." *Journal of Neuroscience* 27, no. 20 (2007): 5431 - 5436.

Bucher, Dirk. "Contribution of Axons to Short-Term Dynamics of Neuronal Communication." In *Axons and Brain Architecture*, ed. Kathleen Rockland. London: Academic Press, 2016.

Bullmore, Ed, and Olaf Sporns. "Complex Brain Networks: Graph Theoretical Analysis of Structural and Functional Systems." *Nature Reviews Neuroscience* 10, no. 3 (2009): 186－198.

Buonomano, Dean. *Brain Bugs*. New York: Norton, 2011.

Burton, Geoffrey J., and Ian R. Moorhead. "Color and Spatial Structure in Natural Scenes." *Applied Optics* 26, no. 1 (1987): 157－170.

Buzsáki, György. *The Brain from Inside Out*. New York: Oxford University Press, 2019.

Buzsáki, György. *Rhythms of the Brain*. New York: Oxford University Press,2006.

Callaway, Edward M., and Anupam K. Garg. "Brain Technology: Neurons Recorded en Masse." *Nature* 551, no. 7679 (2017): 172.

Chang, Le, and Doris Y. Tsao. "The Code for Facial Identity in the Primate Brain." *Cell* 169, no. 6 (2017): 1013－1028.

Changizi, Mark A., Qiong Zhang, and Shinsuke Shimojo. "Bare Skin, Blood and the Evolution of Primate Colour Vision." *Biology Letters* 2, no. 2(2006): 217－221.

Charles, Adam S., Mijung Park, J. Patrick Weller, Gregory D. Horwitz, and Jonathan W. Pillow. "Dethroning the Fano Factor: A Flexible, Model Based Approach to Partitioning Neural Variability." *Neural Computation* 30, no. 4 (2018): 1012－1045.

Churchland, Patricia S. and Terrence J. Sejnowski. *The Computational Brain*. Cambridge, MA: MIT Press, 2016.

Cole, Michael W., Jeremy R. Reynolds, Jonathan D. Power, Grega Repovs,Alan Anticevic, and Todd S. Braver. "Multi-task Connectivity Reveals Flexible Hubs for Adaptive Task Control." *Nature Neuroscience* 16, no. 9(2013): 1348－1355.

Cichy, Radoslaw Martin, Aditya Khosla, Dimitrios Pantazis, Antonio Torralba, and Aude Oliva. "Comparison of Deep Neural Networks to Spatio-Temporal Cortical Dynamics of Human Visual Object Recognition Reveals Hierarchical Correspondence." *Scientific Reports* 6, article 27755 (2016).

Cisek, Paul. "Beyond the Computer Metaphor: Behaviour as Interaction." *Journal of Consciousness Studies* 6, nos. 11－12 (1999): 125－142.

Conway, Flo, and Jim Siegelman. *Dark Hero of the Information Age: In Search of Norbert Wiener, the Father of Cybernetics*. New York: Basic Books, 2006.

Craik, Fergus I. M., and Ellen Bialystok, "Cognition Through the Lifespan:Mechanisms of Change." *Trends in Cognitive Sciences* 10, no. 3 (2006):131－138.

Crick, Francis C., and Christof Koch, "What Is the Function of the Clautrum?" *Philosophical Transactions of the Royal Society B: Biological Sciences* 360, no. 1458 (2005): 1271－1279.

Cushman, Fiery. "Rationalization Is Rational." *Behavioral and Brain Sciences* 43, e28 (2019): 1 – 59.

Davison, Elizabeth N., Kimberly J. Schlesinger, Danielle S. Bassett, MaryEllen Lynall, Michael B. Miller, Scott T. Grafton, and Jean M. Carlson. "Brain Network Adaptability Across Task States." *PLoS Computational Biology* 11, no. 1 (2015).

Dehmer, Matthias, and Abbe Mowshowitz. "A History of Graph Entropy Measures." *Information Sciences* 181, no. 1 (2011): 57 – 78.

Descartes, René. Treatise of Man, trans. P. R. Sloan. In *The History and Philosophy of Science*, ed. Daniel McKaughan and Holly Vandewall. London: Bloomsbury Academic, 2018.

de Vries, Saskia EJ, Jerome A. Lecoq, Michael A. Buice, Peter A. Groblewski, Gabriel K. Ocker, Michael Oliver, David Feng et al. "A Large–Scale Standardized Physiological Survey Reveals Functional Organization of the Mouse Visual Cortex." *Nature Neuroscience* 23, no. 1 (2020): 138 – 151.

Dodds, Peter Sheridan, Duncan J. Watts, and Charles F. Sabel. "Information Exchange and the Robustness of Organizational Networks." *Proceedings of the National Academy of Sciences* 100, no. 21 (2003): 12516 – 12521.

Eccles, John Carew. *The Physiology of Synapses*. New York: Academic Press, 1964.

Ecker, Alexander S., Philipp Berens, R. James Cotton, Manivannan Subramaniyan, George H. Denfield, Cathryn R. Cadwell, Stelios M. Smirnakis, Matthias Bethge, and Andreas S. Tolias. "State Dependence of Noise Correlations in Macaque Primary Visual Cortex." *Neuron* 82, no. 1 (2014): 235 – 248.

Eckert, R., Y. Naitoh, and K. Friedman. "Sensory Mechanisms in Paramecium. I." *Journal of Experimental Biology* 56 (1972): 684 – 694.

Edelman, Gerald M. "Neural Darwinism: Selection and Reentrant Signaling in Higher Brain Function." Neuron 10, no. 2 (1993): 115 – 125.

El Gamal, Abbas, and Young–Han Kim. *Network Information Theory*. Cambridge: Cambridge University Press, 2011.

Engineering and Technology History Wiki. "Versailles Fountains." https://ethw.org/versailles_fountains.

Epsztein, Jérôme, Albert K. Lee, Edith Chorev, and Michael Brecht. "Impact of Spikelets on Hippocampal CA1 Pyramidal Cell Activity During Spatial Exploration." *Science* 327, no. 5964 (2010): 474 – 477.

Ercsey–Ravasz, Mária, Nikola T. Markov, Camille Lamy, David C. Van Essen, Kenneth Knoblauch, Zoltán Toroczkai, and Henry Kennedy. "A Predictive Network Model of Cerebral Cortical Connectivity Based on a Distance Rule." *Neuron* 80, no. 1 (2013): 184 – 197.

Fabre–Thorpe, Michèle, Arnaud Delorme, Catherine Marlot, and Simon Thorpe. "A

Limit to the Speed of Processing in Ultra-Rapid Visual Categorization of Novel Natural Scenes." *Journal of Cognitive Neuroscience* 13,no. 2 (2001): 171‒180.

Faisal, A. Aldo, Luc P. J. Selen, and Daniel M. Wolpert. "Noise in the Nervous System." *Nature Reviews Neuroscience* 9, no. 4 (2008): 292.

Fang, Fang, Daniel Kersten, and Scott Murray. "Perceptual Grouping and Inverse fmri Activity Patterns in Human Visual Cortex." *Journal of Vision* 8, no. 7 (2008): 2.

Field, David J. "Relations Between the Statistics of Natural Images and the Response Properties of Cortical Cells." *Josa a* 4, no. 12 (1987): 2379‒2394.

Finlay, Barbara L., and Richard B. Darlington. "Linked Regularities in the Development and Evolution of Mammalian Brains." *Science* 268, no. 5217(1995): 1578‒1584.

Finlay, Barbara L., Luiz Carlos De Lima Silveira, and Andreas Reichenbach. "Comparative Aspects of Visual System Development." In *The Primate Visual System: A Comparative Approach*, ed. Jan Kremers, 37‒72. Chichester,UK: John Wiley, 2005.

Fornito, Alex, Andrew Zalesky, and Edward Bullmore. *Fundamentals of Brain Network Analysis*. New York: Academic Press, 2016.

Fox, Margalit. T*he Riddle of the Labyrinth: The Quest to Crack an Ancient Code.* New York: HarperCollins, 2013.

Fries, Pascal. "A Mechanism for Cognitive Dynamics: Neuronal Communication Through Neuronal Coherence." *Trends in Cognitive Sciences* 9, no.10 (2005): 474‒480.

Friston, Karl. "The Free-Energy Principle: A Rough Guide to the Brain?"*Trends in Cognitive Sciences* 13, no. 7 (2009): 293‒301.

Friston, Karl. "The Free-Energy Principle: A Unified Brain Theory?" *Nature Reviews Neuroscience* 11, no. 2 (2010): 127‒138.

Fukushima, Kunihiko. "Neocognitron: A Hierarchical Neural Network Capable of Visual Pattern Recognition." *Neural Networks* 1, no. 2 (January 1988): 119‒130.

Funahashi, Shintaro. "Functions of Delay-Period Activity in the Prefrontal Cortex and Mnemonic Scotomas Revisited." *Frontiers in Systems Neuroscience* 9 (2015): 2.

Furber, Steve B., Francesco Galluppi, Steve Temple, and Luis A. Plana. "The SpiNNaker Project." *Proceedings of the IEEE* 102, no. 5 (2014): 652‒665.

Gămănuţ, Răzvan, Henry Kennedy, Zoltán Toroczkai, Mária Ercsey-Ravasz,David C. Van Essen, Kenneth Knoblauch, and Andreas Burkhalter. "The Mouse Cortical Connectome, Characterized by an Ultra-Dense Cortical Graph, Maintains Specificity by Distinct Connectivity Profiles." *Neuron* 97, no. 3 (2018): 698‒715.

Gerraty, Raphael T., Juliet Y. Davidow, Karin Foerde, Adriana Galvan,Danielle S. Bassett, and Daphna Shohamy. "Dynamic Flexibility in Striatal-Cortical Circuits Supports Reinforcement Learning." *Journal of Neuroscience* 38, no. 10 (2018): 2442‒2453.

Gerstner, Wulfram, and Richard Naud. "How Good Are Neuron Models?" *Science* 326, no. 5951 (2009): 379‒380.

Ghodrati, Masoud, Seyed-Mahdi Khaligh-Razavi, and Sidney R. Lehky. "Towards Building a More Complex View of the Lateral Geniculate Nucleus: Recent Advances in Understanding Its Role." *Progress in Neurobiology* 156 (2017): 214 - 255.

Gidon, Albert, Timothy Adam Zolnik, Pawel Fidzinski, Felix Bolduan, Athanasia Papoutsi, Panayiota Poirazi, Martin Holtkamp, Imre Vida, and Matthew Evan Larkum. "Dendritic Action Potentials and Computation in Human Layer 2/3 Cortical Neurons." *Science* 367, no. 6473(2020): 83 - 87.

Gillies, James, and R. Cailliau. *How the Web Was Born: The Story of the World Wide Web.* New York: Oxford University Press, 2000.

Gisiger, Thomas, and Mounir Boukadoum. "Mechanisms Gating the Flow of Information in Cortex: What They Might Look Like and What Their Uses May Be." *Frontiers in Computational Neuroscience* 5 (2011): 1.

Gold, Joshua I., and Michael N. Shadlen. "The Neural Basis of Decision Making." *Annual Review of Neuroscience* 30 (July 2007): 535 - 574.

Goldman-Rakic, Patricia S. "Regional and Cellular Fractionation of Working Memory." *Proceedings of the National Academy of Sciences* 93, no. 24(1996): 13473 - 13480.

Goldsmith, Andrea, Michelle Effros, Ralf Koetter, Muriel Medard, Asu Ozdaglar, and Lizhong Zheng. "Beyond Shannon: The Quest for Fundamental Performance Limits of Wireless ad Hoc Networks." *IEEE Communications Magazine* 49, no. 5 (2011): 195 - 205.

Goris, Robbe L. T., J. Anthony Movshon, and Eero P. Simoncelli. "Partitioning Neuronal Variability." *Nature Neuroscience* 17, no. 6 (2014): 858.

Gould, Stephen Jay. *The Structure of Evolutionary Theory.* Cambridge, MA: Harvard University Press, 2002.

Graham, Daniel J. "Routing in the Brain." *Frontiers in Computational Neuroscience* 8 (2014): 44.

Graham, Daniel, Andrea Avena Koenigsberger and Bratislav Mišic," Focus Feature: Network Communication in the Brain," Network Neuroscience4,no. 4 (2020): 976 - 979.

Graham, Daniel J., and David J. Field. "Sparse Coding in the Neocortex." In *Evolution of Nervous Systems*, ed. Jon H. Kaas and Leah A. Krubitzer, 181 - 187. Vol. 3. Amsterdam: Academic Press, 2007.

Graham, Daniel J., and Daniel Rockmore. "The Packet Switching Brain." *Journal of Cognitive Neuroscience* 23, no. 2 (2011): 267 - 276.

Gray, Charles M., and Wolf Singer. "Stimulus-Specific Neuronal Oscillations In Orientation Columns of Cat Visual Cortex." *Proceedings of the National Academy of Sciences* 86, no. 5 (1989): 1698 - 1702.

Griffiths, Thomas L., Mark Steyvers, and Alana Firl. "Google and the Mind: Predicting Fluency with PageRank." *Psychological Science* 18, no. 12 (2007):1069 - 1076.

Grosmark, Andres D., and György Buzsáki. "Diversity in Neural Firing Dynamics Supports Both Rigid and Learned Hippocampal Sequences."*Science* 351, no. 6280 (2016): 1440 – 1443.

Gruber, Howard E., and Paul H. Barrett. *Darwin on Man: A Psychological Study of Scientific Creativity.* London: Wildwood House, 1974.

Hadamard, Jacques. *The Psychology of Invention in the Mathematical Field.* New York: Dover, 1954.

Hagmann, Patric. "From Diffusion MRI to Brain Connectomics." Ph.D. dissertation, EPFL Theses, 2005.

Hallquist, Michael N., and Frank G. Hillary. "Graph Theory Approaches to Functional Network Organization in Brain Disorders: A Critique for a Brave New Small-World." *Network Neuroscience* 3, no. 1 (2018): 1 – 26.

Hancock, John T. *Cell Signalling.* Oxford: Oxford University Press, 2017.

Hao, Yan, and Daniel Graham. "Creative Destruction: Sparse Activity Emerges on the Mammal Connectome Under a Simulated Routing Protocol with Collisions and Redundancy." *Network Neuroscience* 4, no. 4 (2020):1055 – 1071.

Harley, Adam. "An Interactive Node-Link Visualization of Convolutional Neural Networks." International Symposium on Visual Computing, 2015.http://scs.ryerson.ca/ ~aharley/vis/conv.

Hasantash, Maryam, Rosa Lafer-Sousa, Arash Afraz, and Bevil R. Conway."Paradoxical Impact of Memory on Color Appearance of Faces." *Nature Communications* 10, no. 1 (2019): 1 – 10.

Häusser, Michael, and Bartlett Mel. "Dendrites: Bug or Feature?" *Current Opinion in Neurobiology* 13, no. 3 (2003): 372 – 383.

Hebb, Donald O. *The Organization of Behavior: a Neuropsychological Theory.* New York: Wiley, 1949 (repr. Lawrence Erlbaum Associates, 2002).

Heeger, David J. "Poisson Model of Spike Generation." September 5, 2000.https:// www.cns.nyu.edu/~david/handouts/poisson.pdf.

Helmstaedter, Moritz, Kevin L. Briggman, Srinivas C. Turaga, Viren Jain,H. Sebastian Seung, and Winfried Denk. "Connectomic Reconstruction of the Inner Plexiform Layer in the Mouse Retina." *Nature* 500, no. 7461(2013): 168.

Hendelman, Walter J. *Atlas of Functional Neuroanatomy.* Boca Raton, FL:Taylor and Francis, 2016.

Herculano-Houzel, Suzana. "Scaling of Brain Metabolism with a Fixed Energy Budget per Neuron: Implications for Neuronal Activity, Plasticity and Evolution." *PLoS One* 6, no. 3 (2011).

Hindman, Joseph, Mark D. Bowren, Joel Bruss, Brad Wright, Joel C. Geerling, and Aaron D. Boes. "Thalamic Strokes That Severely Impair Arousal Extend into the Brainstem." *Annals of Neurology* 84, no. 6 (2018): 926 – 930.

Hobbes, Thomas. *Leviathan*. London: Andrew Crooke, 1651.

Hockney, David. *Secret Knowledge: Rediscovering the Lost Techniques of the Old Masters*. New York: Viking, 2001.

Hoffman, Donald. The *Case Against Reality: How Evolution Hid the Truth from Our Eyes*. New York: Norton, 2011.

Hofman, Michel A. "Energy Metabolism, Brain Size and Longevity in Mammals." *Quarterly Review of Biology* 58, no. 4 (1983): 495 – 512.

Horton, Jonathan C., and Daniel L. Adams. "The Cortical Column: A Structure Without a Function." *Philosophical Transactions of the Royal Society B: Biological Sciences* 360, no. 1456 (2005): 837 – 862.

Horvát, Szabolcs, Răzvan Gămănut, Mária Ercsey–Ravasz, Loïc Magrou, Bianca Gămănut, David C. Van Essen, Andreas Burkhalter, Kenneth Knoblauch, Zoltán Toroczkai, and Henry Kennedy. "Spatial Embedding and Wiring Cost Constrain the Functional Layout of the Cortical Network of Rodents and Primates." *PLoS Biology* 14, no. 7 (2016): e1002512.

Horvath, Steve, and Kenneth Raj. "DNA Methylation–Based Biomarker and the Epigenetic Clock Theory of Ageing." *Nature Reviews Genetics* 19, no. 6 (2018): 371.

Hromadka, T., M. R. Deweese, and A. M. Zador. "Sparse Representation of Sounds in the Unanesthetized Auditory Cortex." *PLoS Biology* 6, no. 1 (2008): e16.

Hubel, David H., and Torsten N. Wiesel. "Receptive Fields of Single Neurones in the Cat's Striate Cortex." *Journal of Physiology* 148, no. 3 (1959): 574 – 591.

Hubel, David H., and Torsten N. Wiesel. "Receptive Fields, Binocular Inter–action and Functional Architecture in the Cat's Visual Cortex." *Journal of Physiology* 160, no. 1 (1962): 106 – 154.

Humphries, Mark D., Kevin Gurney, and Tony J. Prescott. "The Brainstem Reticular Formation Is a Small–World, Not Scale–Free, Network." *Proceedings of the Royal Society B: Biological Sciences* 273, no. 1585 (2006): 503 – 511.

Hunnicutt, Barbara J., Bart C. Jongbloets, William T. Birdsong, Katrina J. Gertz, Haining Zhong, and Tianyi Mao. "A Comprehensive Excitatory Input Map of the Striatum Reveals Novel Functional Organization." *Elife* 5 (2016): e19103.

Hütt, Marc–Thorsten, Mitul K. Jain, Claus C. Hilgetag, and Annick Lesne. "Stochastic Resonance in Discrete Excitable Dynamics on Graphs." *Chaos, Solitons and Fractals* 45, no. 5 (2012): 611 – 618.

Hyvärinen, Aapo, Jarmo Hurri, and Patrick O. Hoyer. *Natural Image Statistics: A Probabilistic Approach to Early Computational Vision*. Berlin: Springer Science and Business Media, 2009.

Innocenti, Giorgio M., Marie Carlén, and Tim Dyrby. "The Diameters of Cortical

Axons and Their Relevance to Neural Computing in Axons and Brain Architecture." In *Axons and Brain Architecture*, ed. Kathleen Rockland, 317 – 355. New York: Academic Press, 2016.

Jiang, Jiefeng, Jeffrey Beck, Katherine Heller, and Tobias Egner. "An Insula-Fronto-striatal Network Mediates Flexible Cognitive Control by Adaptively Predicting Changing Control Demands." *Nature Communications* 6 (2015): 8165.

Jonas, Eric, and Konrad Paul Kording. "Could a Neuroscientist Understand a Microprocessor?" *PLoS Computational Biology* 13, no. 1 (January 2017): e1005268.

Kaas, Jon H. "Reconstructing the Organization of Neocortex of the First Mammals and Subsequent Modifications." In *Evolution of Nervous Systems*, ed. Jon H. Kaas and Leah A. Krubitzer. Vol. 3. Amsterdam: Academic Press, 2007.

Kale, Penelope, Andrew Zalesky, and Leonardo L. Gollo. "Estimating the Impact of Structural Directionality: How Reliable Are Undirected Connectomes?" *Network Neuroscience* 2, no. 2 (2018): 259 – 284.

Katz, Barrett, Ronald B. Melles, Michael R. Swenson, and Jerry A. Schneider. "Photic Sneeze Reflex in Nephropathic Cystinosis," *British Journal of Ophthalmology* 74, no. 12 (1990): 706 – 708.

Kavanau, J. Lee. "Conservative Behavioural Evolution, the Neural Substrate."*Animal Behaviour* 39, no. 4 (1990): 758 – 767.

Kay, Kendrick N., Thomas Naselaris, Ryan J. Prenger, and Jack L. Gallant."Identifying Natural Images from Human Brain Activity." *Nature* 452, no.7185 (2008): 352.

Klamt, Steffen, Utz-Uwe Haus, and Fabian Theis. "Hypergraphs and Cellular Networks." *PLoS Computational Biology* 5, no. 5 (2009).

Keller, Georg B., Tobias Bonhoeffer, and Mark Hübener. "Sensorimotor Mismatch Signals in Primary Visual Cortex of the Behaving Mouse." *Neuron* 74, no. 5 (2012): 809 – 815.

Kerszberg, Michel. "Genes, Neurons and Codes: Remarks on Biological Communication." *Bioessays* 25, no. 7 (2003): 699 – 708.

Khaligh-Razavi, Seyed-Mahdi, and Nikolaus Kriegeskorte. "Deep Supervised, but Not Unsupervised, Models May Explain IT Cortical Representation." *PLoS Computational Biology* 10, no. 11 (2014).

Khodagholy, Dion, Jennifer N. Gelinas, and György Buzsáki. "Learning Enhanced Coupling Between Ripple Oscillations in Association Cortices and Hippocampus." *Science* 358, no. 6361 (2017): 369 – 372.

Kleinfeld, David, Lan Luan, Partha P. Mitra, Jacob T. Robinson, Rahul Sarpeshkar, Kenneth Shepard, Chong Xie, and Timothy D. Harris. "Can One Concurrently Record Electrical Spikes from Every Neuron in a Mammalian Brain?" *Neuron* 103, no. 6 (2019): 1005 – 1015.

Kleinrock, Leonard. *Queueing Systems, Vol II : Computer Applications*. New York: Wiley, 1976.

Koch, Christof and Tomaso Poggio. "Biophysics of Computation: Neurons, Synapses and Membranes." In *Synaptic Function*, ed. G. M. Edelman, W. E. Gall, and W. M. Cowan (New York: Wiley, 1987), 637 – 697.

Konorski, Jerzy. *Conditioned Reflexes and Neuron Organization*. Translated from the Polish. under the author's supervision. Cambridge: Cambridge University Press, 1948.

Kopell, Nancy J., Howard J. Gritton, Miles A. Whittington, and Mark A. Kramer. "Beyond the Connectome: The Dynome." *Neuron* 83, no. 6 (2014):1319 – 1328.

Kreiman, Gabriel. "Neural Coding: Computational and Biophysical Perspectives." *Physics of Life Reviews* 1, no. 2 (2004): 71 – 102.

Kuno, Motoy. *The Synapse*. New York: Oxford University Press, 1995.

Kussul, E., T. Baidyk, L. Kasatkina, and V. Lukovich. "Rosenblatt Perceptrons for Handwritten Digit Recognition." In *IJCNN '01, International Joint Conference on Neural Networks Proceedings*, 1516 – 1520. Vol. 2. New York:Institute of Electrical and Electronics Engineers, 2001.

Lake, Brenden M., Tomer D. Ullman, Joshua B. Tenenbaum, and Samuel J. Gershman. "Building Machines That Learn and Think like People." *Behavioral and Brain Sciences* 40 (2017).

Laughlin, Simon. "A Simple Coding Procedure Enhances a Neuron's Information Capacity." *Zeitschrift Für Naturforschung C* 36, nos. 9 – 10 (1981):910 – 912.

Learned–Miller, Erik, Gary B. Huang, Aruni Roy Chowdhury, Haoxiang Li, and Gang Hua. "Labeled Faces in the Wild: A Survey." In *Advances in Face Detection and Facial Image Analysis*, 189 – 248. Cham, Switzerland:Springer, 2016.

Leibniz, G. W. *The Principles of Philosophy, Or the Monadology*. In *Philosophical Essays*, ed. and trans. R. Ariew and D. Garber, 213 – 225. London: Hackett, 1989. (Original Work Published 1714)

Leiner, Barry M., Vinton G. Cerf, David D. Clark, Robert E. Kahn, Leonard Kleinrock, Daniel C. Lynch, Jon Postel, Larry G. Roberts, and Stephen Wolff. *A Brief History of the Internet*. Internet Society, 1997. https://www.internetsociety.org/internet/history-internet/brief-history-internet/.

Lennie, Peter. "The Cost of Cortical Computation." *Current Biology* 13, no. 6(2003): 493 – 497.

Levitt, Jonathan B., and Jennifer S. Lund. "Intrinsic Connections in Mammalian Cerebral Cortex." In *Cortical Areas: Unity and Diversity*, ed. A. Schüz and R. Miller, 145 – 166. Boca Raton, FL.: CRC Press, 2002.

Levy, William B., and Robert A. Baxter. "Energy Efficient Neural Codes." *Neural Computation* 8 (1996): 531 – 543.

Lewicki, Michael S. "Efficient Coding of Natural Sounds." *Nature Neuroscience* 5, no. 4 (2002): 356.

Lieberman, Philip. *The Unpredictable Species: What Makes Humans Unique.* New York: Princeton University Press, 2013.

Llano, Daniel A., and S. Murray Sherman. "Differences in Intrinsic Properties and Local Network Connectivity of Identified Layer 5 and Layer 6 Adult Mouse Auditory Corticothalamic Neurons Support a Dual Corticothalamic Projection Hypothesis." *Cerebral Cortex* 19, no. 12 (2009):2810–2826.

Lowney, Charles. "Rethinking the Machine Metaphor Since Descartes: On the Irreducibility of Bodies, Minds, and Meanings." *Bulletin of Science, Technology and Society* 31, no. 3 (2011): 179–192.

Lythgoe, John Nicholas. *Ecology of Vision.* London: Clarendon Press, 1979.

Mahadevan, Arun S., Nicolas E. Grandel, Jacob T. Robinson, and Amina A. Qutub. "Living Neural Networks: Dynamic Network Analysis of Developing Neural Progenitor Cells." *bioRxiv* (2017): 055533.

Maier-Hein, Klaus H., Peter F. Neher, Jean-Christophe Houde, Marc-Alexandre Côté, Eleftherios Garyfallidis, Jidan Zhong, Maxime Chamberland, et al. "The Challenge of Mapping the Human Connectome Based on Diffusion Tractography." *Nature Communications* 8, no. 1 (2017):1349.

Marcus, Gary. "Deep Learning: A Critical Appraisal." ArXiv: 1801 00631(2018).

Marcus, Gary. "Face It, Your Brain Is a Computer." *New York Times*, June 28,2015. https://www.nytimes.com/2015/06/28/opinion/sunday/face-it-your-brain-is-a-computer.html.

Markov, Nikola T., Mária M. Ercsey-Ravasz, A. R. Ribeiro Gomes, Camille Lamy, Loic Magrou, Julien Vezoli, P. Misery, et al. "A Weighted and Directed Interareal Connectivity Matrix for Macaque Cerebral Cortex." *Cerebral Cortex* 24, no. 1 (2014): 17–36.

Markov, Nikola T., P. Misery, A. Falchier, C. Lamy, J. Vezoli, R. Quilodran, M. A. Gariel, et al. "Weight Consistency Specifies Regularities of Macaque Cortical Networks." *Cerebral Cortex* 21, no. 6 (2011): 1254–1272.

Marr, David. *Vision: A Computational Investigation into the Human Representation and Processing of Visual Information.* Cambridge, MA: MIT Press,1982.

Marshel, James H., Yoon Seok Kim, Timothy A. Machado, Sean Quirin,Brandon Benson, Jonathan Kadmon, Cephra Raja, et al. "Cortical LayerSpecific Critical Dynamics Triggering Perception." *Science* 365, no. 6453(2019): Eaaw5202.

Matsuda, Seiji, Naoto Kobayashi, Takehiro Terashita, Tetsuya Shimokawa, Kazuhiro Shigemoto, Katsumi Mominoki, Hiroyuki Wakisaka, et al. "Phylogenetic Investigation of Dogiel's Pericellular Nests and Cajal's Initial Glomeruli in the Dorsal Root Ganglion." *Journal of Comparative Neurology* 491, no. 3 (2005): 235.

McCulloch, Warren S. "The Brain as a Computing Machine." *Electrical Engineering* 68 (1949): 492 – 497.

McCulloch, Warren S., and Walter Pitts. "A Logical Calculus of the Ideas Immanent in Nervous Activity." *The Bulletin of Mathematical Biophysics* 5,no. 4 (1943): 115 – 133.

McGee, Patrick. "Elon Musk–Backed Neuralink Unveils Brain–Implant Technology." *Financial Times*, July 17, 2019. https://www.ft.com/content/144ba3b4–A85a–11e9–984c–fac8325aaa04.

Meytlis, Marsha, Zachary Nichols, and Sheila Nirenberg. "Determining the Role of Correlated Firing in Large Populations of Neurons Using White Noise and Natural Scene Stimuli." *Vision Research* 70 (2012): 44 – 53.

Milo, Daniel S. *Good Enough*. Cambridge, MA: Harvard University Press,2019.

Ming, Vivienne. "Human Insight Remains Essential to Beat the Bias of Algorithms." *Financial Times*, December 3, 2019. https://www.ft.com/content/59520726–D0c5–11e9–B018–Ca4456540ea6.

Mišić, Bratislav, Olaf Sporns, and Anthony R. McIntosh. "Communication Efficiency and Congestion of Signal Traffic in Large–Scale Brain Networks." *PLoS Computational Biology* 10, no. 1 (2014).

Mišić, Vojislav B., and Jelena Mišić. *Machine–to–Machine Communications: Architectures, Technology, Standards, and Applications*. Boca Raton, FL: CRC Press, 2014.

Młynarski, Wiktor, and Josh H. McDermott. "Ecological Origins of Perceptual Grouping Principles in the Auditory System." *Proceedings of the National Academy of Sciences* 116, no. 50 (2019): 25355 – 25364.

Mohan, Vishwanathan, Ajaz Bhat, and Pietro Morasso. "Muscleless Motor Synergies and Actions Without Movements: From Motor Neuroscience to Cognitive Robotics." *Physics of Life Reviews* 30 (2018).

Möller, Caroline, Jörg Lücke, Junmei Zhu, Pedro M. Faustmann, and Christoph Von Der Malsburg. "Glial Cells for Information Routing?" *Cognitive Systems Research* 8, no. 1 (2007): 28 – 35.

Morquette, Philippe, Dorly Verdier, Aklesso Kadala, James Féthière, Antony G. Philippe, Richard Robitaille, and Arlette Kolta. "An Astrocyte–Depen–dent Mechanism for Neuronal Rhythmogenesis." *Nature Neuroscience* 18,no. 6 (2015): 844.

Murgia, Madhumita. "Why Some AI Research May Be Too Dangerous to Share." *Financial Times*, June 19, 2019. https://www.ft.com/content/131f0430–9159–11e9–B7ea–60e35ef678d2.

Myers, Frederic W. H. "Multiplex personality." *Proceedings of the Society for Psychical Research* 4 (1886 – 87), 496 – 514.

Nádasdy, Zoltán, Hajime Hirase, András Czurkó, Jozsef Csicsvari, and György Buzsáki. "Replay and Time Compression of Recurring Spike Sequences in the Hippocampus." *Journal of Neuroscience* 19, no. 21 (1999):9497－9507.

Narayanan, Arvind. "How to Recognize AI Snake Oil." Princeton University, Center for Information Technology Policy. https://www.cs.princeton.edu/~arvindn/talks/MIT－STS－AI－snakeoil.pdf.

Nelson, Mark E., and James M. Bower. "Brain Maps and Parallel Computers." *Trends in Neurosciences* 13, no. 10 (1990): 403－408.

Newbold, Dillan J., Timothy O. Laumann, Catherine R. Hoyt, Jacqueline M.Hampton, David F. Montez, Ryan V. Raut, Mario Ortega et al. "Plasticity and Spontaneous Activity Pulses in Disused Human Brain Circuits."*Neuron* 107, no. 3 (2020): 580－589.

Newman, Eric, et al., eds. *The Beautiful Brain: The Drawings of Santiago Ramón Y Cajal*. New York: Abrams, 2017.

Noori, Hamid R., Judith Schöttler, Maria Ercsey-Ravasz, Alejandro CosaLinan, Melinda Varga, Zoltan Toroczkai, and Rainer Spanagel. "A Multiscale Cerebral Neurochemical Connectome of the Rat Brain." *PLoS Biology* 15, no. 7 (2017): e2002612.

O'Connell, Mark. *To Be a Machine: Adventures Among Cyborgs, Utopians,Hackers, and the Futurists Solving the Modest Problem of Death*. New York:Anchor, 2018.

Oh, Seung Wook, Julie A. Harris, Lydia Ng, Brent Winslow, Nicholas Cain,Stefan Mihalas, Quanxin Wang, et al. "A Mesoscale Connectome of the Mouse Brain." *Nature* 508, no. 7495 (2014): 207.

Olshausen, Bruno A., Charles H. Anderson, and David C. Van Essen. "A Neurobiological Model of Visual Attention and Invariant Pattern Recognition Based on Dynamic Routing of Information." *Journal of Neuroscience* 13, no. 11 (1993): 4700－4719.

Olshausen, Bruno A., and David J. Field. "Emergence of Simple－Cell Receptive Field Properties by Learning a Sparse Code for Natural Images." *Nature* 381, no. 6583 (1996): 607－609.

Olshausen, Bruno A., and David J. Field. "What Is the Other 85 Percent of V1 Doing?" In *23 Problems in Systems Neuroscience*, ed. J. Leo Van Hemmen and Terrence J. Sejnowski, 182－211. New York: Oxford University Press, 2005.

O'Neill, Cathy. *Weapons of Math Destruction: How Big Data Increases Inequality and Threatens Democracy*. New York: Broadway Books, 2017.

Ovsepian, Saak V. "The Dark Matter of the Brain." *Brain Structure and Function* 224, no. 3 (2019): 973－983.

Palmigiano, Agostina, Theo Geisel, Fred Wolf, and Demian Battaglia. "Flexible Information Routing by Transient Synchrony." *Nature Neuroscience* 20, no. 7 (2017): 1014.

Pastor－Satorras, Romualdo, and Alessandro Vespignani. *Evolution and Structure of the Internet: A Statistical Physics Approach*. Cambridge: Cambridge University Press, 2009.

Pavlov, Ivan P. *Conditioned Reflexes: An Investigation of the Physiological Activity of the Cerebral Cortex*, trans. G. V. Anrep. Oxford: Oxford University Press, 1927.

Pelkey, James. "Entrepreneurial Capitalism and Innovation: A History of Computer Communications: 1968 – 1988." http://www.historyofcomputer communications.info/book/2/2.5%20donald%20davies−65−66.html.

Poggio, Tomaso. "Routing Thoughts." Working Paper No. 258, MIT AI Laboratory, Cambridge, MA, 1984.

Poli, Daniele, Srikanth Thiagarajan, Thomas B. Demarse, Bruce C. Wheeler, and Gregory J. Brewer. "Sparse and Specific Coding During Information Transmission Between Co−Cultured Dentate Gyrus and CA3 Hippocampal Networks." *Frontiers in Neural Circuits* 11 (2017): 13.

Priebe, Nicholas J. "Mechanisms of Orientation Selectivity in the Primary Visual Cortex." *Annual Review of Vision Science* 2 (2016): 85 – 107.

Quammen, David. *The Tangled Tree.* New York: Simon and Schuster, 2018.

Ramón Y Cajal, Santiago. *Advice for a Young Investigator*, trans. Neely Swanson and Larry Swanson. Cambridge, MA: MIT Press, 2004.

Reardon, Sara. "A Giant Neuron Found Wrapped Around Entire Mouse Brain," *Nature* 543, no. 7643 (March 2017): 14 – 15.

Reichova, Iva, and S. Murray Sherman. "Somatosensory Corticothalamic Projections: Distinguishing Drivers from Modulators." *Journal of Neurophysiology* 92, no. 4 (2004): 2185 – 2197.

Reynolds, John H., and David J. Heeger. "The Normalization Model of Attention." *Neuron* 61, no. 2 (January 2009): 168 – 185.

Rosenfeld, Amir, Richard Zemel, and John K. Tsotsos. "The Elephant in the Room." *ArXiv: 1808.03305* (2018).

Sacks, Oliver. "In the River of Consciousness." *New York Review of Books* 51, no. 1 (2004): 41 – 45.

Sardi, Shira, Roni Vardi, Anton Sheinin, Amir Goldental, and Ido Kanter. "New Types of Experiments Reveal That a Neuron Functions as Multiple Independent Threshold Units." *Scientific Reports* 7, no. 1 (2017): 1 – 17.

Schlegel, Alexander, Prescott Alexander, and Peter U. Tse. "Information Processing in the Mental Workspace Is Fundamentally Distributed." *Journal of Cognitive Neuroscience* 28, no. 2 (2016): 295 – 307.

Schneider, Gerald E. *Brain Structure and Its Origins: In Development and in Evolution of Behavior and the Mind.* Cambridge, MA: MIT Press, 2014.

Scott, Alwyn. *Neurophysics.* New York: John Wiley, 1977.

Scott, Alwyn. *Stairway to the Mind: The Controversial New Science of Consciousness.* Berlin: Springer, 1995.

Seguin, Caio, Ye Tian, and Andrew Zalesky. "Network Communication Models Improve the Behavioral and Functional Predictive Utility of the Human Structural Connectome." *Network Neuroscience* 4 no. 4 (2020):980 – 1006.

Seguin, Caio, Martijn P. Van Den Heuvel, and Andrew Zalesky. "Navigation of Brain Networks." *Proceedings of the National Academy of Sciences* 115, no. 24 (2018): 6297 – 6302.

Seung, H. Sebastian, and Raphael Yuste. "Neural Networks." In *Principles of Neural Science*, ed. Eric R. Kandel and Thomas J. Jessel. New York:McGraw-Hill, 2013.

Seung, Sebastian. *Connectome: How the Brain's Wiring Makes Us Who We Are.* New York: Houghton Mifflin Harcourt, 2012.

Shannon, Claude E. "The Bandwagon." *IRE Transactions on Information Theory* 2, no. 1 (1956): 3.

Sheheitli, Hiba and Viktor K. Jirsa. "A Mathematical Model of Ephaptic Interactions in Neuronal Fiber Pathways: Could There Be More than Transmission Along the Tracts?" *Network Neuroscience* 4, no. 3 (2020): 595–610.

Sherrington, Charles S. *Man on His Nature*. New York: Macmillan, 1941.

Sherrington, Charles. *Integrative Action of the Nervous System*. Cambridge:Cambridge University Press, 1947.

Shoham, Shy, Daniel H. O'Connor, and Ronen Segev. "How Silent Is the Brain: Is There a 'Dark Matter' Problem in Neuroscience?" *Journal of Comparative Physiology* A 192, no. 8 (2006): 777 – 784.

Somogyi, P., Z. F. Kisvarday, K. A. C. Martin, and D. Whitteridge. "Synaptic Connections of Morphologically Identified and Physiologically Characterized Large Basket Cells in the Striate Cortex of Cat." *Neuroscience* 10,no. 2 (1983): 261.

Soplata, Austin E., Michelle M. McCarthy, Jason Sherfey, Shane Lee, Patrick L. Purdon, Emery N. Brown, and Nancy Kopell. "Thalamocortical Control of Propofol Phase-Amplitude Coupling." *PLoS Computational Biology* 13, no. 12 (2017): e1005879.

Spencer, Herbert. *Principles of Psychology*. New York: D. Appleton, 1896.

Spiegelhalter, David. "Should We Trust Algorithms?" *Harvard Data Science Review* 2, no. 1 (2020).

Spillmann, Lothar, Birgitta Dresp-Langley, and Chia-Huei Tseng. "Beyond the Classical Receptive Field: The Effect of Contextual Stimuli." *Journal of Vision* 15, no. 9 (2015): article 7, 1 – 23.

Sporns, Olaf. *Discovering the Human Connectome*. Cambridge, MA: MIT Press, 2012.

Sporns, Olaf, Giulio Tononi, and Rolf Kötter. "The Human Connectome: A Structural Description of the Human Brain." *PLoS Computational Biology* 1, no. 4 (2005).

Stephan, Klaas Enno. "The History of CoCoMac." *Neuroimage* 80 (2013): 46 – 52.

Steriade, Mircea, and Denis Paré. *Gating in Cerebral Networks*. Cambridge: Cambridge University Press, 2007.

Sterling, Peter, and Simon Laughlin. *Principles of Neural Design*. Cambridge, MA:

MIT Press, 2015.

Striedter, Georg F. *Principles of Brain Evolution.* Sunderland, MA: Sinauer Associates, 2005.

Strubell, Emma, Ananya Ganesh, and Andrew McCallum. "Energy and Policy Considerations for Deep Learning in NLP." *ArXiv: 1906.02243* (2019).

Suárez, Laura E., Ross D. Markello, Richard F. Betzel, and Bratislav Mišić. "Linking Structure and Function in Macroscale Brain Networks." *Trends in Cognitive Sciences* 24, no. 4 (2020): 302 – 315.

Tang, Evelyn, and Danielle S. Bassett. "Colloquium: Control of Dynamics in Brain Networks." *Reviews of Modern Physics* 90, no. 3 (2018): 031003.

Tang, Shiming, Reinhard Wolf, Shuping Xu, and Martin Heisenberg. "Visual Pattern Recognition in *Drosophila* Is Invariant for Retinal Position." *Science* 305, no. 5686 (2004): 1020 – 1022.

Tasic, Bosiljka, Zizhen Yao, Lucas T. Graybuck, Kimberly A. Smith, Thuc Nghi Nguyen, Darren Bertagnolli, Jeff Goldy, et al. "Shared and Distinct Transcriptomic Cell Types Across Neocortical Areas." *Nature* 563, no.7729 (2018): 72.

Tebbich, Sabine, Kim Sterelny, and Irmgard Teschke. "The Tale of the Finch: Adaptive Radiation and Behavioural Flexibility." *Philosophical Transactions of the Royal Society B: Biological Sciences* 365, no. 1543 (2010): 1099 – 1109.

Ter Wal, Marije, and Paul H. Tiesinga. "Phase Difference Between Model Cortical Areas Determines Level of Information Transfer." *Frontiers in Computational Neuroscience* 11 (2017): 6.

Tilghman, Paul. "If DARPA Has Its Way, AI Will Rule the Wireless Speztrum." *IEEE Spectrum* 56, no. 6 (2019): 28 – 33.

Tomer, Raju, Li Ye, Brian Hsueh, and Karl Deisseroth. "Advanced CLARITY for Rapid and High-Resolution Imaging of Intact Tissues." *Nature Protocols* 9, no. 7 (2014): 1682.

Tovée, Martin J. "Neuronal Processing: How Fast Is the Speed of Thought?" *Current Biology* 4, no. 12 (1994): 1125 – 1127.

Trettenbrein, Patrick C. "The Demise of the Synapse as the Locus of Memory: A Looming Paradigm Shift?" *Frontiers in Systems Neuroscience* 10 (2016): 88.

U.S. Census. "Historical Census of Housing Tables: Plumbing Facilities." October 2011. https://www.census.gov/hhes/www/housing/census/historic/plumbing html.

Valenstein, Elliott S. *The War of the Soups and the Sparks.* New York: Columbia University Press, 2007.

Van Den Heuvel, Martijn P., and Olaf Sporns. "Rich-Club Organization of the Human Connectome." *Journal of Neuroscience* 31, no. 44 (2011): 15775 – 15786.

Vanrullen, Rufin, Rudy Guyonneau, and Simon J. Thorpe. "Spike Times Make

Sense." *Trends in Neurosciences* 28, no. 1 (2005): 1 – 4.

Varela, Francisco, Jean–Philippe Lachaux, Eugenio Rodriguez, and Jacques Martinerie. "The Brainweb: Phase Synchronization and Large–Scale Integration." *Nature Reviews Neuroscience* 2, no. 4 (2001): 229 – 239.

Vázquez–Rodríguez, Bertha, Laura E. Suárez, Ross D. Markello, Golia Shafiei, Casey Paquola, Patric Hagmann, Martijn P. Van Den Heuvel, Boris C. Bernhardt, R. Nathan Spreng, and Bratislav Mišić. "Gradients of Structure – Function Tethering Across Neocortex." *Proceedings of the National Academy of Sciences* 116, no. 42 (2019): 21219 – 21227.

Vilarroya, Oscar. " 'Two' Many Optimalities." *Biology and Philosophy* 17, no. 2 (2002): 251 – 270.

Vinje, William E., and Jack L. Gallant. "Sparse Coding and Decorrelation in Primary Visual Cortex During Natural Vision." *Science* 287, no. 5456(2000): 1273 – 1276.

Vlastis, Anna. "Tech Metaphors Are Holding Back Brain Research." *Wired*, June 22, 2017. https://www.wired.com/story/tech–metaphors–are–holding–back–brain–research/.

Vogels, Tim P. and L. F. Abbott. " Gating Multiple Signals Through Detailed Balance of Excitation and Inhibition in Spiking Networks." *Nature Neuroscience* 12, no. 4 (2009): 483 – 491.

Von Melchner, Laurie, Sarah L. Pallas, and Mriganka Sur. " Visual Behaviour Mediated by Retinal Projections Directed to the Auditory Pathway."*Nature* 404, no. 6780 (2000): 871 – 876.

Wang, Samuel S–H. "Functional Tradeoffs in Axonal Scaling: Implications for Brain Function." *Brain, Behavior and Evolution* 72, no. 2 (2008): 163.

Waxman, Stephen G. "Regional Differentiation of the Axon: A Review with Special Reference to the Concept of the Multiplex Neuron." *Brain Research* 47, no. 2 (1972): 269 – 288.

Wegner, Daniel M. "A Computer Network Model of Human Transactive Memory." *Social Cognition* 13, no. 3 (September 1995): 319 – 339.

Weiss, Thomas, Wolfgang H. R. Miltner, Ralph Huonker, Reinhard Friedel, Ingo Schmidt, and Edward Taub. "Rapid Functional Plasticity of the Somatosensory Cortex After Finger Amputation." *Experimental Brain Research* 134, no. 2 (2000): 199 – 203.

Willmore, Benjamin, and David J. Tolhurst. "Characterizing the Sparseness of Neural Codes." *Network: Computation in Neural Systems* 12, no. 3 (2001):255 – 270.

Winer, Gerald A., Jane E. Cottrell, Virginia Gregg, Jody S. Fournier, and Lori A. Bica. "Fundamentally Misunderstanding Visual Perception: Adults ' Belief in Visual Emissions." *American Psychologist* 57, nos. 6 – 7 (2002): 417.

Wiskott, Laurenz. "How Does Our Visual System Achieve Shift and Size Invari- ance?" In *23 Problems in Systems Neuroscience*, ed. J. Leo Van Hem-men and Terrence

J. Sejnowski, 322 – 340. New York: Oxford University Press, 2005.

Wiskott, Laurenz, and Christoph von der Malsburg. "Face Recognition by Dynamic Link Matching." In *Lateral Interactions in Cortex: Structure and Function*, ed. J. Sirosh, R. Miikkulainen, and Y. Choe. Austin, TX: UTCS Neural Networks Research Group, 1996.

Wolfrum, Philip. "Switchyards—Routing Structures in the Brain." In *Information Routing, Correspondence Finding, and Object Recognition in the Brain*, 69 – 89. Berlin: Springer, 2010.

Wood, Sophia. "How Mexican App Bridgefy Is Connecting Protesters in Hong Kong." *Latam List*, August 23, 2019. https://latamlist.com/how—mexican—app—bridgefy—is—connecting—protesters—in—hong—kong/.

Xu, C. Shan, Michal Januszewski, Zhiyuan Lu, Shin—Ya Takemura, Kenneth Hayworth, Gary Huang, Kazunori Shinomiya, et al. "A Connectome of the Adult *Drosophila* Central Brain." *bioRxiv* (2020). https://www. biorxiv. org/content/10.1101/2020.01.21.911859v1.full.pdf.

Yamins, Daniel L. K., Ha Hong, Charles F. Cadieu, Ethan A. Solomon, Darren Seibert, and James J. Dicarlo. "Performance—Optimized Hierarchical Models Predict Neural Responses in Higher Visual Cortex." *Proceedings of the National Academy of Sciences* 111, no. 23 (2014): 8619 – 8624.

Yen, Shih—Cheng, Jonathan Baker, and Charles M. Gray. "Heterogeneity in the Responses of Adjacent Neurons to Natural Stimuli in Cat Striate Cortex." *Journal of Neurophysiology* 97, no. 2 (2007): 1326 – 1341.

Yoshida, Takashi, and Kenichi Ohki. "Natural Images Are Reliably Represented by Sparse and Variable Populations of Neurons in Visual Cortex." *Nature Communications* 11, no. 1 (2020): 1 – 19.

Zhu, Xinge, Liang Li, Weigang Zhang, Tianrong Rao, Min Xu, Qingming Huang, and Dong Xu. "Dependency Exploitation: A Unified CNN—RNN Approach for Visual Emotion Recognition." In *Proceedings of the Twenty—Sixth International Joint Conference on Artificial Intelligence*, 2017,3595 – 3601.

Zullo, Joseph M., Derek Drake, Liviu Aron, Patrick O'Hern, Sameer C. Dhamne, Noah Davidsohn, Chai—An Mao, et al. "Regulation of Lifespan by Neural Excitation and REST." *Nature* 574, no. 7778 (2019): 359 – 364.

Zylberberg, Joel, and Michael Robert Deweese. "Sparse Coding Models Can Exhibit Decreasing Sparseness While Learning Sparse Codes for Natural Images." *PLoS Computational Biology* 9, no. 8 (2013): e1003182.

图书在版编目（CIP）数据

脑壳里的互联网：关于人脑如何运作的新范式/（美）丹尼尔·格雷厄姆著；周东，付思超，何麒译 . —上海：上海科技教育出版社，2022.12

（哲人石丛书 . 当代科普名著系列）

书名原文：An Internet in Your Head: A New Paradigm for How the Brain Works

ISBN 978-7-5428-7750-5

Ⅰ . ①脑⋯ Ⅱ . ①丹⋯ ②周⋯ ③付⋯ ④何⋯ Ⅲ . ①脑科学—普及读物 Ⅳ . ①R338.2-49

中国版本图书馆 CIP 数据核字（2022）第231656号

责任编辑 王　洋　王怡昀
装帧设计 李梦雪
封面素材由AI生成，描述词由董博雅提供

NAOKE LI DE HULIANWANG
脑壳里的互联网——关于人脑如何运作的新范式
［美］丹尼尔·格雷厄姆　著
周　东　付思超　何　麒　译

出版发行 上海科技教育出版社有限公司
　　　　　（上海市闵行区号景路159弄A座8楼　邮政编码201101）

网　　址	www.sste.com　www.ewen.co
经　　销	各地新华书店
印　　刷	上海商务联西印刷有限公司
开　　本	720×1000　1/16
印　　张	18.5
版　　次	2022年12月第1版
印　　次	2022年12月第1次印刷
书　　号	ISBN 978-7-5428-7750-5/N·1177
图　　字	09-2021-0734号
定　　价	68.00元